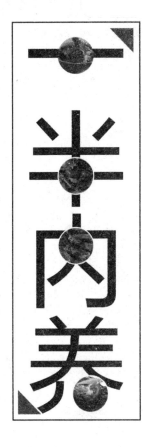

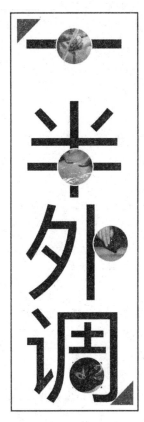

一半内养 一半外调

——轻松防治常见病——

首都医科大学教授 主任医师
长白山通经调脏手法流派学术传承人

刘 红 主编

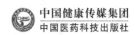

中国健康传媒集团
中国医药科技出版社

内容提要

生病以后治病是第一选择，但是疾病治愈之后，防止复发，提高身体抵抗力，为日后更健康奠定基础才是真正防病、治病的关键。本书帮您告别盲目养生，通过理疗与食疗两种方法，有针对性地防治 80 种常见病，调理好 8 大易病体质，让您轻松开启健康新生活。本书适合亚健康、患病人群和对自己的健康有更高追求的读者阅读，是一本适合全家人健康的防病治病保健类图书。

图书在版编目（CIP）数据

一半内养，一半外调，轻松防治常见病／刘红主编 . —北京：中国医药科技出版社，2019.5

ISBN 978-7-5214-0665-8

Ⅰ . ①一… Ⅱ . ①刘… Ⅲ . ①常见病－防治 Ⅳ . ① R4

中国版本图书馆 CIP 数据核字 (2019) 第 015909 号

责任编辑　白　极　李亚旗
美术编辑　杜　帅
版式设计　曹　荣

出版　**中国健康传媒集团** | 中国医药科技出版社
地址　北京市海淀区文慧园北路甲 22 号
邮编　100082
电话　发行：010-62227427　邮购：010-62236938
网址　www.cmstp.com
规格　710×1000mm$^1/_{16}$
印张　17
字数　216 千字
版次　2019 年 5 月第 1 版
印次　2019 年 5 月第 1 次印刷
印刷　香河县宏润印刷有限公司
经销　全国各地新华书店
书号　ISBN 978-7-5214-0665-8
定价　39.00 元

本社图书如存在印装质量问题请与本社联系调换

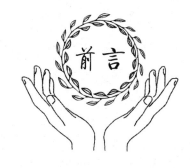

前言

正规的医院、专业的医生是我们生病之后的首选，也是最佳选择。本书不否认医院、医生的作用，而是帮助大家在生病前、生病后，去医院前、去医院后，可以通过理疗、食疗方法来做好日常调理，生病时促进疾病痊愈，未病时提高身体免疫力，压缩小病小痛的"生存空间"，积极把大病隔离在健康之外。

理疗由来已久，早在公元前7000年的石器时代，原始人就已经利用阳光、砭石、石针、水和按摩等方法来维护身体健康。经过数千年的实践、研究、发展，形成了专业、科学的治疗体系。食疗一向是我国的传统习惯，中华原创医学提出的"药食同源"将食疗带向了更为科学、有效的方向。本书便是在这两大经典的基础上，化繁为简，将防治疾病、调理身体的方法细化到日常生活中，一半内养，一半外调，让大家拿来就能用，利用碎片化时间就能进行，方便、简单、有效、可操作性强，符合现代快节奏生活所提倡的高效。

本书盘点十二经络、任督二脉及经外奇穴，介绍穴位定位、功效及适应证，配有穴位图片，方便大家快速掌握取穴用穴方法，用作日常调理。总结了80种常见病，既有大多数人日常易犯的常见病分类，又有小儿、妇科、男科、老年病之分，每种常见病都有具体的理疗、食疗方法，适合全家人对症使用。同时，本书介绍了潜在健康风险的 8 大体质，明确调理原则及有效方法，让大家可以向健康的平和体质靠近，打造出不生病的好体质。

本书帮大家告别盲目养生，通过食疗、理疗两大经典方法，行之有效地防治疾病，调理体质，建立起适合自己的自然养生方法，全面提升健康质量。

生病要求医，但是在医疗条件无法照顾到每个人健康方方面面的情况下，我们更要求己。每个人都成为自己身体健康的"私人医生"，拥有正确的健康理念，并且可以通过理疗、食疗这种相对安全、有效的方法缓解常见的小病小痛，提高免疫力，身体健康自然随之而来。

编　者

2018 年 10 月

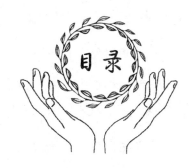

目录

第三章 常见病及日常小症状，自然疗法轻松缓解

第四章 给孩子一个好身体，让孩子赢在起点

第七章 调理老年病，从此年老体不衰

第八章 和平体质人人爱，不同体质的自然疗法

自愈力是依靠自身内在的生命力，修复身体，摆脱疾病与各种常见小症状的一种自然方法。中医学中的点穴按摩、刮痧、拔罐、艾灸、食疗等方法，因为副作用小，可看作为开启身体自愈力的"绿色钥匙"。

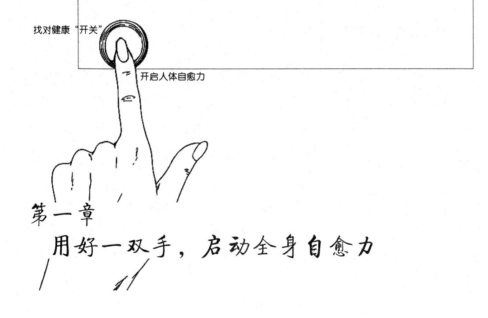

找对健康"开关"

开启人体自愈力

第一章
用好一双手，启动全身自愈力

点穴按摩 平衡阴阳祛风除湿

穴位，学名腧穴，是中国文化和中医学特有的名词，多位于神经末梢和血管较多的地方，与人体各组织器官有密切联系。穴位能反映身体病痛，将其与按摩结合起来，还能接受刺激，防治疾病，是中医推拿的精华，有平衡阴阳、祛风除湿等多种功效，对于保健有非常重要的意义。

点穴按摩，坚持下来好处多

按摩是通过穴位、经络或神经系统的传导，直接或间接地刺激肌肉、骨骼、关节、韧带、神经、血管，产生局部或全身性的反应，这种变化使人体内部的各种生理功能逐渐趋于正常，增加人体抵抗力，达到"有病治病，无病健身"的目的。具体来说，点穴按摩的益处有以下几个方面。

1. 呼吸系统

通过点穴按摩影响肺的功能。如按摩肺俞、膈俞及相关穴位，能够调整胸膈、肺部的状态，加深呼吸，增加氧气的吸入和二氧化碳的排出，增强肺部的弹性，使呼吸肌变得发达，肺活量有所增加，达到镇咳、平喘、化痰等作用，让整个呼吸系统保持良好状态。

2. 消化系统

按摩的刺激使胃肠道平滑肌的张力、弹力、收缩力增加，从而加速胃肠蠕动，同时通过交感神经的作用，使支配内脏器官的神经兴奋，促进胃肠消化液的分泌。

3. 免疫系统

按摩有助于提高人体的免疫力。使人体组织中产生组织胺、类组织胺和乙酰胆碱等，促进血管扩张，血流加快，使血液中携带氧气、养料的血清蛋白数量增加，从而使白细胞的数量增加，并增强白细胞的噬菌能力。

4. 神经系统

点穴按摩有助于使周围神经产生兴奋，加速传导反射作用，从而改变内脏的活动，如刺激第 5 胸椎处，可使贲门括约肌扩张。

5. 血液系统

按摩有助于清除血液中的有害物质，还可降低胆固醇、血脂等，对血液系统起到一定的益处。

6. 运动系统

按摩可以使肌肉纤维被动活动，使被牵拉的肌肉放松，消除疲劳，提高肌肉的运动能力。

7. 皮肤

按摩首先与皮肤接触，能使皮下毛细血管扩张、充血、温度增高，使腺体分泌增加，从而使皮肤变得润泽而有弹性。除此之外，按摩还可以帮助减少皮下脂肪的堆积，帮助减肥。

8. 缓解疼痛

按摩有助于使细胞膜的稳定性增强，改变钾离子浓度，使疼痛症状缓解或消失。

9. 淋巴系统

按摩可以改善淋巴循环，加速水肿及渗出物等病变产物的吸收，有利于肿胀、挛缩的消除。

点穴按摩，精准取穴是关键

要想发挥点穴按摩的诸多益处，精准取穴是关键。人体有 14 条经络，按照气血流注循行规律，这 14 条经络是手太阴肺经、手阳明大肠经、足阳明胃经、足太阴脾经、手少阴心经、手太阳小肠经、足太阳膀胱经、足少阴肾经、手厥阴心包经、手少阳三焦经、足少阳胆经、足厥阴肝经，以及起到沟通前十二经脉之间联系作用的督脉、任脉。大部分已经确定有针对性功效的穴位都位于这 14 条经络上。一般来说，常用的取穴方法有以下几种。

1. 体表标志取穴法

体表标志取穴法是以人体解剖学的各种体表标志为依据来确定腧穴位置的方法，又称自然标志定位法。体表标志法可分为以下 2 种。

（1）固定的标志。指人体固有的解剖标志，如各部位由骨节、肌肉所形成的突起、凹陷及五官轮廓、发际、指（趾）甲、乳头、肚脐等，是在自然姿势下可见的标志，可以借助这些标志确定腧穴的位置。如以足内踝尖为标志，在其上 3 寸，胫骨内侧缘后方定三阴交穴；以眉头定攒竹穴；以脐为标志，脐中即为神阙穴，其旁开 2 寸定天枢穴等。

（2）活动的标志。指各部的关节、肌肉、肌腱、皮肤随着活动而出现的空隙、凹陷、皱纹、尖端等，是在活动姿势下才会出现的标志，据此也可确定腧穴的位置。如在耳屏与下颌关节之间，微张口呈凹陷处取听宫穴。

2. 手指同身寸取穴法

手指同身寸取穴法也叫"手指比量法"，即用按摩对象本人的手指进行量取穴位，分为以下 3 种。

（1）中指同身寸法。以中指中节屈曲时内侧两端纹头之间宽度作为 1 寸，可用于四肢部取穴和背部取穴。

（2）拇指同身寸法。以拇指指关节处的横向宽度作为 1 寸，适用于四肢部。

（3）横指同身寸法。将食指、中指、无名指、小指并拢，以中指中节横纹处为准，画一条水平线，横向宽度为 3 寸，食指和中指中节的侧面横纹之间的宽度为 1.5 寸，适用于头、躯干、四肢部位。

手指的大小、宽度由于年龄、体格、性别的不同而有很大区别。因此，用手指同身寸取穴法确定穴位位置时，应用按摩对象本人的手指定位取穴，以缩小位置的偏差。上述 3 种"寸"的定义一致，使用手指周身寸法定位取穴的时候，根据习惯或方便程度取用其中一种即可。

3. 简易取穴法

简易取穴法是一种简便可行的方法，如双手下垂中指指端取风市穴；两耳尖直上连线中点取百会穴；手握半拳，中指指尖切压在掌心的第 2 横纹上取劳宫穴。

4.骨度分寸定位法

骨度分寸定位法是利用人体的骨节作为标志，将两骨节之间的长度折量为一定的分寸，用作确定穴位位置的方法。不论男女、老少、高矮、胖瘦，均可按一定的骨度分寸在其自身测量。现时采用的骨度分寸是以《灵枢·骨度》所规定的人体各部的分寸为基础，结合历代医家创用的折量分寸而确定的。

自我保健，按摩手法很重要

想要通过点穴按摩来达到养生保健的作用，熟知按摩手法很重要。一般来说，常见按摩手法有以下几种。

1.推法

推法是用拇指、手掌、拳面以及肘尖紧贴治疗部位，运用适当的压力，进行单方向直线移动的手法。操作时，肩及上肢放松，操作向下的压力要适中、均匀，用力深沉平稳，呈直线移动，不可歪斜，推进的速度宜缓慢均匀。可以起到行气止痛、温经活络、调和气血的功效。更详细地说，推法分为以下2种。

（1）平推法。用指、掌、拳面沿经络循行或沿肌肉纤维走向直线推动，着力要均匀、速度宜缓慢。

（2）直推法。用手指、掌或鱼际部位紧贴皮肤，用力着实，推进速度和力度要均匀，施加一定与皮肤垂直的力度，做单方向直线推法。

2.拿法

拿法是用拇指与示、中指或用拇指与其余四指罗纹面着力，做对称性相对用力，在一定的穴位或部位上进行一紧一松的捏提动作的一种手法。操作时，肩及上肢放松，操作向下的压力要适中、均匀，用力深沉平稳，呈直线移动，不可歪斜，推进的速度宜缓慢均匀，每分钟50次左右。可以起到舒筋通络、解表发汗、镇静止痛、开窍提神的功效。更具体地说，拿法可以分为以下2种。

（1）三指拿法。此法适用于指、趾等身体较小的部位。

（2）五指拿法。用拇指与其余四指指面为着力部位，相向对称用力挤压，捏而提起。

3. 摩法

摩法是将手掌或指腹轻放于体表治疗部位，做环形的、有节律的摩动手法。操作时，腕关节放松，指掌关节自然伸直，着力部位紧贴体表，前臂连同腕部做缓和协调的环旋抚摩活动，顺时针或逆时针方向均匀往返操作。可以起到益气和中、消积导滞、疏肝理气、调节肠胃、活血散瘀、消肿止痛等功效。更详细地说，摩法可以分为以下 2 种。

（1）指摩法。手指并拢，指掌部自然伸直，腕微屈曲，以食指、中指、无名指及小指的中节和末节指腹贴附于施术部位的皮肤上，做直线或环旋摩动的手法。

（2）掌摩法。手掌自然伸直，腕关节放松，贴附于施术部位，以掌心和掌根为着力点，在腕及前臂带动下，持续、连贯、有节奏地环转摩动，叫掌摩法。此法用于腰背部及胸腹部。

4. 按法

按法是用拇指、掌根等部位按压体表一定的部位或穴位，逐渐用力，向下用力，并持续几秒至半分钟的一种按摩方法。操作要领是垂直按压，固定不移，用力由轻到重，稳而持续，忌用暴力。指压法结束时不宜突然放松，应逐渐递减按压的力量。可以起到安心宁神、镇静止痛、温中散寒、矫正畸形等功效。更详细地说，按法主要用于穴位按摩，可以分为以下 4 种。

（1）指腹按法。以拇指指腹或食指、中指、无名指指腹，按压体表的方法。

（2）指端按法。以指端对体表穴位进行按压。

（3）屈指按法。食指屈曲，以指背按压体表穴位。

5. 捏法

捏法是用拇指和食指、中指两指相对，挟提皮肤，双手交替捻动，向前推进的一种按摩方法。操作时，以腕关节用力为主，指关节作连续不断灵活轻巧地挤捏，双手同时操作要协调，用力均匀柔和，速度可快可慢，快者每分钟100~120次，慢者每分钟30~60次。一般来说，捏法常用啄捏法，以双手微握，无名指与小指握向掌心，虎口向上，食指自然微弯。用拇指与中指指腹相对用力，一张一合，反复、持续、快速地捏拿皮肤。可以起到调和阴阳、增补元气、健脾和胃、疏通经络、行气活血等功效。

6. 揉法

揉法是用手的不同部位，着力于一定的部位上，作圆形或螺旋形的揉动，以带动该处的皮下组织随手指或掌的揉动而滑动的手法，揉动时手指或掌要紧贴在皮肤上，放松手腕，以腕关节连同前臂或整个手臂做小幅度的回旋活动，不宜牵扯周围皮肤。可以起到加速血液循环、改善局部组织新陈代谢、活血散瘀、缓解痉挛和减轻疼痛的功效。更详细地说，揉法主要分为以下2种。

(1) 大鱼际揉法。用手掌大鱼际在治疗部位上进行轻柔灵活地揉动。

(2) 掌根揉法。用掌根附着于施术部位上，以肘关节为支点，前臂做主动运动，带动腕掌做小幅度的回旋运动，使掌根部在施术部位上进行柔和且连续不断地旋转揉动。

7. 擦法

擦法是用指或掌为着力部位，在施术部位作直线快速往返运动，使之摩擦生热的手法。操作时，腕关节要伸直，使前臂与手接近相平，以肩关节为支点，带动手掌作前后或左右直线往返擦动，不可歪斜，手掌向下的压力要均匀适中，动作要均匀而连贯。可以起到疏通经络、调和气血、放松肌肉、祛风散寒、解痉止痛等功效。更详细地说，擦法主要分为以下3种。

(1) 指擦法。将食指、中指并拢，用罗纹面作往返的直线擦动的方法。

(2) 鱼际擦法。用鱼际在穴位上做往返的直线擦动的方法。

(3) 掌擦法。用手掌在穴位上做往返的直线擦动的方法。

8. 滚法

滚法是用手背近小指侧部分或小指、无名指、中指的掌指关节突起部分着力，通过腕关节伸屈和前臂旋转的复合运动，持续不断地作用于被按摩的部位上的方法。操作时，肩臂和手腕要放松，肘关节微屈约120°，即腕关节屈曲、前臂旋后时向外滚动约80°，腕关节伸展，前臂旋前时向内滚动约40°，着力要均匀，动作要协调而有节律，一般滚动的频率每分钟约140次。可以起到活血散瘀、消肿止痛、缓解肌肉痉挛等功效。更详细地说，滚法可以分为以下2种。

（1）拳滚法。单手半握拳，以第2至第5掌指关节背侧的突起部着力，贴近于皮肤体表部位进行直线操作，前臂内收外摆，带动腕关节屈伸，拳在体表滚动的手法。

（2）小鱼际滚法。用第5掌指关节背侧贴近体表部位进行直线或弧线操作，不能拖动或跳动，压力、频率、摆动幅度要均匀，动作协调。

9. 搓法

搓法是两手掌面夹住肢体，对称用力作相反方向来回快速搓揉，或作顺时针回环搓揉，即做双掌对揉的动作的一种按摩方法。操作时两手用力要对称，动作柔和而均匀，搓动要快，移动要慢，可以起到疏通经络、调和气血、放松肌肉、祛风散寒、解痉止痛等功效。一般来说，搓法主要分为以下3种。

（1）指搓法。此搓法以手指为主，适用于指、趾等身体较小的部位。

（2）鱼际搓法。此搓法以两手鱼际为主，适用于人体四肢远端肌肉。

（3）掌面搓法。此搓法以手掌面为主，适用于腰背、胸腹、肩背、四肢近端肌肉等面积较大的部位。

10. 拍法

拍法是手指自然并拢，用腕关节摆动作起落动作，反复着力于体表施术部位的方法。拍打时，肩、肘、腕要放松，以手腕发力，着力轻巧而有弹性，动作要协调灵活，频率要均匀。可以起到促进血液循环、舒展肌筋、消除疲劳和调节神经肌肉兴奋性的功效。更具体地说，拍法主要分为以下4种。

（1）四指拍打法。以食指、中指、无名指、小指并拢，平放拍打部位，使皮肤微红为度。

（2）指背拍打法。五指自然屈曲，用腕部屈伸搓动带动手指，以指背拍打施术部位。

（3）虚掌拍打法。五指并拢呈空掌状，在体表进行拍打。

（4）五指散拍法。五指散开，伸直，用小指外侧前端，顺肢体或肌筋的方向，于施术部位进行拍打的方法。

11. 抖法

抖法是用单手或双手握住患肢远端，进行连续、小幅度、频率较高的上下抖动的手法。操作时，动作要连续、均匀，频率由慢到快，再由快到慢；抖动的幅度要小，频率一般较快，用力不要过大。可以起到舒筋通络、放松肌肉、滑润关节的功效。更详细地说，抖法主要分为以下 2 种。

（1）肢体抖动法。用双手或单手握住肢体远端，微用力作连续小幅度的上下快速抖动。

（2）肌肉抖动法。用手轻轻抓住肌肉，进行短时间的左右快速抖动。

12. 点法

点法是用屈曲的指间关节突起部分为力点，按压于某一治疗点上的方法。操作时动作要灵活，用力可稍大，要带动皮肤一起揉动，不要和体表有摩擦移动。可以起到开通闭塞、活血止痛、调整脏腑功能的功效。更详细地说，点法可以分为以下 3 种。

（1）拇指端点法。用手握空拳，拇指伸直并紧贴于食指中节的桡侧面，以拇指端为力点压于治疗部位。

（2）屈拇指点法。是以手握拳，拇指屈曲抵住食指中节的桡侧面，以拇指指间关节桡侧为力点压于治疗部位。

（3）屈食指点法。是以手握拳并突出食指，用食指近节指间关节为力点压于治疗部位。

多样工具，为提高按摩效果锦上添花

在进行点穴按摩时，有很多按摩专用工具，可以让按摩效果事半功倍。

比如按摩棒、颈部按摩器、手部按摩器、脚部按摩器、按摩滚轮、健身锤等，都可以为按摩效果锦上添花。在这里，为大家盘点一些身边的按摩小帮手，让大家拿过来就能用，不必因为手边没有合适的按摩工具而达不到应有的按摩效果。

1. 牙刷、软毛刷、浴刷

利用这些物品沿经络的循行路线进行刷擦，可以代替摩法或擦法。但要注意力度，不可将皮肤擦破。

2. 牙签、棉棒、发夹

使用牙签、棉棒或发夹可帮助施术者准确按压指尖、耳朵等窄小部位上的穴位。对大腿、臀部等肉多的部位施加强刺激时，可以将多个牙签绑成一束使用。

3. 梳子

用梳子梳头或手心，可以较好地刺激这两个部位的穴位；梳背和梳柄则可以用来拍打或按摩背部、颈部等部位，起到促进血液循环的作用。

4. 吹风机

肌肉挛痛或手脚冰凉时，可以用吹风机的热风对准穴位或不适部位，感觉灼热时移开，待灼热感消失后再吹，反复操作数次。热风的刺激能加速血液循环。

5. 热水袋

将装满热水的热水袋用毛巾包住，放在疼痛部位，可有效促进血液循环，缓解疼痛，尤其适用于经期腹痛。

6. 夹子

用夹子夹住疼痛穴位，能达到同捏法一样的按摩效果，而且十分便捷。

7. 笔、钥匙

在脚掌、手掌、胳膊这些面积较小的部位施加较强的力时，用圆珠笔或铅笔代替手指会更方便。钥匙压住穴位部分的面积较小，刺激较强。

8.木棍

将木棍用软布包住，用以击打穴位，可以缓解疲劳、疏通筋骨。

9.球、核桃

软式棒球、高尔夫球、网球、台球和核桃都可以用作按摩道具。其中软式棒球可在仰卧时，放在背部脊椎骨两侧的穴位处；高尔夫球、台球和核桃等硬度较大的道具，可放在脚底，稍用力使其滚动，可刺激脚底的穴位，促进血液循环。

10.米粒、植物种子

1厘米见方的药用胶布，中央放一粒生米或植物种子，在指压或按摩后贴在穴位上，有保持按摩效果的作用。

11.首饰

经常佩戴的首饰，如指环、项链、手链等，也可以用作按摩的道具，用其坚硬突起部分按压颈周、手腕、脚腕及手指周围的穴位，有舒筋活络的作用。

按摩介质，让按摩更加舒适

按摩介质是指在推拿按摩过程中，为了减少对皮肤的摩擦损害，或者为了借助某些药物的辅助作用，而在推拿部位的皮肤上涂抹的液体、膏剂或粉末。

1.水剂

（1）凉水。有清凉肌肤和退热作用，一般用于外感热证。

（2）红花酒。将1克红花浸泡于10毫升乙醇中2周后使用。有活血祛瘀的功效。用于穴位按摩及缓解四肢酸痛。

（3）薄荷水。取5%的薄荷脑5克，浸入10毫升75%的乙醇内配制而成。具有温经散寒、清凉解表、清利头目和润滑作用。常用于治疗小儿虚寒性腹泻以及软组织损伤，用于擦法、按揉法可加强透热效果。

（4）生姜汁。将生姜适量切碎、捣烂，取汁液。有发汗解表、温中健胃、助消化的功效。既可用于风寒感冒，又可用于胃寒呕吐及腹痛、腹泻之证。

（5）葱姜汁。将葱白和生姜捣碎取汁，也可将葱白和生姜切片，浸泡于75%的乙醇中使用，能加强温热散寒作用，常用于冬春季及小儿虚寒证。

2. 粉剂

（1）滑石粉。即医用滑石粉，有润滑皮肤的作用，多用于小儿推拿、按摩，一般在夏季常用。

（2）爽身粉。有润滑皮肤、吸水的作用，可代替滑石粉。

3. 油剂

（1）红花油。由冬青油（水杨酸甲酯）、红花、薄荷脑配制而成，有消肿止痛的作用，用于急性或慢性软组织损伤。

（2）香油。运用擦法时涂上少许香油，加强手法透热效果，常用于刮痧疗法。

（3）传导油。由玉树油、甘油、松节油、乙醇、蒸馏水等量配制而成。用时摇匀，有消肿止痛、祛风散寒的作用，适用于软组织慢性劳损和痹症。

4. 酒剂

（1）白酒。有活血祛风、散寒除湿、通经活络的作用，对发热患者还有降温作用。一般用于急性扭挫伤，适用于成人推拿。

（2）外用药酒。将归尾 30 克、乳香 20 克、没药 20 克、血竭 10 克、马钱子 20 克、广木香 10 克、生地 10 克、桂枝 30 克、川草乌 20 克、冰片 1 克浸泡于 1.5 千克高浓度白酒中，2 周后即可使用。此药酒有行气活血、化瘀通络的功效，适用于各种慢性软组织损伤、骨和软骨退行性病症。

按摩注意事项，为按摩的安全性添砖加瓦

按摩虽然保健效果好，但也不是随随便便就可以拿来用的。想要达到按摩的保健效果，让按摩更加安全，需要注意以下几个方面。

1. 成人按摩注意事项

（1）自我按摩时须注意保暖。按摩时室内空气要保持流通，室温要适宜，但不可开窗或使用风扇。冬天须把手掌搓暖后再按摩，以免因为手冷接触皮肤引起肌肉紧张，影响疗效。

（2）按摩前要选择合适的体位，躺卧的地方要尽量用柔软的东西垫好，同时要充分暴露按摩部位。

（3）按摩前，施术者要修剪指甲，最好把指甲修整圆滑，以指甲与指腹顶端相齐最合适，并用热水洗手，保持手部清洁。同时，将有碍操作的物品（如手表、戒指等）预先摘掉。

（4）注意保护皮肤。按摩的部位应选择使用适当的润滑剂（如擦按摩乳、按摩膏等）切不可用手干搓。

（5）在做腹部按摩、肾区按摩之前，接受按摩者要排空小便。按摩腰、腹部时要先宽松腰带。

（6）按摩过程中，要随时调整手法力度，做到均匀、柔和、持久、力量适中。

2. 小儿按摩注意事项

（1）9周岁以内的儿童为按摩的适用对象。

（2）按摩前应根据患儿的病情、所取的穴位以及按摩操作者运用手法的需要，使患儿保持一定的体位。一般3岁以下可由别人抱着按摩，3岁以上儿童可单独采取坐位、仰卧位、俯卧位或侧卧位等进行按摩。

（3）选择在一个温暖舒适、避风、避强光、噪声小的环境内给儿童做按摩，室温最好是在25℃左右，用一些轻柔的音乐做背景，以营造轻松的氛围。

（4）儿童皮肤娇嫩，按摩时切勿抓破儿童皮肤，可使用按摩油或爽身粉等介质，以减少按摩时的摩擦力。同时，按摩力度要适中，先做一些不会引起患儿惊恐的动作，再进行按摩。

（5）儿童按摩的操作顺序为先头面，次上肢，再胸腹腰背，最后下肢；也可先重点，后一般；或先主穴，后配穴。"拿、掐、捏、捣"等强刺激手法，除急救以外，一般放在最后操作，以免小儿哭闹不安，影响治疗。

3. 不适宜按摩的情况

（1）急性传染病患者不宜按摩，以防疾病传染和延误治疗。

（2）有急性炎症，如丹毒、疖疮、脓肿、骨髓炎、蜂窝织炎、白喉等，或各种化脓性感染及结核性关节炎患者不能按摩，以免炎症扩散、蔓延。

（3）有大面积皮肤病和皮肤溃疡、烧伤、烫伤的患者不能按摩，以免创面感染。但如果患者只是某些部位有一般皮肤病而且没有传染性，则可选择完好无损的皮肤进行按摩。

（4）容易引起出血的疾病，以免加重出血。

（5）肿瘤（原发性或继发性恶性肿瘤）患者不能按摩。

（6）急性风湿性脊椎炎患者，忌用按摩；危重患者、恶性贫血患者，也不能按摩。

（7）骨关节、骨质疾病或急性软组织损伤导致的局部组织肿胀者，如关节肿痛、关节脱位、骨折患者，不能按摩。但是关节复位后留有后遗症者可以按摩。

（8）急症患者（如急性阑尾炎、胃肠道急性穿孔等）不能按摩，应及时就医。

（9）女性月经期、妊娠期，不宜对腹部进行按摩，以免增加经血量或引起流产、早产。

（10）有严重心、肝、脾、肺、肾功能不全的患者，不宜按摩治疗。

（11）年老体弱者、久病极度消瘦者、过度饥饿者或饭前、饭后30分钟应该慎用按摩治疗。

经穴刮痧　理气活血刮走病痛

刮痧疗法历史悠久，底蕴深厚，是中医学保健的常用手法。刮痧不仅能提高身体素质，治疗疾病，还能促进新陈代谢，给细胞补氧祛瘀，是改善亚健康状态既简便，又有效的好方法。

"痧"为何物

"痧"的含义主要有两个方面：一是指病理反应的"痧"，即"痧象"；二是指刮痧刺激后反应的"痧"，即"痧痕"，二者在形态、色泽上均有差异。

1. 痧象

痧象有两方面的含义。一是指皮肤表面出现的色红如粟的疹子。如风疹出现的疹子叫风痧；猩红热出现的疹子叫丹痧。这是病理性反应物的一种，临床上很多疾病都有出痧现象。二是指痧证，也叫痧胀、痧气，是疾病的一种，多发生于夏秋季节交替之时，因为感受风、寒、暑、湿、燥、火之邪或疫疠秽浊所出现的一些病症。临床上春季多发风痧、温痧；夏秋季多发暑痧。这些都不是单一的一种疾病，是一种毒性综合反应的临床症状。

2. 痧痕

痧痕是指刮拭皮肤后所出现的各种皮肤形态和色泽的变化。常见的痧痕包括体表局部组织潮红、紫红、紫黑色瘀斑或点状紫红色疹子，并经常伴有不同程度的热感。痧痕对疾病的诊断、治疗及预后判断有一定的临床指导意义。

总之，痧象是疾病在体表的病理反应，而刮痧疗法是利用特定的工具，在体表的某些特殊部位施以特定手法，使皮肤局部出现片状或点状瘀血或出血的刺激反应（痧痕），以达到防病治病目的的一种疗法。

经穴刮痧治疗疾病的原理

很多疾病的发生发展都是因为人体处于亚健康状态导致的，中医学中的经穴刮痧治疗，可以起到活血化瘀、降低血液黏度，改善微循环障碍，避免由亚健康向疾病的转化，从而保持身体健康的作用。中医学认为，找准穴位，在微循环障碍的穴位刮拭时，刮板向下的压力会迫使淤积的有害代谢产物从毛细血管壁渗漏出来，存在于皮下肌肉组织之间，这就是我们看到的"痧"。只要有微循环障碍，毛细血管的通透性就会出现紊乱，刮拭后就一定会有痧出现，轻度的微循环障碍会出少量的红色、紫红色的痧点，重度的微循环障碍会出较多的暗青色、青黑色的痧斑。刮拭出痧会排除内毒素，解除局部的血脉瘀滞，降低血液黏度，疏通经络，改善微循环。从而使组织器官的细胞得到充足的氧气和营养供应，活力增强。因此，适当刮痧不仅能更快地提高人体免疫力，还能促使脏腑调节功能恢复正常。

刮痧的补法与泻法

1. 补法

操作时间较短，力量渗透表浅，作用范围较局限，对皮肤、肌肉、细胞有兴奋作用的手法称为补法；顺着经脉运行方向刮痧的方法为补法；选择刮痧点个数少的为补法；刮痧后加温灸的方法为补法。

一般来说，病在里，在脏，属虚、寒者为阴证，用补法。因为体质虚弱、久病、出血、失精、大汗或外邪侵袭损伤正气等原因导致体虚，症状表现为面色苍白或萎黄、精神萎靡、神疲乏力、心悸气短、形寒肢冷或五心烦热、自汗盗汗、大便溏泻、小便频数者，属于虚证，用补法。

2. 泻法

操作时间较长，力量渗透深厚，作用范围广泛，对皮肤、肌肉、细胞有抑制作用的手法称为泻法；逆着经脉运行方向刮痧的方法为泻法；选择刮痧点个数多的为泻法；刮痧后加拔罐的方法为泻法。

一般来说，病在表，在腑，属实、热者为阳证，用泻法。平时身体健壮，因为外邪侵袭而突然生病，或因脏腑气血功能障碍引起体内的某些病理产物，如气滞血瘀、痰湿凝聚、食滞等，症状表现为高热、面红、烦躁、声高气粗、腹部胀满疼痛拒按、痰涎壅盛、大便秘结、小便不利、瘀血肿块、水肿、食滞者为实证，用泻法。

更简单一些来说，旧病、久病或病程长、内伤、年老体弱者多属于虚证，用补法。新病、初病或病程短、外感、年轻体壮者多属于实证，用泻法。

除此之外，根据病情不同，还有平补平泻法、先补后泻或先泻后补法、补泻兼施法等多种方法，可以根据具体情况使用。

经穴刮痧的常用手法细解

1. 轻刮法

初学者常用手法之一。刮痧时刮痧板接触皮肤面积大，移动速度慢或下压刮拭力量小。一般接受者无疼痛或其他不适感觉，多适用于对儿童、女性、年老体弱者以及面部的保健刮痧。除此之外，病邪在经络、在皮肤腠理的表证适合用轻刮法。

2. 重刮法

是一种针对骨关节软组织疼痛性病症所采取的手法。在刮痧时刮痧板接触皮肤面积小，移动速度快或下压刮拭力量较大，但是总体以接受者承受能力为度。多适用于年轻力壮、体质较强者或背部脊柱两侧、下肢及骨关节软组织较丰满处的刮痧。除此之外，病邪在脏腑、在筋骨的里证适合用深刮法。

3. 快刮法

指刮拭的次数每分钟30次以上，力量有轻重之别。力量重的快刮法多用于体质强壮的人，且主要用于刮拭背部、下肢或其他明显疼痛的部位；力量轻的快刮法多用于体质虚弱或整体保健的人，且主要用于刮拭背腰部、胸腹部、下肢等部位，总体以舒适为度。

4. 慢刮法

指刮拭的次数每分钟30次以内，力量也有轻重之别。力量重的慢刮法多用于体质强壮者，且主要用于刮拭腹部、关节部位和一些明显疼痛的部位；力量轻的慢刮法多用于体质虚弱或面部保健者，且主要用于刮拭背腰部正中、胸部、下肢内侧等部位，总体以感觉不到疼痛为度。

5. 直线刮法

也称直板刮法，即利用刮痧板的上下边缘在体表进行直线刮拭的一种方法。直线刮法一般用右手拿刮痧板，拇指放在刮痧板的一侧，食指和中指或其余四指全部放在刮痧板的另一侧，与体表成45°。刮痧板薄的一面1/3或1/2与皮肤接触，利用腕力下压并向同一方向直线刮拭，要有一定长度。这种手法适用于对身体比较平坦部位的经脉和穴位，如背部、胸腹部和四肢部位进行刮痧。

6. 弧线刮法

指刮拭方向呈弧线形，刮拭后体表出现弧线形痧痕的一种方法。操作时刮痧板多循肌肉走行或骨骼结构特点而定。主要适用于胸部肋间隙、颈项两侧、肩关节前后和膝关节周围。

7. 逆刮法

指刮痧方向与常规的由里向外、由上向下方向相反，即由下向上或由外向里进行刮拭的方法。操作时宜轻柔和缓，从近心端部位开始逆刮，逐渐延长至远心端，以此来促进静脉血液回流减轻水肿或疼痛。主要用于对下肢静脉曲张、下肢浮肿或按常规方向刮痧效果不理想的部位。

8. 摩擦法

将刮板的边、角或面与皮肤直接紧贴或隔衣、布进行有规律地旋转移动或直线往返移动的刮拭，以使皮肤产生热感为度并向深部渗透，其左右移动力量大于垂直向下的压按力度。操作时动作轻柔，移动均匀，可快可慢，一个部位操作完成后再进行下一个部位。多用于麻木、发凉或隐痛部位的刮痧，如肩胛内侧、腰部和腹部。另外，每一个部位在刮痧前都可以使用该法让皮肤有热感后再继续其他操作手法。

9. 梳刮法

使用刮痧板或刮痧梳子，从前额发际处及双侧太阳穴处向后发际处做有规律的单方向刮拭，刮痧板或梳子与头皮成45°。轻柔和缓刮拭如梳头状，故名梳刮法。梳头时力量适中，一般逐渐加力在穴位或痛点处可适当使用重刮或点压、按揉。此法具有醒神开窍、消除疲劳、防治失眠的作用。患有头痛、疲劳、失眠等病症用该法可以达到良好的效果。

10. 点压法

点压法也叫点穴手法，多用于对穴位或痛点的点压与按摩法配合使用。用刮痧板的厚边角与皮肤成90°，力量逐渐加重以耐受为度，保持数秒钟后快速抬起，重复操作 5~10 次。操作时将肩、肘、腕的力量凝集于刮痧板角，施术要灵活，既要有弹力又要坚实。此法适用于肌肉丰满、刮痧力量不能深达或不宜直接刮拭的部位和骨骼关节凹陷部位如环跳、委中、犊鼻、水沟穴以及背部脊柱棘突之间等。它是一种较强的刺激手法，具有镇静止痛和解痉作用，多用于实证。

11. 按揉法

按揉法是用刮痧板在皮肤经络穴位做点压按揉，向下有一定压力点下后做往复来回或顺逆旋转的手法，操作时刮痧板紧贴皮肤不移，频率较慢每分钟 50~100 次。常用于足三里、内关、太冲、涌泉、太阳穴等穴位。

12. 角刮法

使用特制的角形刮痧板或让刮痧板的棱角接触皮肤，并成 45°，自上而下或由里向外刮拭。手法要灵活，不宜生硬，适用于四肢关节、脊柱双侧经筋部位、骨突周围、肩部穴位，如风池、内关、合谷、中府穴等。因为角刮接触面积相对较小，所以要避免用力过猛而损伤皮肤。

13. 边刮法

边刮法是最常用的一种刮痧方法。将刮痧板的两侧长条棱边或厚边或薄边与皮肤接触成 45° 进行刮拭。该法适用于对大面积，如腹部、背部和下肢等部位的刮拭。

选好刮痧用具，轻松去除病痛

刮痧的用具十分简单、方便，只要是边缘比较圆滑的东西，如梳子、搪瓷杯盖子等，都可以用来刮痧。如果长期使用或作为治疗，还是用正规一些的刮痧板比较好。刮痧板选用天然水牛角为材料，对人体肌表无毒性刺激和化学不良反应。而且水牛角本身是一种中药，具有发散行气、活血和滋养作用。此外，刮痧之前，为了防止划破皮肤，还要在皮肤表面涂一层润滑剂，香油、色拉油都可以。如果条件允许，最好采用专门的"刮痧活血剂"。它是一种采用天然植物油加 10 余种天然中药，经传统与现代高科技结合的方法提炼加工而成的刮痧油，具有清热解毒、活血化瘀、开泄毛孔、疏通经络、排毒驱邪、消炎止痛等作用。

刮痧的注意事项

并不是所有的人都适合刮痧，不宜刮痧者或不宜刮痧部位主要包括孕妇的腹部、腰骶部，女性的乳头禁刮；有出血倾向的疾病如白血病、血小板减少等需慎刮；皮肤高度过敏，或患皮肤病的人禁刮；久病年老、极度虚弱、消瘦者需慎刮；醉酒、过饥、过饱、过渴、过度疲劳者禁刮。

体表拔罐　拔除病症一身轻松

拔罐在民间又称为拔火罐，是一种以罐为工具，利用燃火、抽气等方法产生负压，使之吸附于体表，造成局部瘀血，以达到通经活络、行气活血、消肿止痛、祛风散寒等作用的疗法。拔罐疗法早在西汉时期就有记载，此外古希腊、古罗马时代也曾经盛行拔罐疗法。

剖析拔罐原理，找准病症再治疗

当人体感受到外邪或内伤情志后，即可导致脏腑功能失调，产生病理产物，如瘀血、气郁、痰涎、宿食、水浊、邪火等，这些病理产物又是致病因素。拔罐的原理就是通过罐内负压的作用打开毛细血管及毛汗孔，使局部产生收缩和冲挤的相互作用，将毛孔吸开并使皮肤充血，通过物理的刺激和负压人为造成毛细血管破裂而致瘀血，使体内的病理产物从皮肤毛孔中排出体外。达到疏通气血、逐寒祛湿、祛除瘀滞、行气活血、消肿止痛、拔毒泄热，调整人体的阴阳平衡、解除疲劳、增强体质的功效。此外，拔罐还可以调动人体细胞修复功能。坏死细胞吸收功能，能促进血液循环，激发精气，调理气血，达到提高和调节人体免疫力，防治疾病的目的。

一般来说，拔罐的适应证是脏腑功能紊乱；各种急慢性疼痛；疮疡初起未溃等外科疾病；风湿痛、老寒腿、腰背肌肉劳损、伤风伤寒所致的感冒头痛、腹痛、哮喘、感冒、流行性腮腺炎、支气管炎、百日咳、冠状动脉粥样硬化性心脏病（后简称"冠心病"）、心律不齐、中暑、肺水肿、急性胃肠炎、小儿消化不良、高血压、中风后遗症、糖尿病、月经不调、乳腺炎、术后肠粘连、荨麻疹、带状疱疹、产后缺乳、扁桃体炎、面瘫、近视等。

选择拔罐用具，了解拔罐步骤

拔罐用具的材质多种多样，常见的有玻璃罐、陶瓷罐、竹罐、橡胶罐、抽气罐等。其中玻璃罐是临床上最常用的，因其光滑透明，可以观察到罐内皮肤充血、瘀血、起疱及出血等情况。不过一般家庭中最常用的是橡胶罐、抽气罐，这两种罐子使用方便且不用火，就是治疗效果较玻璃罐要差一些。此外，在拔罐时，可以根据施治部位面积的大小，选择不同型号的罐子。背腿部肌肉丰厚的多用大号的，额头、颈部等部位用小号的。

选择好罐子之后，需要注意以下拔罐步骤，才能发挥拔罐应有的功效。

1. 辨证施治

拔罐不像针灸那样对穴位定位要求十分准确。通过中医学的虚、实、寒、热进行辨证，选择一些经络所过或经气聚集的部位拔罐即可。比如治疗头痛，在大椎穴、风府穴、陶道穴拔罐，适用于外感风寒型头痛；在风池穴、天窗穴、肩中俞穴拔罐，适用于偏头痛伴有眩晕眼花、耳鸣者；在安眠穴、哑门穴、印堂穴拔罐，适用于高血压型头痛。

2. 拔罐数量的选择

拔罐数量先少后多，首次拔罐一般控制在每批3~5个，待适应后渐渐增加，最多一次可达 20~30 个。

3. 罐径、罐距大小的选择

罐径视身体部位而异，背部、腿部和腹部等面积大、肌肉丰厚处，可以用大口径的罐子，其他面积小、肌肉浅薄的部位则可以用小口径的罐子。年老体弱者比较适合用中、小号罐具。至于罐距，即罐与罐之间的距离，放得下就可，不必苛求。

4. 拔罐的基本要领

全身拔罐时要从身体的上部开始，自上而下操作。拔罐时的吸附力过大（感到难忍）时，可按挤一侧罐口边缘的皮肤，稍微放一点空气进入罐中，以此来减小吸力，缓解不适。

5. 走罐疗法

走罐是指罐子扣在皮肤上以后，用一只手或两只手抓住罐子，微微下压推出，回拉时上提的一种推拉罐体在患者皮肤上移动的疗法。可以向一个方向移动，也可以来回移动，这样更有利于疏通经络，同时治疗多个部位。不过走罐手法要求专业、熟练，最好找专业人士进行。如果自己经常拔罐，有一定的经验，可以在欲走罐的部位及罐口涂抹一些润滑剂，如甘油、凡士林油、刮痧油等，以防止走罐时拉伤皮肤。

6. 取罐的动作要领

一手将罐子向侧面倾斜，用力要缓和，一手指端按压皮肤，让空气经缝隙进入罐内，使罐子与皮肤脱离，慢慢取下罐子即可。在取罐时需要注意，不要转动罐身和强行拉扯。取罐后皮肤如果出现瘙痒，属于正常排毒现象，注意不要抓挠，以免导致皮肤破溃，引发感染。

7. 拔罐时间

拔罐时间应根据年龄、体质、性别及病情轻重缓急而制定，一般拔罐时间为 10~15 分钟，病情轻或有感觉障碍（如下肢麻木）者拔罐时间要短于这个时间，病情重、病程长、病灶深及疼痛较剧烈者，拔罐时间可稍微延长，不过总体以不超过 20 分钟为宜。

具体拔罐方法多，选择合适的即可

1. 闪火法

用长纸条或是用镊子夹酒精棉球 1 个，用火点燃后，在罐内快速绕 1~3 圈（注意切勿将罐口烧热，以免烫伤皮肤）后，将火退出，迅速将罐扣在应拔的部位，即可吸附在皮肤上。此法因罐内无火，比较安全，是最常用的拔罐方法。

2. 滴酒法

用 95% 的酒精或白酒，滴入罐内 1~3 滴，沿罐内壁摇匀，用火点燃后，迅速将罐扣在应拔的部位。注意切勿滴酒过多，以免拔罐时流出，烧伤皮肤。

3. 贴棉法

用大小适宜的酒精棉一块，贴在罐内壁的下 1/3 处，用火将酒精棉点燃后，迅速扣在应拔的部位。

4. 投火法

用易燃纸片或棉花，点燃后投入罐内，迅速将罐扣在要拔罐的部位，即可吸附在皮肤上，此法适用于身体侧面横拔。

5. 架火法

用不易燃烧传热的物体，如瓶盖、小酒盅等（其直径要小于罐口），置于应拔的部位，然后将 95% 的酒精数滴或酒精棉球置于瓶盖或酒盅内，将罐迅速扣下。

以上拔罐法除闪火法外，均应防止灼伤皮肤。每次一般留罐 10~15 分钟，待拔罐部位的皮肤充血、瘀血时，将罐取下。若罐大而吸拔力强，可适当缩短留罐的时间，以免起疱。如果已经起疱，取罐时切不可用力猛拔，以免破溃、感染。

罐印里面藏病症，透过现象看本质

常见的罐印有潮红、紫红或紫黑色瘀斑，小点状紫红色疹子状，同时常伴有不同程度的热痛感和凉感。皮肤的这些变化属于拔罐疗法的治疗效应，可持续一天或者数天，之后会自然吸收、消失。除此之外，不同的罐印还与不同的病症相联系，可以通过罐印来简单判断疾病。

1. 常规拔罐罐印与病症

（1）罐印红而暗，表示血脂、血压高，或有温热之邪。

（2）罐印微白，触之不温，多为经寒血虚，以体乏无力、面色无华为主要症状。

（3）罐体内壁有水气兼见水疱者，表示该部位有湿气，一般与长期涉湿或穿潮湿的衣服有关。

（4）罐印淡紫色伴有斑块，一般以虚证为主，兼有血瘀。斑点在穴位处明显的，一般表示与此穴相关的内脏虚弱，如肾俞穴处呈现斑点，一般提示肾虚。

（5）罐印鲜红而艳，一般表示阴虚，气血双虚或气血阴阳不调，阴虚火旺也会出现。

（6）罐印呈散在紫点状，且深浅不一，表示气滞血瘀，经行不畅。

（7）罐印无皮色变化，触之不温，多表明患者有虚寒症状，气血不宣所致皮肤得不到濡养。

（8）罐印紫黑而暗，一般表示体内有血瘀，如痛经或心脏供血不足，患部受寒较重也会出现此印痕。如果印痕数天不退，通常表示病程已久，需要较长的时间来调理。

（9）罐印出现水疱和水珠状，表明患者体内湿盛或因感受潮湿而致病，或属炎性水肿，如果拔罐后水疱颜色呈血红或黑红色，为久病湿夹血瘀的病理反应。

（10）罐印出现深红、紫黑或丹痧现象，触之微痛，且身体症状表现为身体发热伴有头晕目眩，一般表明身体热毒阳盛伤阴，阴血亏损。

（11）罐印出现紫红或紫黑色，伴有丹痧瘀斑和发热现象，表明身体有瘀血，此为阳盛伤阴，为肝气郁结，脾不统血所致。

（12）罐印出现微痒或出现皮纹，多表明有潮湿、风邪入表。

2. 走罐罐印与病症

（1）走罐时出现风团，如急性荨麻疹状，提示为风邪所致，或是过敏性体质。

（2）走罐时出现大面积黑紫印时，提示风寒所犯面积大，应对症驱寒为主。

以上通过罐印判断疾病的方法比较简单，并不是百分百准确，但是通过它了解一下身体状况还是具有参考价值的。之后根据相关情况，找专业的医生进行咨询、诊断即可。如果走罐或吸拔罐后，没有罐印、罐印不明显，或虽有罐印但取罐后印痕立即消失，恢复常色的，提示身体基本正常或病情尚轻。

拔罐需谨慎，安全放首位

1. 常见注意事项

（1）拔罐时，室内需保持20℃以上的温度，最好在避风向阳处。

（2）过饱、过饥、过渴、醉酒等均应慎用拔罐疗法。

（3）拔罐时要充分暴露施术部位。

（4）拔罐期间应密切观察拔罐后的反应，若出现头晕、恶心、呕吐、面色苍白、出冷汗、四肢发凉，甚至血压下降、呼吸困难等情况，应及时取下罐具，仰卧位平躺，给予少量温开水，如果没有缓解，及时入院治疗。

（5）拔罐时间过长或吸力过大而出现水疱时，小的水疱不用处理，仅敷以消毒纱布，防止擦破即可。比较大的水疱可以用消毒之后的注射器抽出疱内液体，然后涂以药膏或药水，或用消毒纱布包敷，以防感染。

（6）走罐时要选择适当体位和肌肉丰满的部位。若体位不当、移动、骨骼凸凹不平，毛发较多的部位不易使用。

（7）妊娠期女性的腹部、腰骶部及乳部不宜拔罐，拔其他部位时，力度也应轻柔。女性经期不宜拔罐；凝血机制不好、重度心脏病、心力衰竭、呼吸衰竭及严重水肿的患者不宜拔罐；五官部位、前后二阴部位、骨折部位、静脉曲张部位、头部、心脏处以及皮肤过敏、破损部位均不宜拔罐；6岁以下儿童不宜拔罐；全身抽搐痉挛、狂躁不安、不合作者不宜拔罐。

（8）拔火罐过后别急着洗澡，因为拔火罐后，皮肤是在被伤害的状态下，非常的脆弱，这个时候洗澡很容易导致皮肤破损、发炎。最好在拔罐3小时或1天后再洗澡。

（9）同一部位不能天天拔罐，在拔罐的斑痕未消退前不可再拔罐。

2. 自行拔罐注意事项

无论是自己拔罐，还是美容院、按摩馆等拔罐人员，大多没有经过系统培训，很容易给身体造成伤害。所以如果自己拔罐或者在这些地方拔罐要注意以下问题。

（1）涂水。在拔罐的地方，事先涂些水（冬季涂温水）。涂水可使局部降温，保护皮肤，不致烫伤。

（2）火焰要朝罐底。酒精棉球火焰，一定要朝向罐底，千万不可烧到罐口，罐口也不要沾上酒精。

（3）留罐时间要短。缩短留罐时间，不要过长，过长容易吸起水疱，一般3~5分钟即可，最多不要超过10分钟。

古法艾灸　温经通络标本兼治

人体中的经络系统是一个纵横交错、沟通内外、联系上下的整体，它沟通了人体中脏与脏、脏与腑、脏腑与五官之间的联系，从而使人体成为一个有机的整体。在这个由经络构成的人体网格中，布满了众多穴位。艾灸疗法就是在穴位上施灸，即将艾绒或辅以其他药物放置在体表的穴位上烧灼温度，借助艾火的热力或药效透入肌肤，通过经络传导，深入脏腑，发挥温经散寒、活血通络、回阳固脱、消瘀散结等作用，进而达到防病治病和保健强身的目的。同时，艾叶中含有多种药物成分及强烈的挥发物质，燃烧时药力可以透入人体或吸入体内，通窜九窍，达到内外兼治的目的。

艾灸疗法在我国已有数千年的历史，应用广泛，是祖国医学宝库中的重要组成部分。明代名医李梴在《医学入门》中说："凡药之不及，针之不到，必须灸之。"著名医学家李时珍说："产于山阳，采以端午。治病灸疾，功非小补。"可见，艾灸在传统医学中占有举足轻重的地位。

灸法起源于我国原始社会，是在人类懂得利用火以后发现的。原始社会的人们在围火取暖中，发现它能消除身体某些病痛，以及在利用火的过程中，偶然不慎被火灼伤了某处，反而减轻了某种疾病的症状。在这一基础上，逐步发展出灸法。

灸法所用的材料，最初阶段很可能是用一般的树枝或杂草等燃料。以艾草作为灸治的主要材料，是在春秋战国时期。关于灸治的方法，古代一般应用直接灸（着肤灸）。古代的直接灸，多用艾炷灸，且艾炷较大，施灸的壮数也较多。随着灸法的盛行，灸的操作方法也越来越丰富，到了晋唐时代发明了艾灸和药物相结合的各种间接灸法（隔物灸），所隔的材料又因病而异，有蒜、姜、盐、葱、胡椒饼、附子等。艾条灸法最早见于明初的《寿域神方》，其后发展为在艾绒内加进药物，再用纸卷成爆竹形，点燃后施灸。

艾灸作用大，平时可常用

1. 可以防治疾病

灸法是在中医阴阳五行、脏腑经络理论的指导下，运用辨证施治的原则，将艾绒或者某些药物放置在体表穴位上烧灼、温熨，将艾火的温和热力以及药物的作用，通过经络的传导发挥消除疾病的作用。据研究表明，艾灸可以温经散寒、活血通络、回阳固脱、消瘀散结等，自然可以在一定程度上达到达到防治疾病的目的。与此同时，艾灸还可以提高人体抗病能力，全面作用于人体，调节人体免疫力。

2. 养颜润肤

艾灸的美容作用在很早以前就被发现并运用到了实际治疗当中。晋代的著名女灸法家鲍姑因擅长灸治赘瘤而得名，她认为艾灸"不独愈病，且并获美艳"。现代研究表明，艾灸可以通过其温热性刺激和药理作用，使施灸部位出现明显充血，加强营养，加速新陈代谢，同时抑菌、杀菌，使皮肤组织恢复青春。

艾灸前，先了解艾灸所用材料

1. 艾条

艾条是取艾绒放在细棉纸（或易燃的薄纸）上，还可在其中加入药物，卷成圆筒形的艾条即可。卷艾条时，松紧要适中，太紧不易燃烧，太松施灸时容易掉火星。艾条的一般规格为长 20 厘米，直径 1.7 厘米，每支重量约10 克，可燃烧 1 小时左右。

2. 艾炷

艾炷是用艾绒制成的圆锥形或圆柱形小体。一般是把适量的艾绒放在桌面上，用拇、食、中三指一边捏一边旋转，把艾绒捏紧即成规格大小不同的艾炷。小的如麦粒大，中等的如半截枣核大，大的如半个橄榄大。艾炷越结实越好，如果松散，则燃烧不均匀。

3. 温灸盒

温灸盒是一种特制的盒形木制、铜制灸具，内装艾条固定在一个部位而施灸。施灸时，把温灸盒置于所选部位的中央，点燃艾条后，对准穴位放在铁窗纱上，盖好盖即可（温灸盒盖用于调节温度）。每个穴位可以灸约15~30 分钟，还可以一次多穴。

4. 温灸管

在古代一般使用苇管或竹管来施灸，现代使用金属特制温灸管来施灸，可以用于脸部。施灸时取专用的艾条放入温灸管内，以施受者有温热感为度。

5. 温灸筒

温灸筒是一种特制的筒状金属灸具，大多数温灸筒底部有数十个小孔，筒壁也有许多圆孔，上部有盖，可以随时取下。筒壁上安有一个长柄，便于手持。内部有一个小筒，可装置艾绒和药物。温灸筒有多种，常用的有平面式和圆锥式两种，平面式适用于较大面积的灸治，圆锥式作为小面积的点灸用。

艾灸方法多，掌握后再艾灸

1. 艾条灸

艾条灸是将艾绒卷成圆筒形，用桑皮纸包裹后，将其一端点燃，对准施灸部位施灸的一种方法。后来渐渐发展出可以在艾绒内加进药物的施灸，名为"雷火神针"和"太乙神针"。艾条灸一般分为悬起灸和实按灸两种。悬起灸按其操作方法又可以分为温和灸、雀啄灸和回旋灸。

（1）悬起灸。悬起灸中的温和灸是将艾条一端点燃，对准施灸穴位，距离皮肤2~3厘米处进行熏烤，使患者局部有温热感而无灼痛感为主的一种灸法，适用于大多数病症。雀啄灸是艾条点燃后，将艾条对准施灸穴位，像鸟雀啄食一样，一上一下地施灸的一种方法，适用于治疗小儿疾病或急救晕厥。回旋灸是点燃艾条后，与施灸部位的皮肤保持一定距离，但不固定，艾条向左右方向移动或反复旋转地施灸的方法，适用于风湿疼痛、神经性麻痹及广泛性皮炎。

（2）实按灸。实按灸是在施灸的腧穴部位垫上布或者数层纸，将艾条点燃，趁热按到施灸部位，使热力透达深部的一种方法，如果艾火熄灭，再点再按，每穴可以按灸5~7次，常用于风湿痹证。

2. 艾炷灸

艾炷灸根据操作方法的不同分为直接灸和间接灸。艾炷的大小、壮数（灸时每燃完1个艾炷，称为1壮）的多少，可根据疾病的性质、病情的轻重、体质的强弱、年龄的大小及施灸部位的不同，全面考虑，全方位衡量，不能太过也不能不足。

（1）直接灸。直接灸又称为明灸，即将艾炷直接放置在皮肤上施灸的一种方法。根据灸后对皮肤的刺激不同，又分为瘢痕灸和着肤灸。施灸时先在施术部位涂以少量凡士林或大蒜液，以增加黏附性和刺激作用，在皮肤上放置艾炷，从上端点燃。当患者感到烫时（瘢痕灸以患者感受到灼痛感为度），用艾炷夹夹去或压灭，换炷再灸。只是瘢痕灸一般要等到艾炷燃尽后才移除，燃烧近皮肤时，如果患者有灼痛感，可以用手在穴位四周拍打以减轻疼痛。

由于直接灸跟皮肤直接接触，尤其是瘢痕灸更是会化脓，留下灸疮，所以现在很少采用。

（2）间接灸。间接灸也称隔物灸，是在艾炷与皮肤之间隔垫上某种物品而施灸的一种方法。所隔的物品包括动植物和矿物，既有单方又有复方，所以治疗时既有了艾灸的作用，又发挥了所隔物品的功效，且适用于多种病症，有特殊疗效，易于临床上应用。

①隔姜灸。取新鲜生姜一块，切成厚约0.3厘米的姜片（姜片大小可根据施灸部位及所选用艾炷大小而定），用细针于中间穿刺数个小孔。将生姜片放在施灸的穴位上，上面放置艾炷点燃施灸，以灸至局部皮肤潮红湿润为度。一般每次施灸5~10壮，可根据病情反复施灸。在施灸过程中，如果患者感觉灼热不可忍受时，可将姜片向上稍微提起，稍停放下再灸，也可随即更换艾炷再灸。

②隔盐灸。隔盐灸是用食盐作间隔物而施灸的一种灸法。取纯净干燥的食盐适量，研细或炒热，填敷于脐部，使其与脐平。将艾炷放在食盐上开始施灸。稍感灼痛时立即更换艾炷。一般施灸3~9壮，对于急性病症可根据病情多灸，不拘壮数。此灸法相对隔姜灸要求更高，因为食盐受火容易爆起，所以如果不是专业人士，最好在食盐上放置姜片后再开始施灸，以防止食盐受火爆起导致烫伤。

③隔蒜灸。取新鲜独头大蒜，切成厚约0.1~0.3厘米的蒜片，用细针在中间穿刺数个小孔，或将蒜捣成泥状。将蒜片或蒜泥放于穴位或患处，上面放置艾炷点燃施灸。每灸3~4壮后可换新蒜片继续灸治。此法有消肿、拔毒、止痛、发散的作用。不过由于大蒜液对皮肤有刺激性，灸后容易起疱，所以想要皮肤不起疱，可以在灸治过程中将蒜片稍微向上提起一些。

④隔葱灸。把葱白切成厚0.3厘米左右的数片，或把葱白捣成泥状；敷于脐中及四周，或敷于患处，上面放置艾炷施灸。此法适用于治疗虚脱、腹痛、尿闭、疝气及乳腺炎等。

⑤隔胡椒饼灸。取白胡椒研末，加适量白面粉，用水调和制成硬币状的

圆饼，厚约0.3厘米，中央按成凹陷；放入药末适量（丁香、肉桂、麝香等，根据病情选用），将凹陷填平，上面放置艾炷施灸。此法适用于治疗风寒湿痹痛及局部麻木等。

3. 温灸筒灸

温灸筒灸是一种用特制的筒状金属灸具，内装艾绒或药物，点燃后，置于应灸的穴位来回温熨，以局部发热红晕，患者感到舒适为度的一种灸治方法。一般灸15~30分钟。适用于风寒湿痹、腹痛、腹泻、腹胀等。

4. 温灸盒灸

温灸盒灸是用一种特制的盒形木制、铜制灸具，内装艾条固定在一个部位而施灸的一种方法。施灸时，把温灸盒放置在所选部位的中央，点燃艾条后，对准穴位放在铁窗纱上，盖好盖即可（温灸盒盖用于调节温度）。每个穴位灸15~30分钟，并可一次多穴。

（1）艾熏灸。将艾叶或艾绒适量放入容器内煎煮，然后盛到盆中，用蒸气熏灸。也可以将艾绒适量放入器皿中点燃，以烟熏灸。此方法适合于治疗风寒湿痹。

（2）日光灸。将艾绒铺在穴位上或患处，在日光下暴晒（身体其他部位用物遮盖好，夏季要防止中暑），或者借助聚光灯聚焦来施灸，以局部有温热感为度，每次10~20分钟。此方法适用于风寒湿痹及慢性虚弱疾病。

除了以上艾灸方法之外，生活中还可以利用电吹风产生的热源来进行施灸。电吹风通电后，在穴位或病灶处吹灸，根据局部的温热程度及时调节强弱档或距离，一般一个部位吹灸3~5分钟，以局部出现红晕而不烫伤为度。

了解艾灸注意事项，有些禁忌要规避

1. 艾灸的用量和顺序

所谓灸量就是施灸时向体内导入的热量，这主要取决于施灸时间长短、施灸的面积大小及施灸时所达到的热度。施灸的时间长短主要由疾病种类、病情轻重、患者体质等多方面因素决定。施灸的面积大小和施灸时所达到的

热度主要由施灸时所用艾炷的大小，壮数的多少决定。

施灸的一般顺序是先灸上部，后灸下部，先灸背部，后灸腹部，先灸头身，后灸四肢，先灸阳经，后灸阴经。施灸壮数先少后多，施受艾炷先小后大。如不按顺序施灸，先灸下部，后灸头面，患者可能会出现头面烘热、口干咽燥等不适感觉。不过上面所说的顺序属于一般顺序，在施灸时还需结合病情，因病制宜，不可拘泥于施灸顺序不变。

2. 艾灸的标准

艾灸以无损伤灸为标准。无损伤灸是以温度及灸材的化学物质、光线等给皮肤一定量的刺激，以起到治疗效果的一种方法。这种方法其实对于皮肤的角质层和透明层有一定的破坏作用，但是这种破坏程度比较弱，肉眼也不易看清，所以称为无损伤灸法。无损伤灸法的优点是没有明显的灼痛感，灸后不起疱、不留瘢痕，仅出现皮肤潮红，易于接受。

3. 艾灸后的护理

如使用艾炷直接灸后可能会损伤皮肤组织，产生化脓、水疱现象。此时要注意疮面护理。局部出现水疱时，若水疱小，不必挑破，5~8 天即可自然吸收。若水疱较大，可用消过毒的注射器或消毒针将疱内液体抽出，涂上消炎膏、烫火膏，然后用消毒纱布覆盖固定加以保护，直至水疱吸收愈合。

4. 不能灸的禁灸穴

凡是不可施灸的穴位称为禁灸穴。关于禁灸穴我国诸多医学古籍中均有记载。古籍中记载的禁灸穴共有 47 个，随着医学进步，艾灸方法的改进，这些禁灸穴大部分都成为可以灸治的穴位。现代医学认为，只有睛明、素髎、人迎、委中四穴为禁灸穴。

5. 艾灸的其他禁忌

在极度疲劳、过饥、过饱、酒醉、大汗淋漓、情绪不稳定或女性经期等情况下不适合艾灸；无自制能力的人、身体极度虚弱的人、极度消瘦的人不可以艾灸；皮薄、肌肉少、筋肉结聚的部位，孕妇的腰骶部、下腹部，男性和女性的乳头、阴部，关节部位等不可以直接灸；某些传染病、高热、昏迷、抽搐等不可以艾灸。

手诊手疗 从此远离医药之苦

在我们的身体器官中，手部占据着很重要的地位，观手则可观健康。因此经过历代研究、发展，将其发展为手诊、手疗，让大家可以通过观察手部来简单判断自己的身体健康，并对此进行相应的防治。

全方位手诊，简单判断健康

1. 凭手感看健康

（1）手感舒适度。手凉，表明身体脾肾阳虚，体弱怕冷，吸收能力差；手热，表明身体心肾阴虚，烦躁上火、失眠、多梦紧张；手湿，表明心脾两虚，心情压抑，疲惫乏力；手干，表明肺脾两亏，皮肤干燥，容易感冒；手黏，表明内分泌失调，特别是糖尿患者多见；手汗多，表现为脾胃热，心火旺，精神紧张。

（2）手感温度。手感热，表现为实热病（炎症）；手指热表现为便秘，血黏稠，甘油三酯偏高，血压高；手掌热，表现为失眠多梦，心烦、口干、口苦，咽炎；手掌凉表现为脾肾阳虚，甲状腺功能低下，微循环障碍，经脉运行不畅，容易疲惫，易感冒，月经不调；手指凉表现为血液循环较差，容易疲劳乏力，难入睡、多梦，心跳、心慌，头脑不清，头晕头痛；寒热交错表现为手掌的温度寒热不均，表现为热天怕热，冬天怕冷，食热上火，食凉觉寒，上热下寒。此外手掌冬天怕冷，夏天热者多为血虚。

2. 凭手掌软硬看健康

（1）手掌软。手掌厚实、有力且富有弹性，表明身体精力充沛，体质强壮，适应力强；手掌厚实、无力而且弹性差，表明精力不佳，疲劳乏力；手掌柔软细薄而无力，表明精力衰退，体质多病。

（2）手掌硬。手掌肌肉硬直且缺乏弹性，或手掌硬直而瘦，多代表消化系统功能问题，性格方面也比较固执，缺乏应变能力。

3. 凭五指看健康

（1）拇指。拇指关联脾肺，一般与心脑血管疾病有关。拇指过分粗壮的人易动肝火；拇指扁平薄弱的人体质会比较差，多发神经衰弱；拇指如鼓槌状的人容易患先天性心脏病或支气管扩张等疾病；拇指第 1 节较短且过于坚硬不易弯曲的，容易患中风、头痛及心脏疾病。此外，拇指指关节缝出现青筋容易发生冠心病。

（2）食指。食指关联肠胃，一般与消化系统疾病有关。食指苍白瘦弱、指间漏缝，一般提示肝脏功能较差，容易患消化系统疾病，容易劳累、精神萎靡不振。

（3）中指。中指关联心脏，一般与循环系统疾病相关。中指偏曲，指间漏缝，表示循环系统功能较差，还会影响肠道功能。如果中指 3 个指节长短不一，而且中间的比较长的话，一般表示身体钙质的代谢功能较差，很容易患上骨骼、牙齿方面的疾病；中指苍白细弱，一般表示心脏功能较差，造血功能欠佳；中指指关节缝有青筋一般表示容易患脑动脉硬化、中风。

（4）无名指。无名指关联肝胆，一般与肾脏、生殖系统功能疾病相关。无名指偏曲，指间漏缝，一般提示泌尿系统功能较弱，容易出现神经衰弱、头痛、失眠等症状；太短一般表示气虚，精神不振；过于瘦弱一般表示生殖系统功能较弱。此外，无名指第 1 节与性功能强弱有关，过于粗壮容易出现内分泌失调；第 2 节与筋骨强弱有关，指节过长，纹路散乱一般提示钙质的吸收功能较差，骨骼、牙齿等会比较脆弱。

（5）小指。小指关联心肾，一般与泌尿生殖系统功能疾病相关。小指苍白、细小且瘦弱，一般容易患肠道疾病，引起吸收不良或排便不畅；短小一般表示生育功能较弱，肾气不足，容易出现头晕、耳鸣、腰腿酸痛等；弯曲过度的话女性多见卵巢功能较差，男性多见性功能障碍。

4. 凭指甲看健康

（1）指甲纹路。指甲有纵纹多表现为神经衰弱、缺钙、长期失眠、多梦，免疫功能差、容易感冒；指甲有黑直纹多代表肝肾功能衰弱、毒素积存，体内的废物无法排出体外；指甲有横纹多代表胃肠相关疾病，横纹多且细者多见于长期慢性消化系统疾病，横纹深粗者表示有过较严重的肠胃疾病，横纹凸起一般表示有心脏问题。

（2）指甲的光泽度。指甲的颜色呈粉红色多表示人体健康，偏红说明人体有热，偏白说明人体有寒，偏黄说明有肠胃疾病，青紫说明体内有瘀，黑色说明体内毒或病重；指甲光泽度差或已经失去光泽，多提示一个人可能患上了结核、慢性胃肠炎等消耗性疾病。

（3）指甲的形态。指甲部位较长一般人体偏瘦弱，容易发生呼吸系统、消化系统疾病和头晕、头痛、失眠等症状；指甲部位较短的人一般心、肝、肺功能较差，容易患心脏病、神经痛、风湿关节痛等；指甲硬而脆，易折断，一般表示消化系统有问题或营养不良；指甲软而薄，一般表示有慢性消耗性疾病。

5. 凭颜色看健康

（1）手部呈黄色。一般来说，手部呈淡黄色且有光泽是我国人的常态肤色，说明比较健康。此处所说的黄色是比常态黄色更黄的颜色。如果出现这种黄色，一般是人的皮下血管所含血量减少、血液不充盈或皮肤营养不良的外在表现；如果手部发黄严重，建议及时就医，进行身体检查。

（2）手部呈红色。一般健康的人手掌部呈淡红色或粉红色。如果手掌部的颜色超过这个色度，则预示着疾病的存在与发展。比如，手掌颜色过红或艳红，预示有高血压、高血压危象或有脑出血的倾向；如果既往血压高，又发现手掌变红，或手掌有热灼感，可能是脑出血的先兆，应及时处理，以防不测；如果掌部原先是红色，后来又转变成暗紫色，说明原来手掌部皮下血管血流旺盛，比较充盈，后来收到阻碍导致血流变慢，所以血管内的血氧饱和度降低而呈暗紫色，一般表示有心脏疾病，最好及时就医。

（3）手部呈白色。手部呈白色一般表示手部血运差、皮下血流不充盈或血色素过低。手掌和指部皮肤的不同部位呈白色或苍白色也表示不同的疾病。比如，手掌部皮色浅，变为白色，常见于贫血、血液系统疾病、慢性出血性疾病、营养不良性疾病等；手掌部皮色再变白，可能为肺部疾病或体内感染性疾病存在；食指苍白提示有肝胆系统疾病；中指苍白提示有心血管疾病；无名指苍白提示肾与生殖器功能障碍；小指苍白提血消化道功能障碍等。

（4）手部呈紫色。手掌部呈暗红或掺杂紫色斑点，常见于肝脏疾病，比如慢性肝炎、肝硬化等慢性肝病；青紫色是掌部瘀血征候，说明这个部位有血运障碍，常见于重症感染、心力衰竭、休克等危重患者。

（5）手部呈绿色。手掌部皮肤呈绿色，多见于贫血和胃肠道疾病，如消化不良、慢性腹泻、再生障碍性贫血等；青绿色表示心血管疾病，如心力衰竭、大动脉炎、动脉粥样硬化、心肌炎等。

（6）手部呈黑色。黑色一般表示有肾脏疾患，如慢性肾炎、尿毒症等。

6. 凭青筋看健康

青筋是人体内废物积滞的表现，所以通过身体各处青筋的形态也能简单判断身体状态，为防治疾病作参考。

（1）手背青筋明显。一般提示腰背部有积滞，容易导致腰肌劳损、疲劳乏力，表现为腰酸背痛。

（2）手指青筋明显。儿童提示肠胃积滞消化不良，成人除了肠胃积滞消化不良之外，还反映了头部血管微循环障碍，以脑部供血不足、头部不适、头晕、头痛等为主要症状。

（3）手部大鱼际有青筋。一般容易患腰腿痛，以下肢风湿关节痛为主要症状。

（4）腕横纹处有青筋。多与女性相关，一般表示有妇科疾病，如月经不调等。

7. 凭斑点看健康

（1）黑斑。黑斑包括老年斑、雀斑、黄褐斑等，多见于手背、脸上和身上。此处以手部黑斑为主，提示血脉有瘀血积滞，容易发生心脑血管的疾病。

（2）白斑。手部白斑提示内脏毒素的积滞，容易发生肿瘤、癌症方面的疾病，白斑越白表示症状越严重。

（3）血痣。血痣提示有痰湿积滞，容易发生脂肪肝、肝硬化、胆囊炎等疾病。

手疗，坚持下去远离小病痛

通过手诊我们可以发现身体表现出来的微小变化，之后通过手疗，可以有效促进血液循环，改善身体状况，防治疾病。

1. 按摩整个手部

按摩整个手部可以起到日常保健作用，对于防治很多慢性疾病也有非常不错的效果。按摩时可以先按摩左手，以右手的拇指和食指按压左手拇指的两侧，以感觉到疼痛为宜，坚持 10 秒；右手的拇指和食指分别上下夹住左手的拇指，用力按压坚持 3 秒，然后换右手，用同样方法按摩即可。

2. 着重按摩个别部位

手部不同部位有不同的防治侧重点，所以根据自身情况着重按摩手部个别部位，对于防治疾病各有功效。比如，按摩手心有助于改善心肺血液循环和防止动脉硬化；按摩拇指可以防治兴奋神经功能，维持体液酸碱平衡，防治肝脏疾病；按摩食指可以防治便秘、食欲不振、胃痛、慢性胃炎；按摩中

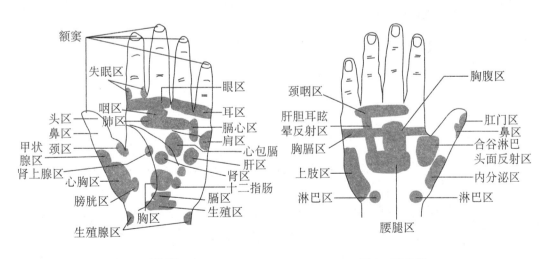

图 1　手掌图　　　　　　　　　　　　图 2　手背图

指可以防治肝脏疾患、疲劳、耳鸣、头晕；按摩无名指可以防治感冒、咽喉疼痛、头痛、尿频、汗多、宫寒；按摩小指可以防治肩痛、腰痛、月经不调、视疲劳、肥胖、失眠；按摩大、小鱼际可以防治便秘、腹泻和痔疮。

足部刺激　调理脏腑养生保健

足部是距离人体心脏最远的器官，如果足部出现末梢循环障碍，就很容易造成全身血液循环不畅，进而导致新陈代谢不畅、全身组织器官功能下降。中医学认为，"上病下取，百病治足，内病外治，头病医脚"，人体五脏六腑在足部都有相应的"投影"，而且连接五脏六腑的足三阴经、足三阳经、阴维脉、阳跷脉均起止于脚上，并与脚上的 66 个穴位相贯通，共同构成了足部独特的经络网，所以足部又有"人体第二心脏"的说法。因此平时适当地进行足部刺激可以促使足部的血液循环顺畅，促进全身血液循环，加速人体新陈代谢、补充营养，帮助身体健康、正常地运转。

经常进行足部刺激，养生功效多样

人体所有器官的神经都与足部连接，而足部又是离心脏最远的器官，临床研究表明，人体双脚合并正是人体组织器官立体分布的缩影，所以当体内器官或腺体出现异常时，足部相应反射区也会有结晶沉积而成为痛点，而经常刺激这些痛点，可以起到多重功效。

1. 促进全身血液循环

足部离心脏较远，居于人体最低位，血液循环较差，经常按摩足部或者进行足浴，可以改善足部微循环，促进下肢和全身的血液循环，增强人体各

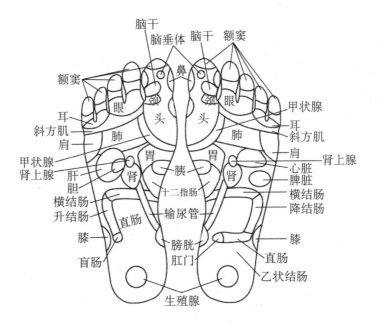

图 3　足部反射区图

器官组织的氧气、养分供应，改善代谢功能。

2. 增加下肢的淋巴回流

人在安静时，淋巴液的流动是缓慢的，双下肢更慢，因此久坐或者不太运动的人可以经常按摩足部及下肢，以此来加速淋巴回流。临床实践表明，淋巴液在大淋巴干中流动，按摩前每秒钟流动不过 4~5 毫米；按摩后可以增快 8 倍，并能促进淋巴液的生成。

3. 增强神经中枢的反射作用

反射是神经系统的基本功能，机械的刺激能促进神经系统的反射作用。足部的神经非常敏感，反射区多，因此经常按摩足部可以增强神经反射作用，激活和调整全身神经的感传功能。

4. 调节消化功能

足底是人体腹腔器官的缩影，经常按摩足部的腹腔神经丛反射区，能调节胃肠的运化功能，增强肠蠕动，缩短粪便在体内的停留时间，减少毒素的吸收。还能增强胆囊的收缩，促进胆汁排泄，帮助消化。

5. 减少体内自由基沉积

自由基是人体内细胞代谢的产物，如果血液中的自由基含量增多，对人体的健康有直接影响，并且使人早衰。平时经常进行足部按摩可以减少体内自由基的沉积，净化血液，增强免疫，延缓衰老。

掌握足部按摩手法，平时坚持按摩效果好

足部按摩手法多种多样，既可以搓热双手揉搓，又可以用不同手法进行按摩。

1. 单食指叩拳法

一手固定足部，另一手除食指外，其余四指握拳，食指弯曲，拇指固定，以食指的近节指间关节为施力点顶压足部反射区。顶压要有节奏感，不能忽快忽慢，忽轻忽重。这种方法适用于额窦、垂体、头部、眼、耳、斜方肌、肺、胃、十二指肠、胰脏、肝脏、胆囊、肾上腺、肾脏、输尿管、膀胱、腹腔神经、大肠、心脏、脾脏、生殖腺、肩关节、肘关节、膝关节、上身淋巴结、下身淋巴结等足部反射区。

2. 拇指指腹按压法

一手固定足部，以另一手的拇指指腹为施力点，按压相应足部反射区即可。这种方法适用于心脏（轻手法）、胸椎、腰椎、骶椎、外生殖器和尿道、髋关节、肛门和直肠、腹股沟、坐骨神经、下腹部等足部反射区。

3. 单食指刮压法

一手固定足部，另一手拇指固定，食指弯曲呈镰刀状，桡侧缘施力刮压按摩。一般适用于生殖腺、子宫或前列腺、尾骨（内侧）、尾骨（外侧）、胸部淋巴结、内耳迷路等足部反射区。

4. 拇指尖端施压法

一手固定足部，另一手拇指尖端施力按压。一般适用于小脑及脑干、三叉神经、颈项、支气管、上颌、下颌、扁桃腺等足部反射区。

5. 双指钳法

一手固定足部，另一手食指、中指弯曲呈钳状，夹住被施术的部位，拇指在食指中节上加压施力按摩。一般适用于颈椎、甲状旁腺、肩关节等足部反射区。

6. 双拇指指腹推压法

用双手拇指指腹同时施力推压。一般适用于肩胛骨、胸（乳腺）等足部反射区。

7. 双指拳法

一手固定足部，另一手半握拳，以食指、中指的近节指间关节顶点施力按摩。一般适用于小肠、肘关节等足部反射区。

8. 食指刮压法

一手固定足部，另一手食指弯曲呈镰刀状，以食指桡侧缘同时施力刮压按摩。一般适用于膈（横膈）足部反射区。

按摩的时候，根据自己的需要，选择适合的方法，在相应足部反射区按摩即可。一般按摩1分钟即可，力度以自己能承受为度。此外，按摩还可以使用按摩锤、按摩板、牙签或发夹、烟或艾条、电吹风等作为辅助工具，效果会更好。

足部按摩之前，先了解注意事项

1. 不适应人群及疾病

女性月经期及怀孕期禁用足部按摩；局部皮肤感染、溃烂，出血性疾病，急性传染病，肺结核活动期，食物中毒，急性心肌梗死，严重的心、肾衰竭、肝坏死等危重患者，禁用足部按摩。

2. 足部按摩基本要求

按摩要保持室内空气清新，温度适宜，夏天按摩不可用风扇或将空调温度调太低；按摩前按摩者和被按摩者都要洗净手、足，剪短指（趾）甲，以防损伤皮肤及交叉感染，并备好按摩巾、按摩膏等所需用品；饭前30分钟，饭后1小时不宜做足部按摩；按摩时对敏感区应避免重度刺激，对儿童及多数女性宜用轻手法刺激；按摩后，一般成年人饮用300~500毫升温开水，儿童、老人、体弱多病者可适当减少饮水量，以150~200毫升为宜；按摩时间一般以30~45分钟为宜，不宜过久。

3. 足部按摩常见症状的缓解方法

有些人按摩后会出现尿量增加，气味变浓，颜色变深，低烧，发冷，疲倦，全身不适，踝部肿胀，反射区疼痛明显或器官功能失调现象加重等症状，这些属于正常现象，结束按摩休息后会自行消失。

此外，长期接受足部按摩的人，痛感的敏感度会降低，为了提高敏感度和按摩效果，可以用 1% 的热盐水，水温控制在 45℃ 左右，浸泡双足 20~30 分钟。

饮食调养　由内而外滋养身体

21 世纪养生学备受推崇，养生又称摄生、道生，最早见于《庄子》。所谓生，就是生命、生存、生长的意思；所谓养，就是保养、调养、培养、补养、护养的意思。养生是通过养精神、调饮食、练形体、慎房事、适寒温等方法去实现的，是一种综合的强身益寿活动。在这些强身益寿的方法中，饮食是每个人不可或缺的，所以在养生学中脱颖而出。俗话说"是药三分毒"，不论是中药还是西药，都会对人体造成不可避免的伤害。所以，与其吃药治病，倒不如通过饮食调理来预防疾病，甚至治愈疾病。

不同体质，食疗有区别

中医学认为，人体根据基因、环境等因素的不同，可以分为九大体质。因为每种体质均有差别，所以进行饮食调养也应该分清体质，这样才能事半功倍。

1. 平和体质的饮食调养

拥有平和体质的人，精力充沛，积极向上，心态和身体都是最和谐的状态。因此平和体质的人选择饮食的范围比较广泛，做好营养搭配即可。比如根据食物多样化，谷类为主的原则，做到不偏食不挑食，饮食粗细搭配，多吃五谷杂粮、蔬菜水果，少吃过于油腻及辛辣之物，不吸烟不喝酒；饮食应有节制，不要过饥过饱，不要常吃过冷、过热和不干净的食物。

2. 气虚体质的饮食调养

气虚体质的人在中医学上属于有疾的一类，多表现为气短少力，容易疲乏。这类体质的人在饮食上可以适当添加益气健脾的食物，比如黄豆、白扁豆、粳米、糯米、小米、山药、马铃薯、胡萝卜、香菇、豆腐、鸡肉、鹌鹑肉、泥鳅、牛肉、青鱼、鲢鱼、大枣、桂圆等，少吃具有耗气作用的食物，如槟榔、空心菜、生萝卜等。除此之外，还要进行适当的运动，如散步、瑜伽、太极拳等。

3. 阳虚体质的饮食调养

阳虚体质的人多表现为手脚冰凉，身体怕冷。平时在正常饮食的基础上，可以多吃一些甘温益气壮阳之品，如牛肉、羊肉、鸡肉、黄鳝、韭菜、姜、蒜、芥末、葱、花椒、胡椒等。少吃黄瓜、柿子、冬瓜、藕、莴苣、梨、西瓜、荸荠等生冷寒凉的食物，少饮用绿茶。此外，根据"春夏养阳"的法则，春夏时节着重进行饮食调养效果会更好。

4. 阴虚体质的饮食调养

手脚冰凉属于阳虚，手心燥热多为阴虚。阴虚的人在正常饮食的基础上，要添加具有育阴潜阳作用的食物，如瘦猪肉、鸭肉、甲鱼、鱼类、海蜇、绿豆、芝麻、糯米、蜂蜜、豆腐、乳制品、甘蔗、荸荠、百合等甘凉清淡滋润之品。此外，还可以适当增加燕窝、银耳、海参、淡菜、冬虫夏草等补品的摄入。与此同时，要减少羊肉、韭菜、辣椒、葱、姜、蒜等辛辣温燥刺激的食品。

5. 血瘀体质的饮食调养

血瘀表现在面部最突出的症状是面色晦暗，出现斑块。这类人群适合增加祛瘀食物的摄入量，如黑豆、海藻、海带、紫菜、萝卜、胡萝卜、油菜、山楂、桃、李子、柚子、橙子、橘子、番木瓜等。平时还可以常喝玫瑰花茶、绿茶等，加强活血散结、行气解郁的功效。

6. 湿热体质的饮食调养

面部经常长痘长疮，有油腻感的人一般属于湿热体质。湿热体质的人在饮食上应以清淡为主，如多吃赤小豆、绿豆、空心菜、芹菜、黄瓜、苋菜、丝瓜、苦瓜、番茄、藕、冬瓜、香蕉、西瓜、柿子、荸荠等甘寒、甘平的食物。忌辛辣燥烈的食物，如辣椒、姜、葱、羊肉、黄鳝、韭菜、蜂蜜等甘酸滋腻的食物及火锅、烹炸、烧烤等辛温助热的食物。

7. 痰湿体质的饮食调养

痰湿体质的人大多身体肥胖，大腹便便。这类人群的饮食应以清淡、均衡为原则，少吃肥甘厚味及过甜、过油腻的食物。除此之外，还要多吃一些具有健脾利湿、宣肺化痰、通利三焦的食物，如白萝卜、冬瓜、洋葱、生菜、紫菜、海蜇、扁豆、薏苡仁、红小豆、蚕豆、荸荠、枇杷、白果、大枣、西瓜等。

8. 气郁体质的饮食调养

气郁体质的人多表现为多愁善感，闷闷不乐。由于经常性的情绪低落很容易造成行气郁结、精神不振，所以建议这类人群多吃小麦、葱、蒜、黄花菜、海带、海藻、萝卜、橘子、山楂、槟榔等具有行气解郁、消食醒神的食物。也可适当地食用山药、茯苓等健脾养脾的食物。此外，可以少量饮用低度酒，以活血行气，在一定程度上兴奋情绪。

9. 特禀体质的饮食调养

特禀体质的人主要表现为容易过敏、喷嚏流泪。饮食宜清淡、均衡、粗细搭配适当，荤素配伍合理。多食蔬菜、水果，多喝水。最好以书面形式列出个人食物的可用、慎用、忌用分类表。此外，要忌食生冷、辛辣、肥甘油腻等食物。

不同季节，食疗有方

中医学凭借春温、夏热、长夏湿、秋燥、冬寒这一年中气候变化的规律，总结出了春生、夏长、长夏化、秋收、冬藏的饮食养生原则，即不同季节，食疗也有不同的方法，这样才能更好地调养身体。

1. 春季饮食：营养均衡要养肝

春季万物复苏，人体气血流畅，且因春季风多易伤肝胆，所以春季饮食要以养肝为先。因此，春季饮食既要营养均衡，即保证蛋白质、碳水化合物、维生素、矿物质要保持相对比例，防止饮食过量、暴饮暴食，避免引起肝功能障碍和胆汁分泌异常，又要减少酸味食物的摄入量，以免肝气过于旺盛，导致其伤害脾胃之气，增加甘味食物的摄入量，以此来补益脾气，让身体更健康。

春季推荐食材：燕麦、薏苡仁、小米、糙米、赤小豆、山药、牛蒡、胡萝卜、白萝卜、芦笋、莲藕、茼蒿、菠菜。

2. 夏季饮食：多苦多维生素

夏季是一年中最热的时候，此时极易伤津耗气，气随津脱，从而导致气津两虚。因此夏季要常吃苦味食物，其中所含的生物碱具有消暑清热、促进血液循环、舒张血管等药理作用，帮助人体恢复元气；多补充维生素，因为在夏季高温条件下，人体新陈代谢会加快，随着汗液的渗出，身体里很多物质也会随之流失，特别容易缺乏各种维生素。除此之外，还可以适当增加咸味食物的摄入量，以补充体内缺失的盐分，保持身体所需的平衡。

夏季推荐食材：黄瓜、丝瓜、南瓜、苦瓜、苦菜、番茄、芹菜、大葱、毛豆、虾、瘦猪肉、鸭肉、香菇、银耳、薏苡仁。

3. 秋季饮食：润燥放在首位

秋天天气干燥，干燥最易伤肺，所以秋季除了多喝水之外，还要增加柔润、酸味食物的摄入量，以达到润燥养肺、益胃生津的目的。除此之外，肥胖、心脏病、高血压病患者，在秋季更应该少吃肉，多吃豆制品。

秋季推荐食材：蜂蜜、百合、银耳、莲子、核桃、芝麻、梨、香蕉、话梅、山药、胡萝卜、黑木耳。

4.冬季饮食：温阳进补很重要

冬季气温较低，血脉收紧，很容易出现阳气衰弱，身体寒盛的情况。因此冬季饮食不可挑食，米、面、肉、蛋、蔬菜等要全面食用，以此来增加身体抵抗力，并在此基础上适当增加温阳补肾的食物，达到冬季进补、养生的目的。

冬季推荐食材：萝卜、大白菜、马铃薯、红薯、羊肉、牛肉、鸡肉、黄鳝、虾、糙米、玉米、小麦、黑豆、豌豆、桂圆、栗子、黑芝麻、大蒜。

平衡膳食，饮食调养的基础

1.食物多样，谷类为主

每天的膳食应该包括谷薯类、蔬菜水果类、畜禽鱼蛋奶类、大豆坚果类食物，谷薯类作为主食，建议每天摄入谷薯类食物250~400克，每天摄入12种以上食物，每周摄入25种以上食物。

2.多吃蔬果、奶制品、豆制品

蔬菜、水果是平衡膳食的重要组成部分，奶制品、豆制品都是非常重要的蛋白质来源，建议餐餐有蔬菜，每天保证能食用300~500克不同种类的蔬菜，其中深色蔬菜应占一半以上，建议增加萝卜、西兰花、菜心等十字花科蔬菜及菌藻类蔬菜的摄入量；建议每天摄入200~350克的多种水果，值得注意的是，果汁不能替代鲜果；建议多摄入不同种类的乳制品，每天大约摄入300克鲜奶；建议经常食用豆制品，并适量摄入坚果。

3.适量吃鱼、禽、蛋、瘦猪肉

建议每周摄入280~525克的鱼肉、280~525克的畜禽肉、280~350克的蛋类，平均每天摄入总量为120~200克。相比之下优先选择新鲜的鱼肉和禽肉，少吃肥肉、烟熏和腌制肉食品。

4.少盐少油，控糖限酒

推荐养成清淡的饮食习惯，减少盐、油脂、糖、酒精的摄入量，建议成人每天食盐不超过6克；每天烹调油25~30克；每天摄入的糖不超过50克，最好能控制在25克以内；提倡每天饮用1500~1700毫升的水，水提倡白开水、矿泉水和茶，不建议用各种饮料代替。

5. 吃动平衡，健康体重

所谓吃动平衡，是在饮食与运动之间找到平衡点，从食物中摄取的多余能量通过运动的方式消耗，达到身体各功能的平衡。在建立以上饮食习惯的同时，每个人都应保持足够的日常身体活动，相当于每天6000步或以上。"动"不必太过严苛，充分利用外出、工作间隙、家务劳动和闲暇时间，尽可能地增加"动"的机会，减少"静坐"的时间即可。当然，如果有时间做运动，每天进行中等强度运动，如游泳、羽毛球、篮球、跳舞等30分钟以上；每天进行伸展和柔韧性运动，如颈、肩、肘、腕、髋、膝、踝各关节的屈曲和伸展活动，上、下肢肌肉的拉伸活动10~15分钟等。如此有计划地进行运动，循序渐进，便能保持吃动两平衡，全面调控体重，促进身体健康。

不同人群，饮食调养有侧重

孕产期女性、儿童、青少年、老年人相较于一般人群来说，对于饮食的要求更为严格、特殊，所以在选择膳食时有侧重点，更能发挥膳食的营养功效，达到促进身体健康的作用。

1. 孕产期女性

对于孕早期女性来说，膳食宜清淡、适口；少食多餐；保证摄入足量富含碳水化合物的食物；多摄入富含叶酸的食物并补充叶酸；戒烟、禁酒。对于孕中、末期的女性来说，宜适当增加鱼、禽、蛋、瘦猪肉、海产品的摄入量；适当增加奶制品的摄入；常吃含铁丰富的食物；适量身体活动，维持体重的适宜增长。对于哺乳期女性来说，宜增加鱼、禽、蛋、瘦猪肉及海产品摄入；适当增加奶制品摄入，多喝汤水；产褥期食物多样，不过量；忌烟酒，避免喝浓茶和咖啡；科学活动和锻炼，保持健康体重。

2. 婴幼儿及儿童

对于婴幼儿及学龄前儿童来说，0~6个月的婴儿最好纯母乳喂养；产后尽早开奶，初乳营养最好；尽早抱婴儿到户外活动或适当补充维生素D；给新生儿和1~6个月的婴儿及时补充适量维生素K；不能用纯母乳喂养时，宜首选婴儿配方奶粉喂养；定期监测生长发育情况，及时调整饮食方案。

3. 儿童及青少年

三餐定时定量，保证吃好早餐，避免盲目节食；吃富含铁和维生素C的食物；每天进行充足的户外运动；不抽烟、不饮酒。

4. 老年人

食物要粗细搭配，多食用松软、易于消化吸收的食物；合理安排饮食，提高生活质量；重视预防营养不良和贫血；多做户外活动，维持健康体重，并及时调整饮食方案。

"药食同源""以食治病"的道理在我国已经流传了两千多年，经过历代医学家、养生家对这一学科的不断研究、补充、完善和发展，为我们积累了丰富的经验。而今，利用饮食来滋养身体、防治疾病已经成为保障我们健康非常重要的一环。

十二经络、任脉、督脉与经外奇穴，共同构成了我们具有天然疗愈力的身体。遍布于身体的穴位，像是身体健康的"开关"。掌握它，了解它，便能开启疗愈力，让疾病一扫而光。本章所选重点穴位为全书用到的所有穴位的集锦，既有简单介绍，又配有穴位图，方便大家快速了解穴位作用及取穴方法。

找对健康"开关"

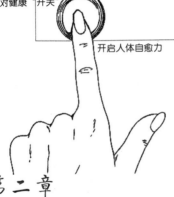

开启人体自愈力

第二章
找准重点穴位，让疾病一扫而光

足太阳膀胱经 重点及常用穴位

足太阳膀胱经分布于人体头面、腰背、下肢外侧后缘及足小趾，循行 67 个穴位，首穴为睛明穴，末穴为至阴穴。其中有 10 个穴位在头项部，39 个穴位在腰背部，其余 18 个穴位分布在下肢后外侧部。

中医学认为，足太阳膀胱经是十二经络中最长的经脉，几乎贯穿整个身体。穴位大多在体表，主一身之表，外邪侵袭，本经受邪，经络穴位很快会出现反应。它主掌脏腑为膀胱，作为体内排毒的主干道，主管津液，关系到全身各处的通畅与健康。主治病症为头颈、目、腰背、下肢病症，呼吸系统、循环系统、消化系统、泌尿生殖系统及经脉循行部位的其他病症。如小便不通、遗尿、癫狂、目痛、迎风流泪、鼻塞多涕、头痛以及项、背、腰、臀部及下肢后侧本经循行部位疼痛等。

睛明穴 在目内眦内上方眶内侧壁凹陷处。有清热消肿、明目退翳的功效。适用于目赤肿痛、迎风流泪、目内眦痒、视物不明、近视、夜盲症。

攒竹穴 在面部，当眉头凹陷中，额切迹处。有清热明目、镇静止痛的功效。适用于头痛、眉棱骨痛、头晕目眩、视物不明、目赤肿痛、迎风流泪、眼睑瞤动。

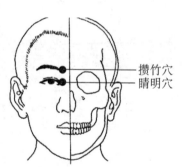

图 4 睛明穴、攒竹穴

五处穴 位于前发际正中直上 1 寸，旁开 1.5 寸。有祛风明目、通窍止抽的功效。适用于小儿惊风、头痛、目眩、癫痫、目视不明。

通天穴 位于前发际直上 4 寸，旁开 1.5 寸。有清热祛风、通窍止痛的功效。适用于头痛、眩晕、鼻塞、鼻衄、鼻渊。

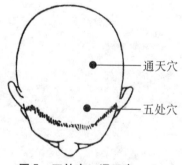

图 5 五处穴、通天穴

天柱穴 位于后发际正中旁开 1.3 寸处。有祛风解表、舒筋活络、清头明目、强筋壮骨的功效。适用于肩膀肌肉僵硬酸痛、忧郁症。

大杼穴 在背部，第 1 胸椎棘突下，后正中线旁开 1.5 寸。有祛风解表、疏调筋骨的功效。适用于颈项僵硬、肩背痛、喘息、胸胁支满。

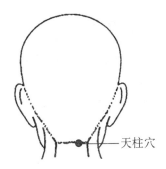

图 6　天柱穴

风门穴 在背部，当第 2 胸椎棘突下，后正中线旁开 1.5 寸。有宣肺益气、祛风解表的功效。适用于伤风咳嗽、发热头痛。

肺俞穴 在背部，第 3 胸椎棘突下，后正中线旁开 1.5 寸。有调肺和营、清热理气的功效。适用于咳嗽上气、胸满喘逆、慢性支气管炎、肺气肿、脊背疼痛。

厥阴俞穴 在背部，第 4 胸椎棘突下，后正中线旁开旁开 1.5 寸。有宁心安神、宽胸理气、

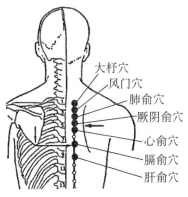

图 7　大杼穴到肝俞穴

活血止痛的功效。适用于心痛、心悸、胸闷、咳嗽、呕吐、盗汗、失眠、肩胛酸痛、神经衰弱、胃炎。

心俞穴 在背部，第 5 胸椎棘突下，后正中线旁开 1.5 寸。有宽胸理气、通络调血、宁心安神的功效。适用于心痛、心悸、癫狂、痫病、失眠、健忘、呕吐、噎膈、胸引背痛、肩背痛、盗汗、动脉硬化、甲状腺功能亢进症、梦遗。

膈俞穴 在背部，第 7 胸椎棘突下，后正中线旁开 1.5 寸。有活血化瘀、宽胸利膈、通脉理气的功效。适用于心痛、心悸、胸痛、胸闷、呕吐、呃逆、咯血、衄血、便血、盗汗、荨麻疹。

肝俞穴 在背部，第 9 胸椎棘突下，后正中线旁开 1.5 寸。有疏肝利胆、理气明目、补血消瘀的功效。适用于目视不明、脘腹胀满、胸胁支满、吞酸吐食、头痛、眩晕、黄疸、颈项强痛、腰背痛、甲状腺功能亢进症、月经不调、闭经、痛经、乳腺增生。

胆俞穴 在背部，第 10 胸椎棘突下，后正中线旁开 1.5 寸处。有疏肝利胆、清热化湿的功效。适用于黄疸、肺痨、乳腺增生。

脾俞穴 在背部，第 11 胸椎棘突下，后正中线旁开 1.5 寸。有健脾利湿、益气统血的功效。适用于胃痛、腹胀、呕吐、泄泻、痢疾、甲状腺功能亢进症、贫血、糖尿病。

胃俞穴 在背部，当第 12 胸椎棘突下，后正中线旁开 1.5 寸。有和胃健脾、祛湿消积、理中降逆的功效。适用于胃脘痛、反胃、呕吐、慢性胃炎、肠鸣、泄泻、痢疾、贫血、湿疹、小儿疳积。

三焦俞穴 在腰部，第 1 腰椎棘突下，后正中线旁开 1.5 寸。有调理三焦、利水强腰的功效。适用于水肿、小便不利、遗尿、肠鸣、泄泻。

肾俞穴 在腰部，第 2 腰椎棘突下，后正中线旁开 1.5 寸。有益肾助阳、强腰利水、聪耳明目的功效。适用于耳鸣、耳聋、腰膝酸痛、水肿、小便不利、遗尿、遗精、阳痿、慢性前列腺炎、月经不调、白带、不孕、更年期综合征。

气海俞穴 在腰部，第 3 腰椎棘突下，后正中线旁开 1.5 寸。有益肾壮阳、调经止痛、强健腰膝的功效。适用于腰痛、下肢瘫痪、月经不调、痛经。

大肠俞穴 在腰部，当第 4 腰椎棘突下，后正中线旁开 1.5 寸。有疏调肠腑、理气化滞的功效。适用于腹痛、腹胀、泄泻、肠鸣、便秘、痢疾、腰脊强痛、湿疹。

关元俞穴 在腰部，第 5 腰椎棘突下，后正中线旁开 1.5 寸。有培补元气、调理下焦、强健腰膝的功效。适用于腹胀、泄泻、便秘、小便不利、遗尿、腰痛、糖尿病。

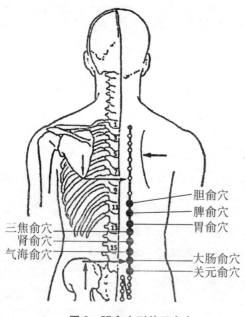

三焦俞穴
肾俞穴
气海俞穴

胆俞穴
脾俞穴
胃俞穴
大肠俞穴
关元俞穴

图 8 胆俞穴到关元俞穴

小肠俞穴 在骶部，横平第1骶后孔，骶正中嵴旁1.5寸。有通调二便、清热利湿的功效。适用于腹痛肠鸣、泄泻痢疾、便秘、遗精、遗尿、头痛、腰骶痛、带下。

膀胱俞穴 在骶部，横平第2骶后孔，骶正中嵴旁1.5寸。有清热利湿、通经活络的功效。适用于小便赤涩、小便不通、遗尿、遗精、慢性前列腺炎、泄泻、痢疾、疝气偏坠、腰腿疼痛。

白环俞 在骶部，横平第4骶后孔，骶正中嵴旁1.5寸。有补肾调经、清热活血的功效。适用于腰腿痛、疝气、遗精、月经不调、白带、不孕、遗尿、小便不通、小便黄赤。

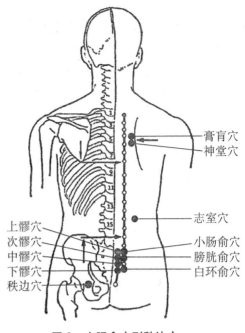

图9　小肠俞穴到秩边穴

八髎穴 是上髎穴、次髎穴、中髎穴、下髎穴的合称。上髎穴在骶部，正对第1骶后孔中；次髎穴正对第2骶后孔中；中髎穴正对第3骶后孔中；下髎穴正对第4骶后孔中。有补益下焦、强腰利湿的功效。适用于月经不调、带下、遗精、阳痿、二便不利、腰骶痛、腰膝酸软。

膏肓穴 在背部，第4胸椎棘突下，后正中线旁开3寸。有补肺健脾、宁心培肾的功效。适用于气喘、咳嗽、肺痨、健忘、盗汗、遗精。

神堂穴 在背部，第5胸椎棘突下，后正中线旁开3寸。有息风清热、宁神通鼻的功效。适用于心痛、心悸、失眠、健忘、肩背痛。

志室穴 在腰部，第2腰椎棘突下，后正中线旁开3寸。有补肾益精、清热利湿、强壮腰膝的功效。适用于腰脊强痛、水肿、小便不利、遗精、阳痿、前列腺炎、头晕目眩、耳鸣、耳聋、消化不良。

秩边穴 在骶部，横平第4骶后孔，骶正中嵴旁开3寸。有舒筋活络、强壮腰膝、调理下焦的功效。适用于腰骶痛、下肢痿痹、二便不通、痔疮。

承扶穴 在股后部，臀沟的中点。有通便消痔、舒筋活络的功效。适用于腰骶酸痛、臀部疼痛、痔疮。

殷门穴 在股后部，臀沟下6寸，股二头肌与半腱肌之间。有舒筋活络、强壮腰膝的功效。适用于腰骶部酸痛、臀部疼痛、下肢疼痛僵硬。

委阳穴 在膝部，腘横纹上，股二头肌腱内侧缘。有舒筋活络、通水利湿的功效。适用于小便淋沥、遗尿、便秘。

委中穴 腘横纹中点。有舒筋活络、凉血解毒、祛风除湿的功效。适用于腰脊痛、风寒湿痹、半身不遂、双足无力、皮肤瘙痒、腹痛、呕吐、泄泻。

承山穴 在小腿后侧，腓肠肌两肌腹与肌腱交角处。有舒筋活络、理气止痛的功效。适用于腰背痛、腿痛、便秘、痔疮、腹胀、腹痛、泄泻、腰肌劳损、小儿惊风、痛经。

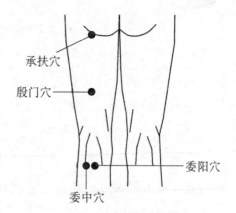

图10 承扶穴、殷门穴、委阳穴、委中穴

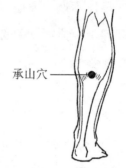

图11 承山穴

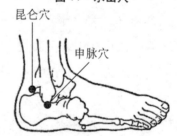

图12 昆仑穴、申脉穴

昆仑穴 在外踝后方，外踝尖与跟腱之间的凹陷处。有疏风通络、活血止痛、宁心安神的功效。适用于头痛、眩晕、腰骶疼痛、类风湿关节炎、鼻出血、脚气、癫痫、痔疮。

申脉穴 在足外侧部，外踝尖直下，外踝下缘与跟骨之间凹陷中。有清热安神、强壮腰膝的功效。适用于失眠、中风后遗症、偏正头痛、眩晕。

足阳明胃经 重点及常用穴位

足阳明胃经分布于人体头面、胸腹、下肢外侧前缘及第二趾和大趾，循行 45 个穴位，首穴为承泣穴，末穴为厉兑穴。其中有 11 个穴位在头面颈部，19 个穴位在胸腹部，其余 15 个穴位分布在下肢前外侧和足部。

中医学认为，足阳明胃经是关于消化系统的非常重要的经络，主掌脏腑为胃，同时也和脾紧密相关，维系着人的后天之本。主治病症为胃肠、头面、五官病症，神志病及经脉循行部位的病症。如肠鸣腹胀、水肿、胃痛、呕吐、口渴、咽喉肿痛、热病等。

四白穴 在面部，当眶下孔凹陷处。有散风明目、舒筋活络的功效。适用于头痛目眩、目赤肿痛、目翳、眼睑瞤动、迎风流泪、口眼歪斜、痤疮。

巨髎穴 在面部，瞳孔直下，横平鼻翼下缘。有冷降胃浊、清热息风、明目退翳的功效。适用于口眼歪斜、眼睑瞤动、鼻出血、牙痛、唇颊肿、面神经炎、三叉神经痛、鼻炎。

地仓穴 在面部，当口角旁开 0.4 寸。有疏风活络、散风止痛的功效。适用于唇缓不收、眼睑瞤动、口眼歪斜、牙痛、面颊肿痛、流涎。

大迎穴 在面部，下颌角前方，咬肌附着部的前缘凹陷中，面动脉搏动处。有祛风通络、消肿止痛的功效。适用于口角歪斜、面肌痉挛、牙痛。

颊车穴 在面部，下颌角前上方约 1 横指处，咀嚼时隆起的咬肌高点处，按着凹陷处。有散风清热、开关通络的功效。

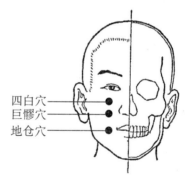

四白穴
巨髎穴
地仓穴

图 13 四白穴、巨髎穴、地仓穴

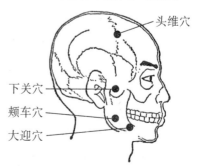

头维穴
下关穴
颊车穴
大迎穴

图 14 大迎穴、颊车穴、下关穴、头维穴

适用于面颊肿痛、腮腺炎、牙关紧闭、颈项僵痛、牙痛、口眼歪斜、痤疮。

下关穴 在面部耳前方，当颧弓下缘中央与下颌切迹之间的凹陷处，闭口取穴。有聪耳通络、消肿止痛的功效。适用于牙痛、面痛、耳聋、耳鸣、聤耳、牙关开合不利、口眼歪斜、颊肿、痤疮。

头维穴 在头部，额角发际直上 0.5 寸，头正中线旁开 4.5 寸。有疏风祛火、明目止痛的功效。适用于偏头痛、头痛、目眩、贫血、脑血管病后遗症。

人迎穴 在颈部，横平喉结，胸锁乳突肌前缘，颈总动脉搏动处。有利咽散结、理气降逆的功效。适用于胸满气逆、咽喉肿痛、颈淋巴结核、高血压。

缺盆穴 在颈外侧部，锁骨上大窝，锁骨上缘凹陷中，前正中线旁开 4 寸。有清咽利膈、散结止痛的功效。适用于呼吸喘鸣、咽喉肿痛、色斑。

屋翳穴 在胸部，当第 2 肋间隙，前正中线旁开 4 寸。有降逆平喘、消痈止痛的功效。适用于胸满气逆、呼吸喘鸣、胸胁胀痛、咳嗽喘息。

膺窗穴 在胸部，当第 3 肋间隙，前正中线旁开 4 寸。有宽胸理气、消痈止痛的功效。适用于胸满气逆、呼吸喘鸣、咳嗽喘息、乳痈。

乳根穴 在胸部，当第 5 肋间隙，前正中线旁开 4 寸。有宣肺止咳、宽胸增乳、通乳化瘀的功效。适用于胸痛、胸闷、噎膈、咳喘、乳汁不足、乳痈。

梁门穴 在上腹部，脐中上 4 寸，前正中线旁开 2 寸。有宽胸解郁、消食导滞的功效。适用于食欲不振、胃痛、呕吐、腹胀、肠鸣、便溏、呕血。

天枢穴 在腹部，横平脐中，前正中线旁开 2 寸。有调中和胃、理气健脾、疏调肠腑的功效。适用于呕吐纳呆、口腔溃疡、腹胀、肠鸣、赤白痢疾、便秘、高脂血症、月经不调。

大巨穴 在下腹部，当脐中下 2 寸，前正中线旁开 2 寸。有调和肠胃、理气益肾的功效。适用于小腹

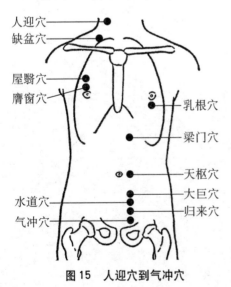

图 15　人迎穴到气冲穴

胀满、小便不利、遗精、早泄、惊悸不眠、疝气。

水道穴 在下腹部，当脐中下 3 寸，前正中线旁开 2 寸。有利水消肿、调经止痛的功效。适用于小腹胀痛、小便不利、便秘、痛经、慢性前列腺炎。

归来穴 在下腹部，当脐中下 4 寸，前正中线旁开 2 寸。有活血化瘀、调经止痛的功效。适用于小腹疼痛、痛经、闭经、子宫下垂、白带过多、不孕、月经不调。

气冲穴 在腹股沟稍上方，当脐中下 5 寸，前正中线旁开 2 寸。有调理经血、舒畅筋骨、理气止痛的功效。适用于小腹痛、疝气、小便淋沥、睾丸肿痛、遗精、阳痿、月经不调、带下、不孕。

梁丘穴 在股前区，髌底上 2 寸，股外侧肌与股直肌肌腱之间。有理气和胃、通经活络的功效。适用于胃脘疼痛、肠鸣、泄泻、膝胫痹痛。

犊鼻穴 在膝部，髌骨与髌韧带外侧凹陷中。有祛风化湿、疏利关节的功效。适用于膝痛、关节屈伸不利、下肢麻痹、脚气、足跟痛。

足三里穴 在小腿外侧，犊鼻下 3 寸，犊鼻与解溪连线上。有健脾益胃、燥化脾湿的功效。适用于消化不良、胃痛、呕吐、腹胀、肠鸣、泄泻、便秘、痢疾、疳积、失眠、遗尿、下肢不遂、高血压、低血压、头晕、痛风、产后腰痛。

上巨虚穴 在小腿外侧，当犊鼻下 6 寸，距胫骨前缘 1 横指（中指）。有理气止痛、调和肠胃、通经活络的功效。适用于泄泻、便秘、腹胀、肠鸣、肠痈。

丰隆穴 在小腿外侧，外踝尖上 8 寸，条口穴外 1 寸，距胫骨前缘 2 横指（中

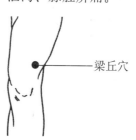

图 16 梁丘穴

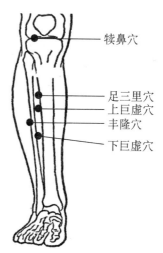

图 17 犊鼻穴到下巨虚穴

指）。有调和胃气、祛湿化痰、通经活络、醒脑安神的功效。适用于胃痛、哮喘、咳逆、痰涎、嗜睡、脏躁症、梅核气、高脂血症、癫狂、痫病、便秘。

下巨虚穴 在小腿外侧，当犊鼻下9寸，距胫骨前缘1横指（中指）。有调理肠胃、疏通经络、宁心安神的功效。适用于肠鸣、腹痛。

解溪穴 踝关节前面中央凹陷中，足踇长伸肌腱与趾长伸肌腱之间。有和胃降逆、宁神止痉的功效。适用于腹胀、便秘、胃热谵语、癫狂、头面浮肿、面赤、目赤、头痛眩晕、眉棱骨痛。

内庭穴 在足背，第2、3趾间，趾蹼缘后方赤白肉际处。有清热泻火、宁心安神的功效。适用于腹痛、腹胀、泄泻、痢疾热病、鼻出血、牙痛、口眼歪斜、喉痹、隐疹、皮肤病。

厉兑穴 在足部，第2趾末节外侧，趾甲根角侧后方约0.1寸。有清泻胃火、镇静安神的功效。适用于胸腹胀满、梦魇、癫狂、面肿、口眼歪斜、牙痛、鼻出血、鼻流黄涕、口唇疮疡、热病、足胫寒冷。

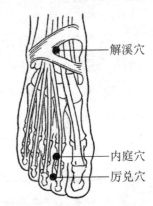

图18 解溪穴、内庭穴、厉兑穴

足少阳胆经 重点及常用穴位

足少阳胆经分布于人体头侧面、胸腹侧面、下肢外侧中部及第4趾，循行44个穴位，首穴为瞳子髎穴，末穴为足窍阴穴。其中有15个穴位在下肢外侧面，8个穴位在髋部、胸腹侧部，其余21个穴位分布在头面、项及肩部。

中医学认为，足少阳胆经在我们身体里循行的路线较为绵长、复杂，主掌脏腑为胆，是掌管人体中精之府的"首席管家"，沿其经络循行刺激穴位能够使体内气血运行顺畅。主治病症为侧头部、眼、耳、咽喉、肝胆病症，神志病、热病及经脉循行部位的其他病症。如口苦、头晕目眩、头痛、腋下肿以及胸胁、下肢、足部疼痛等。

瞳子髎穴 在面部，目外眦外侧 0.5 寸凹陷中。有清热消肿、明目退翳的功效。适用于头痛、目赤肿痛、眼睛畏光、迎风流泪、远视不明、目翳。

听会穴 在面部，当屏间切迹的前方，下颌骨髁突的后缘，张口有凹陷处。有开窍聪耳、通经活络的功效。适用于耳鸣、耳聋、聤耳、耳底痛、眩晕、音哑、牙痛、腮肿、口眼歪斜、面神经炎。

上关穴 在耳前，下关直上，当颧弓的上缘凹陷处。有聪耳镇痉、散风活络的功效。适用于耳鸣、耳痛、聤耳、牙关不开、口眼歪斜、目眩偏头痛、眩晕。

曲鬓穴 在头部，当耳前鬓角发际后缘的垂线与耳尖水平线交点处。有清热止痛、活络通窍的功效。适用于偏正头痛、牙痛、目赤肿痛、口眼歪斜、颈项强急。

率谷穴 在头颞侧部，当耳尖直上入发际 1.5 寸。有平肝息风、宁神止吐的功效。适用于头痛目眩、呕吐、小儿惊风。

阳白穴 在头部，瞳孔直上，眉上 1 寸。有生气壮阳、清头明目、祛风散热的功效。适用于头痛、眩晕、颈项强直。

承灵穴 在头部，当前发际上 4 寸，头正中线旁开 2.25 寸。有通利官窍、散风清热的功效。适用于头痛、眩晕、目痛、鼻塞、耳鸣、项强、支气管哮喘。

风池穴 在颈后部，当枕骨之下，胸锁乳突肌上端与斜方肌上端之间的凹陷处。有壮阳益气、调神疏肝的功效。适用于迎风流泪、外感发热、颈项强痛、

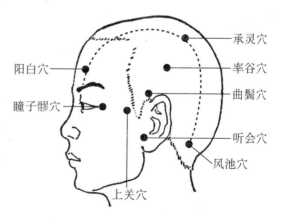

图 19 瞳子髎穴到风池穴

头痛、头晕、失眠、耳鸣、耳聋、高脂血症、中风昏迷。

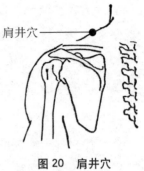

图 20　肩井穴

肩井穴　大椎与锁骨肩峰端连线的中点。有祛风清热、活络消肿的功效。适用于落枕、肩臂疼痛、高脂血症、脑血管病后遗症、乳腺炎。

日月穴　在上腹部，当乳头直下，第7肋间隙，前正中线旁开4寸。有利胆疏肝、降逆和胃的功效。适用于呕吐呃逆、反胃吞酸、口苦多唾、黄疸、胸闷、胸胁胀痛、胃脘痛、腹胀。

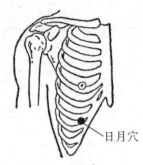

图 21　日月穴

京门穴　在上腹部，第12肋骨游离端的下际。有健脾通淋、温阳益肾的功效。适用于腰脊痛、项背寒、胸胁痛、腹胀、小便不利、水肿、泄泻、肠鸣、呕吐。

带脉穴　在侧腹部，当第11肋骨游离端垂线与脐水平线的交点上。有通调气血、温补肝肾的功效。适用于月经不调、赤白带下、闭经、痛经。

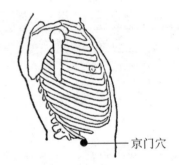

图 22　京门穴

五枢穴　在侧腹部，当髂前上棘的前方，横平脐下3寸处。有调经止带、调理下焦的功效。适用于男子寒疝、子宫下垂、带下、月经不调、腹胀腹痛、腰脊酸痛、便秘。

维道穴　在侧腹部，当髂前上棘的前下方，五枢前下0.5寸。有调理冲任、利水止痛的功效。适用于带下、月经不调、子宫脱垂、附件炎、盆腔炎、腰腿痛、呕吐、水肿、腹痛、便秘。

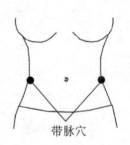

图 23　带脉穴

居髎穴 在髋部，当髂前上棘与股骨大转子最凸点连线的中点处。有舒筋活络、益肾强腰的功效。适用于腰痛、肩痛、臂重不举、腿脚疼痛、下肢痿痹。

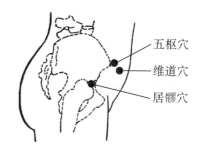

图 24　五枢穴、维道穴、居髎穴

环跳穴 股骨大转子最高点与骶管裂孔连线的外 1/3 与内 2/3 的交点处。或以拇指关节横纹按在股骨大转子上，拇指指脊柱，当拇指尖处。有健脾益气、祛风化湿、强健腰膝的功效。适用于腰胯疼痛、腰痛、下肢痿痹、膝踝肿痛、半身不遂、风疹。

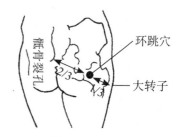

图 25　环跳穴

风市穴 直立，在大腿外侧部的中线上，当腘横纹水平线上 7 寸，或手下垂于体侧，中指尖所到处。有祛风化湿、通经活络的功效。适用于下肢痿痹、中风半身不遂、遍身瘙痒。

阳陵泉穴 在小腿外侧，当腓骨头前下方凹陷处。有消炎利胆、祛风止痛的功效。适用于耳鸣、耳聋、头痛、呕吐、黄疸、膝肿痛、下肢痿痹、身体麻木、痛风。

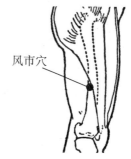

图 26　风市穴

光明穴 在小腿外侧，当外踝尖上 5 寸，腓骨前缘。有疏肝明目、活络消肿的功效。适用于目赤肿痛、视物不明。

悬钟穴 在小腿外侧，外踝尖上 3 寸，腓骨前缘。有舒筋活络、清热益气、疏肝益肾的功效。适用于失眠、头晕、记忆力减退、耳鸣、耳聋、高血压、颈项僵硬、四肢关节酸痛、半身不遂、偏头痛、落枕、脚气。

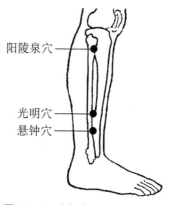

图 27　阳陵泉穴、光明穴、悬钟穴

丘墟穴　在足外踝的前下方，当趾长伸肌腱的外侧凹陷处。有健脾利湿、泄热退黄、舒筋活络的功效。适用于偏头痛、牙痛、咽喉肿痛、项强、腋肿、瘰疬、气喘、胸胁痛、腰膝痛、足跟痛、脚气。

足临泣穴　在足背外侧，当第4、第5趾间，趾蹼缘后方赤白肉际处。有舒肝息风、化痰消肿的功效。适用于偏正头痛、目眩、目赤肿痛、牙痛、咽喉肿痛、腋下肿、胸痹、膝踝关节痛、足背红肿、咳逆喘息、月经不调、胸胁疼痛、遗尿。

侠溪穴　在足背，当第4、5趾间，趾蹼缘后方赤白肉际处。有平肝息风、消肿止痛的功效。适用于头痛、耳鸣、耳聋、目痛、颊肿、惊悸、眩晕、胸胁痛。

足窍阴穴　在足第4趾末节外侧，距趾甲角0.1寸。有疏肝解郁、通经活络的功效。适用于头痛、眩晕、耳鸣、耳聋、喉痹、口干、烦心、手足转筋、咽喉肿痛、失眠、月经不调、目赤肿痛、高血压、胸膜炎、乳腺炎、哮喘。

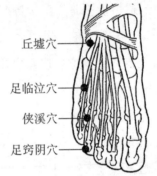

图28　丘墟穴到足窍阴穴

足太阴脾经　重点及常用穴位

足太阴脾经分布于人体侧胸腹部、下肢内侧前缘及足大趾内侧，循行21个穴位，首穴为隐白穴，末穴为大包穴。其中有11个穴位分布在下肢内侧面和足部，其余10个穴位分布在侧胸腹部。

中医学认为，足太阴脾经是阴经，与脏腑联系最紧密，主掌脏腑为脾胃，同时和心也有联系，对于维持消化功能和将食物化为气血起着非常重要的作用。主治病症为脾胃、妇科病症，前阴病及经脉循行部位的其他病症。如胃脘痛、嗳气、腹胀、便溏、身重无力、舌根痛以及下肢肿胀、厥冷等。

隐白穴 足大趾末节内侧，趾甲根角侧后方 0.1 寸。有健脾宁神、调经统血的功效。适用于腹胀、善呕、心痛、胸满、咳嗽逆气、喘息、梦魇、癫狂、慢惊风、崩漏、尿血、便血。

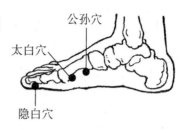

图 29　隐白穴、太白穴、公孙穴

太白穴 在足跖部，第 1 跖趾关节近端赤白肉际凹陷处。有健脾和胃、清热化湿的功效。适用于胃痛、腹胀、腹痛、肠鸣、呕吐、泄泻、便秘、脚气。

公孙穴 在足跖区，当第 1 跖骨底的前下缘赤白肉际处。有健脾化湿、和胃止痛的功效。适用于胃痛、呕吐、饮食不化、肠鸣腹胀、腹痛痢疾、泄泻、多饮、水肿、烦心失眠、发狂妄言、嗜卧、肠风下血、脚气。

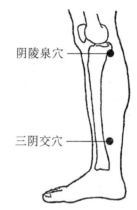

图 30　三阴交穴、阴陵泉穴

三阴交穴 在小腿内侧，内踝尖上 3 寸，胫骨内侧缘后际。有美容养颜、调经止痛的功效。适用于色斑、脾胃虚弱、胃痛、呕吐、呃逆、肠鸣腹胀、腹痛、泄泻、遗尿、遗精、盆腔炎、月经不调。

阴陵泉穴 在小腿内侧，胫骨内侧下缘与

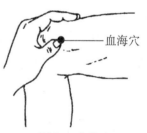

图 31　血海穴

胫骨内侧缘之间的凹陷中。有健脾利水、通利三焦的功效。适用于腹痛、腹胀、水肿、小便不利或失禁、遗尿、前列腺增生。

血海穴 在股前部，髌底内侧端上 2 寸，股内侧肌隆起处。有化血为气、运化脾血的功效。适用于腹胀、月经不调、荨麻疹、皮肤瘙痒、色斑、高脂血症、贫血、阴道炎。

冲门穴 在腹股沟外侧，距耻骨联合上缘中点 3.5 寸，当髂外动脉搏动处的外侧。有健脾化湿、理气解痉的功效。适用于腹痛、疝气、痔疮、崩漏、

带下、月经不调、泻痢、小便不利、乳腺炎、乳少、胃肠痉挛。

腹结穴 在下腹部，脐中下 1.3 寸，前正中线旁开 4 寸。有理气散结、健脾温中、宣通降逆的功效。适用于绕脐腹痛、泄泻、疝气。

大横穴 仰卧位，在腹中部，脐中旁开 4 寸。有温中散寒、调理肠胃的功效。适用于腹胀、腹痛、痢疾、泄泻、便秘。

食窦穴 在胸外侧部，当第 5 肋间隙，前正中线旁开 6 寸。有宣肺平喘、健脾和中、利水消肿、宽胸利膈的功效。适用于胸胁胀痛、嗳气、反胃、噎膈、胃炎、腹胀、水肿、黄疸、肺炎、胸膜炎、咳嗽。

天溪穴 在胸外侧部，当第 4 肋间隙，前正中线旁开 6 寸。有宽胸理气、止咳通乳的功效。适用于胸痛、胸膜炎、咳嗽、气喘、呃逆、肺炎、肋间神经痛、乳痈、乳汁分泌不足、乳腺炎。

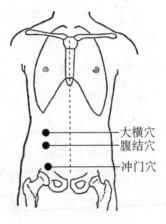

大横穴
腹结穴
冲门穴

图 32　冲门穴、腹结穴、大横穴

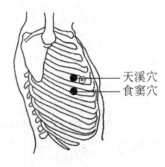

天溪穴
食窦穴

图 33　食窦穴、天溪穴

足少阴肾经　重点及常用穴位

足少阴肾经分布于人体第 5 趾、足底、下肢内侧后缘及胸腹部，循行 27 个穴位，首穴为涌泉选，末穴为俞府穴。其中有 10 个穴位在下肢内侧后缘，其余 17 个穴位分布在胸腹部前正中线的两侧。

中医学认为，足少阴肾经主掌脏腑为肾，肾是人体先天之本，主管骨骼、生殖与人体生长发育，而足少阴肾经决定着肾脏经气的通畅，所以足少阴肾经是否通畅对于人体健康的影响至关重要。主治病症为妇科病，咽喉、肺、肾及经脉循行部位的其他病症。如口热、厥冷、脚心热、月经不调、遗精、小便不利、水肿、便秘、泄泻、黄疸等。

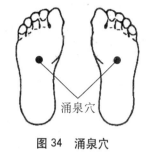

图 34　涌泉穴

涌泉穴　在足底部，蜷足时足心最凹陷处，约当足底第 2、3 跖趾缝纹端与足跟连线的前 1/3 与后 2/3 交点上。有平肝息风、开窍苏厥、清心泻火的功效。适用于咽喉痛、舌干、失音、小便不利、头顶痛、头晕、视物昏花、小儿惊风、癫狂、霍乱转筋、足心热。

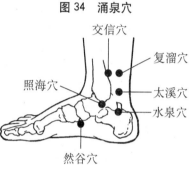

图 35　然谷穴到交信穴

然谷穴　在足内侧，足舟骨粗隆下方，赤白肉际处。有升清降浊、益气固肾、清热利湿的功效。适用于月经不调、胸胁胀满、下肢痿痹、咽喉肿痛、小便不利、遗精、阳痿。

太溪穴　在踝部，当内踝尖与跟腱之间的凹陷处。有补益肝肾、培土生金、温阳散寒的功效。适用于头痛目眩、咽喉肿痛、牙痛、耳聋耳鸣、咳嗽气喘、胸痹咯血、糖尿病、月经不调、失眠健忘、遗精阳痿、小便频数、腰脊疼痛、下肢厥冷、内踝浮肿、腹胀。

水泉穴　在足内侧，内踝后下方，当太溪直下 1 寸，跟骨结节的内侧凹陷处。有清热益肾、通经活络的功效。适用于月经不调、闭经、痛经、小便不利、目视昏花、腹痛、子宫脱垂。

照海穴　在踝部，当内踝尖下 1 寸，内踝下缘边际凹陷中。有宁心安神、清利咽喉、通调二便的功效。适用于癫痫夜发、嗜睡、惊恐不宁、月经不调、痛经、赤白带下、子宫脱垂、外阴瘙痒、疝气、小便频数、咽喉干燥、目赤肿痛、脚气、梅核气。

复溜穴　在小腿内侧，太溪直上 2 寸，跟腱的前方。有补肾益阴、温阳利水的功效。适用于腰痛、腰肌劳损、水肿、小便不利、腹部胀满、肠鸣泄泻、盗汗、自汗、赤白带下、寒湿脚气、腿肿。

交信穴 在小腿内侧，当太溪直上 2 寸，复溜前 0.5 寸，胫骨内侧缘的后方。有益肾调经、调理二便的功效。适用于月经不调、赤白带下、崩漏、痛经、闭经、小腹疼痛、大小便难、下肢内侧痛。

大赫穴 在下腹部，当脐中下 4 寸，前正中线旁开 0.5 寸。有益肾助阳、调经止带的功效。适用于小腹急痛、遗精、带下、月经不调、痛经、泄泻、阳痿、早泄、盆腔炎。

气穴 在下腹部，脐中下 3 寸，前正中线旁开 0.5 寸。有补益肾气、调理下焦的功效。适用于月经不调、痛经、小便不通、遗精、阳痿。

四满穴 在下腹部，当脐中下 2 寸，前正中线旁开 0.5 寸。有理气调经、利水消肿的功效。适用于月经不调、痛经、闭经、崩漏、带下、不孕、小便失禁、腹痛泄泻、遗精、遗尿、便秘、水肿。

肓俞穴 在腹中部，当脐中旁开 0.5 寸。有理气止痛、润肠通便的功效。适用于腹部胀满、黄疸、泄泻、大便干燥、便秘、呕吐、月经不调、腰脊痛、胃痉挛、尿道炎、膀胱炎、角膜炎。

商曲穴 在上腹部，当脐中上 2 寸，前正中线旁开 0.5 寸。有健脾和胃、通肠消滞的功效。适用于腹中积聚、腹胀、腹痛、泄泻、便秘、食欲不振、胃痉挛、胃炎、胃下垂、肠疝痛、黄疸。

幽门穴 在上腹部，当脐中上 6 寸，前正中线旁开 0.5 寸。有健脾和胃、降逆止呕的功效。适用于呕吐多唾、饮食不化、小腹胀满、腹痛、腹胀、胸中痛引腰背、咳嗽、乳汁不通、乳腺炎、妊娠呕吐、呕吐、泄泻、胃痉

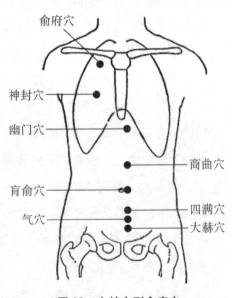

图36 大赫穴到俞府穴

挛、慢性胃炎、肋间神经痛、心烦。

神封穴　在胸部，当第 4 肋间隙，前正中线旁开 2 寸。有宣肃肺气、和胃降逆的功效。适用于咳嗽、哮喘、呕吐、胸痛、乳痛、肋间神经痛、胸膜炎。

俞府穴　在胸部，当锁骨下缘，前正中线旁开 2 寸。有止咳平喘、和胃降逆的功效。适用于咳嗽、气喘、痰多、呃逆、呕吐、胸满、胸痛、食欲不振。

步廊穴　在胸部，当第 5 肋间隙，前正中线旁开 2 寸。有宽胸理气、止咳平喘的功效。适用于食欲不振、鼻塞、鼻炎、胸痛、咳嗽、呕吐、乳痛、支气管炎、乳腺炎、胃炎、腹直肌痉挛、带状疱疹、哮喘。

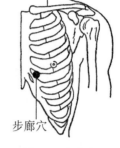

步廊穴

图 37　步廊穴

✋足厥阴肝经　重点及常用穴位✋

足厥阴肝经分布于人体足大趾、下肢内侧、胸腹部、颈部、头面及头顶，循行 14 个穴位，首穴为大敦穴，末穴为期门穴。其中有 12 个穴位在足部及下肢内侧，其余 2 个穴位分布在腹部和胸部。

中医学认为，足厥阴肝经虽然循行路线不长，穴位不多，但是作用却非常大，是体内调理气血、治病祛疾不可或缺的重要经络。其主掌脏腑为肝，主治病症为胸胁、肝胆病症，还涉及妇科病、神志病、热病及经脉循行部位的其他病症，如胸闷、胸胁痛、恶心、呕吐、少腹痛、疝气、遗尿、小便不利、便溏、遗精、月经不调、头痛、目眩、下肢痹痛等。

行间穴　在足背侧，第 1、2 趾间，趾蹼缘的后方赤白肉际处。有舒利胸胁、清肝泄热的功效。适用于头痛、眩晕、耳鸣耳聋、胸胁胀痛、心烦、失眠、遗精、阳痿、外阴瘙痒、痛经、崩漏。

太冲穴 在足背部，当第1、2跖骨结合部之前凹陷处。有平肝息风、镇静安神、和胃健脾的功效。适用于头痛、眩晕、色斑、月经不调、月经过多、痛经、小便不通、遗尿、小儿惊风、胁痛腹胀、黄疸呕逆、咽痛口干、目赤肿痛、膝及大腿内侧疼痛、下肢痿痹、足部肿痛。

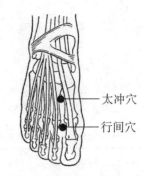

图38 行间穴、太冲穴

中都穴 在小腿内侧，当足内踝尖上7寸，胫骨内侧面的中央。有疏肝理气、调经止血的功效。适用于疝气、遗精、崩漏、月经不调、产后恶露不尽、带下、腹痛、泄泻、下肢痿痹、膝关节及其周围软组织炎症、足软无力、喉炎。

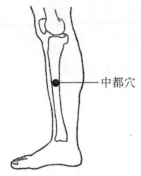

图39 中都穴

曲泉穴 在膝内侧，屈膝，当膝关节内侧面横纹内侧端，股骨内侧髁的后缘，半腱肌、半膜肌止端的前缘凹陷处。有清利湿热、通调下焦的功效。适用于小便不利、遗尿、癃闭、疝气腹痛、阴痛阴痒、遗精、阳痿、早泄、月经不调、闭经、膝胫冷痛、筋挛不伸。

阴包穴 在大腿内侧，当股骨内上髁上4寸，股内肌与缝匠肌之间。有调经止痛、利尿通淋的功效。适用于小便不利、遗尿、癃闭、月经不调、痛经、盆腔炎、两股生疮、腹痛、腰骶痛、腿痛。

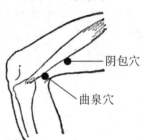

图40 曲泉穴、阴包穴

章门穴 在侧腹部，第11肋游离端的下际。有疏肝健脾、理气散结、清利湿热的功效。适用于脘腹胀满、胸胁支满、泄泻、消化不良、小儿疳积。

期门穴 在胸部，第6肋间隙，前正中线旁开4寸。有健脾疏肝、理气活血的功效。适用于胸胁支满、呕吐呃逆、乳腺增生。

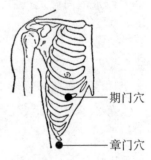

图41 章门穴、期门穴

手太阳小肠经 重点及常用穴位

手太阳小肠经分布于人体手小指的尺侧、上肢外侧后缘、肩后、肩胛、颈部、面部、目外眦、耳中及目内眦，循行 19 个穴位，首穴为少泽穴，末穴为听宫穴。其中有 8 个穴位在上肢背面的尺侧，其余 11 个穴位分布在肩、颈和面部。

中医学认为，手太阳小肠经具有宁心安神、舒筋活络的功效，是扫去人体倦息、痛楚的"清洁工"。其主掌脏腑为小肠，小肠受盛胃中水谷，主传输清浊，与心相表里，所以主治"液"方面发生的病症以及发热、黄疸、耳聋、耳鸣、头痛、目翳、眼睛昏黄、咽喉肿痛、面颊肿和颈部、颌下、肩胛、上臂、前臂外侧后边部位疼痛等。

少泽穴 指末节尺侧，距指甲根角侧上方 0.1 寸。有清热利咽、通乳开窍的功效。适用于目生翳膜、中风昏迷、产后缺乳、乳痈、头痛、咽喉肿痛、耳鸣、耳聋、烦心、气短、胸膈闷痛、黄疸。

后溪穴 微握拳，第 5 指掌关节尺侧近端赤白肉际凹陷中。有清心安神、通经活络、清热利湿的功效。适用于头项急痛、颈项不得回顾、肩颈部疼痛、黄疸、感冒、疟疾、落枕、神经衰弱、咽喉肿痛、睑腺炎、荨麻疹。

腕骨穴 在手掌尺侧，当第 5 掌骨基底与钩骨之间，赤白肉际凹陷处。有疏通经络邪气、清利小肠湿热的功效。适用于头痛、项强、耳鸣、耳聋、目翳、角膜白斑、流泪、指挛臂痛、感冒、糖尿病、胃炎、胆囊炎、坐骨神经痛、手腕痛、口腔炎、呕吐。

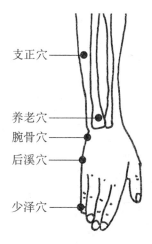

图 42 少泽穴到支正穴

支正穴
养老穴
腕骨穴
后溪穴
少泽穴

养老穴 在前臂背面尺侧，当尺骨小头近端桡侧凹陷中。有清头明目、舒筋活络的功效。适用于目视不明、白内障、视神经萎缩、近视眼、肩臂疼痛、落枕、腰痛、膈肌痉挛、耳痛、耳肿、呃逆。

支正穴 在前臂背面尺侧，当阳谷与小海的连线上，腕背横纹上 5 寸。有安神定志、清热解表、通经活络的功效。适用于头痛、项强、眩晕、惊恐悲愁、神经衰弱、肩臂肘挛痛、手指痛、手不能握、四肢无力、睑腺炎、十二指肠溃疡。

肩贞穴 在肩关节后下方，臂内收时，腋后纹头上 1 寸。有清头聪耳、通经活络的功效。适用于肩胛痛、手臂麻痛、二肢不举、耳鸣、牙痛、头痛、脑血管病后遗症、颈淋巴结结核。

天宗穴 在肩胛部，当冈下窝中央凹陷处，与第 4 胸椎相平。有舒筋活络、理气消肿的功效。适用于肩背软组织损伤、肘臂外后侧痛、乳痛、乳腺炎、胸胁支满、咳嗽、肋间神经痛、落枕、肩周炎、气喘。

曲垣穴 在肩胛部，冈上窝内侧端，当臑俞与第 2 胸椎棘突连线的中点处。有舒筋活络、疏风止痛的功效。适用于肩背疼痛、颈项强急、冈上肌腱炎、肩关节周围炎、呼吸困难。

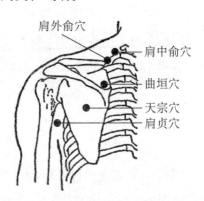

图 43　肩贞穴到肩中俞穴

肩外俞穴 在背部，当第 1 胸椎棘突下，后正中线旁开 3 寸。有舒筋活络、祛风止痛的功效。适用于肩背酸痛、颈项强急、肩胛神经痛、落枕、肘臂冷痛、颈椎病、肺炎、胸膜炎、神经衰弱、低血压。

肩中俞穴 在背部，当第 7 颈椎棘突下，后正中线旁开 2 寸。有解表宣肺、疏通经络的功效。适用于肩背疼痛、项强、落枕、咳嗽、哮喘、支气管炎、颈淋

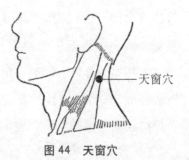

图 44　天窗穴

巴结核、目视不明、视力减退。

天窗穴 在颈外侧部，胸锁乳突肌的后缘，扶突后，与喉结相平。有息风宁神、利咽聪耳的功效。适用于头痛、耳鸣、咽喉肿痛、颈项强痛、隐疹、甲状腺肿大、腮腺炎、扁桃体炎、咽喉炎、面神经炎、肩关节周围炎。

颧髎穴 在面部，颧骨下缘，目外眦直下凹陷处。有清热消肿、牵正止痉、祛风止痛的功效。适用于牙痛、黑眼圈、眼睛疲劳。

听宫穴 在面部，当耳屏正中与下颌骨髁状突之间的凹陷处。有开窍聪耳、消肿止痛的功效。适用于耳聋、耳鸣、聤耳、牙痛、癫狂、痫病。

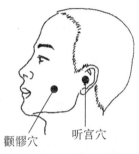

颧髎穴　　听宫穴

图 45　颧髎穴、听宫穴

手阳明大肠经 重点及常用穴位

手阳明大肠经分布于人体食指、上肢外侧前缘、肩、颈、颊、鼻侧，循行 20 个穴位，首穴为商阳穴，末穴为迎香穴。其中有 6 个穴位在肩、颈和面部，其余 14 个穴位分布在手部及上肢背面的桡侧。

中医学认为，手阳明大肠经和肺经的关系非常密切，主掌脏腑为大肠，是肺和大肠的保护者。肺主皮毛，肺与大肠相表里，肺的浊气不能及时排出会直接通过大肠排泄到体外，肺功能弱了，体内毒素就会在大肠经淤积，导致皮肤出现相关病症。所以疏通此经络可以主治面、咽喉病症，热病、神志病及经脉循行部位的其他病症，如口干、鼻塞、牙痛、面瘫、眼睛发黄、肠鸣、泄泻以及肩前、臂及食指痛等。

商阳穴 食指末节桡侧，指甲根角侧上方 0.1 寸。有开窍醒神、清热消肿的功效。适用于咽喉肿痛、扁桃体炎、牙痛、昏厥、中风昏迷、热病汗不出、中暑、肩膀痛、耳鸣、耳聋。

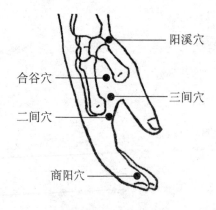

图 46　商阳穴到阳溪穴

二间穴　微握拳，第 2 掌指关节前，桡侧凹陷处。有解表清热、利咽消肿的功效。适用于牙痛、咽喉肿痛、扁桃体炎、口眼歪斜、睑腺炎、身热、头昏、多卧嗜睡、口干、鼻衄、三叉神经痛、面瘫、指麻肿痛、肩臂疼痛、肩周炎、腰痛。

三间穴　微握拳，第 2 掌指关节后，桡侧凹陷处。有泄热止痛、利咽调腑的功效。适用于咽喉肿痛、热病、唇焦口干、喘咳、胸闷气喘、腹胀肠鸣、泄泻、便秘、面神经炎、牙痛、手背红肿、肩臂疼痛、嗜睡。

合谷穴　在手背，第 1、2 掌骨间，当第 2 掌骨桡侧中点处。或以一手的拇指指骨关节横纹，放在另一手拇、食指之间的指蹼缘上，当拇指尖下即为此穴。有清热解表、通经活络、镇静止痛的功效。适用于头痛目眩、鼻塞、鼻渊、耳鸣、耳聋、目赤肿痛、咽喉肿痛、牙痛、龋肿、口疮、口眼歪斜、腹痛、便秘、热病无汗、糖尿病、类风湿关节炎、老年痴呆。

阳溪穴　在腕背横纹桡侧，手拇指向上翘起时，当拇短伸肌腱与拇长伸肌腱之间的凹陷中。有清热散风、通利关节的功效。适用于头痛、目赤肿痛、目翳、耳鸣、牙痛、咽喉肿痛、鼻衄、泄泻、消化不良、肩臂疼痛、半身不遂、手腕疼痛无力、掌中热、身热、热病心烦、扁桃体炎。

温溜穴　屈肘，前臂背面桡侧，当阳溪与曲池连线上，腕横纹上 5 寸。有清热理气、调理肠胃的功效。适用于寒热头痛、眩晕、面肿、面瘫、腮腺炎、口腔炎、唇干、流涎、牙痛、咽喉肿痛、目赤肿痛、腹胀、肠鸣、腹痛、肩臂酸痛、颈项强痛、乳痈、气喘。

手三里穴　在前臂，在阳溪与曲池连线上，肘

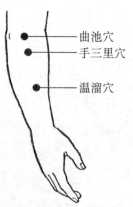

图 47　温溜穴、手三里穴、曲池穴

横纹下 2 寸。有通经活络、清热明目的功效。适用于手臂肿痛、上肢不遂、腹痛、腹胀、泄泻、牙痛、颊肿、消化性溃疡、胃炎。

曲池穴 尺泽与肱骨外上髁连线的中点处。有疏通经络、调和气血、祛风利湿的功效。适用于咽喉肿痛、咳嗽、气喘、头痛、热病、腹痛、泄泻、痢疾、便秘、手臂肿痛、上肢不遂、湿疹、糖尿病、脑血管病后遗症。

臂臑穴 在臂外侧，三角肌止点处，当曲池与肩髃连线上，曲池上 7 寸。有清热明目、通经活络的功效。适用于颈项拘挛、颈淋巴结核、肩臂疼痛、肩关节及周围软组织损伤、目赤肿痛、迎风流泪、头痛。

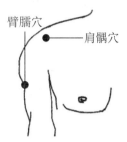

图 48 臂臑穴、肩髃穴

肩髃穴 在肩峰前下方，当肩峰与肱骨大结节之间的凹陷处。或将上臂外展平举，肩关节部即可呈现出 2 个凹窝，前面 1 个凹窝即为此穴。有通经活络、疏风散热的功效。适用于肩臂痛、手臂挛急、肩膀痛、上肢不遂、颈椎病、隐疹、牙痛、风热。

迎香穴 在鼻翼外缘中点，鼻唇沟中。有散风清热、通利鼻窍的功效。适用于鼻塞、鼻出血、鼻渊、鼻息肉、口眼歪斜、面颊瘙痒、面颊浮肿。

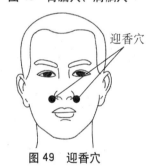

图 49 迎香穴

手少阳三焦经 重点及常用穴位

手少阳三焦经分布于人体无名指、上肢外侧中部、肩颈及头面部，循行 23 个穴位，首穴为关冲穴，末穴为丝竹空穴。其中有 13 个穴位在上肢的外侧，其余 10 个穴位分布在侧头、颈和肩部。

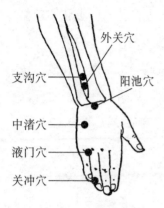

图50 关冲穴到支沟穴

中医学认为，手少阳三焦经主掌脏腑为三焦，统领着体内的水谷运化、气血运行。主治头面、眼耳、咽喉、胸、肩臂病症，热病及经脉循行部位的其他病症。如耳聋、耳鸣、咽喉肿痛、面颊肿、目外眦痛、胃脘痛、腹胀、呕吐、恶心、嗳气、心烦、心痛、失眠、黄疸、小便不利、身重无力等。

关冲穴 在手环指末节尺侧，距指甲角0.1寸。有泻热开窍、清利喉舌、活血通络的功效。适用于头痛、头晕、热病汗不出、耳鸣、目赤肿痛、视物不清、口干、腮腺炎、肩臂疼痛不能上举、掌中热、中暑、小儿消化不良。

液门穴 在手背部，当第4、5指间，指蹼缘后方赤白肉际处。有清热散风、聪耳明目的功效。适用于头痛、耳鸣、牙痛、手臂痛、呼吸气短、眩晕、目赤肿痛而涩、咽喉肿痛、发热、颈椎病、肩关节周围炎。

中渚穴 在手背部，第4、5掌骨间，掌指关节近端凹陷处。有清热通络、开窍益聪的功效。适用于耳鸣、耳聋、头痛、目眩、肩臂酸痛、视物不清。

阳池穴 在腕背横纹中，当指伸肌腱的尺侧缘凹陷处。有清热通络、通调三焦、益阴增液的功效。适用于头痛、项强、口干、腕痛无力、臂肘疼痛、目赤肿痛、烦闷、热病无汗、感冒、扁桃体炎、风湿病、糖尿病。

外关穴 在前臂后区，腕背侧远端横纹上2寸，尺骨与桡骨间隙中点。有清热解表、通经活络的功效。适用于外感热病、感冒、头痛、耳鸣、胸胁痛、肘臂屈伸不利、失眠、咳嗽、腹痛、便秘、落枕、高血压。

支沟穴 在前臂后区，腕背侧远端横纹上3寸，尺骨与桡骨间隙中点。有清利三焦、通腑降逆的功效。适用于目赤肿痛、咽喉肿痛、呕吐、咳嗽、胸胁痛、肩周炎、热病、便秘、泄泻、闭经。

天井穴 在肘后部，肘尖上1寸凹陷中。有行气散结、安神通络、宽胸理气的功效。适用于眼病、偏头痛、咽喉肿痛、颊肿、胸痹心痛、颈项及肩臂疼痛、耳鸣、耳聋、荨麻疹、中风、抑郁症。

肩髎穴 在肩部，肩髃后方，当臂外展时，于肩峰后下方呈现凹陷处。有祛风湿、调气血、通经络的功效。适用于肩胛肌痉挛或麻痹、肩重不举、肩周炎、臂痛、上肢麻痹、荨麻疹、脑血管后遗症、胸膜炎、肋间神经痛。

翳风穴 在颈部，耳垂后方，乳突下端前方凹陷中。有聪耳明目、疏风通络的功效。适用于口眼歪斜、颊肿、牙痛、慢性咽炎、耳鸣、耳聋、中耳炎、甲状腺功能亢进症、头痛、面神经炎。

耳门穴 在面部，当耳屏上切迹与下颌髁状突之间的凹陷中，张口有凹陷处。有开窍聪耳、消肿止痛的功效。适用于耳聋、耳鸣、聍耳、牙痛、龋齿、头颌疼痛。

丝竹空穴 在面部，当眉梢凹陷处。有清热明目、宁静安神的功效。适用于头痛、眩晕、目赤肿痛、眼睑瞤动、牙痛、癫痫。

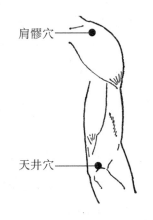

图51 天井穴、肩髎穴

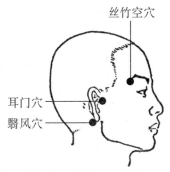

图52 翳风穴、耳门穴、丝竹空穴

手太阴肺经 重点及常用穴位

手太阴肺经分布于人体胸前、上肢内侧前缘及拇指桡侧，循行11个穴位，首穴为中府穴，末穴为少商穴。其中有2个穴位在胸前外上部，其余9个穴位分布在上肢掌面桡侧。

中医学认为，手太阴肺经是一条与呼吸系统功能密切相关的经络，主掌脏腑为肺。肺主气、司呼吸、主宣发肃降，通调水道，朝百脉，开窍于鼻，外合皮毛。因此保持手太阴肺经畅通，可以主治喉、胸、肺及经脉循行部位的其他病症，如胸部满闷、扁桃体炎、咳嗽、气喘、耳鸣、流鼻血、皮肤瘙痒以及肩背、上肢发冷、麻木酸痛等。

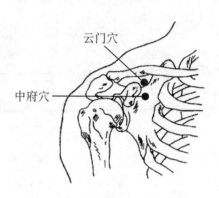

图 53　中府穴、云门穴

中府穴　在胸前壁的外上方，云门下 1 寸，平第 1 肋间隙，距前正中线 6 寸。有止咳平喘、清肺泻热、健脾补气的功效。适用于咳嗽、气喘、肺炎、支气管炎、胸痛、胸中烦热、鼻流浊涕、呕吐、嗳气吞酸、腹胀、肩背痛。

云门穴　在胸前壁的外上方，肩胛骨喙突上方，锁骨下窝凹陷处，距前正中线 6 寸。有清肺热、除烦满、利关节的功效。适用于咳嗽、气喘、支气管哮喘、胸中烦闷、胸痛、肋间神经痛、肩臂疼痛不举、肩关节周围炎、四肢逆冷。

尺泽穴　肘横纹上，肱二头肌腱桡侧缘凹陷处。有清热和胃、通络止痛的功效。适用于咽喉肿痛、咳嗽、气管炎、过敏、湿疹、肘臂痉挛疼痛、膝关节疼痛。

孔最穴　在前臂掌面桡侧，当尺泽与太渊连线上，腕横纹上 7 寸。有清热止血、润肺理气的功效。适用于咳嗽、气喘、肺炎、支气管炎、支气管哮喘、头痛、咽喉炎、咽喉肿痛、扁桃体炎、热病汗不出、肘臂挛痛、手关节痛、痔疮。

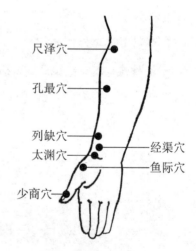

图 54　尺泽穴到少商穴

列缺穴 在前臂，腕掌侧远端横纹上 1.5 寸，拇短伸肌腱与拇长展肌腱之间，拇长展肌腱沟的凹陷中。或以左右两手虎口交叉，一手食指押在另一手的桡骨茎突上，当食指尖到达之凹陷处取穴。有宣肺解表、通经活络、通调任脉的功效。适用于咽喉肿痛、咳嗽、气喘、偏头痛、头痛、口眼歪斜、遗尿、颈项僵硬、手腕无力或疼痛。

经渠穴 在前臂掌面桡侧，桡骨茎突与桡动脉之间凹陷处，腕横纹上 1 寸。有宣肺利咽、降逆平喘的功效。适用于咳嗽、气喘、气管炎、肺炎、扁桃体炎、胸痛、咽喉肿痛、手腕痛、掌中热、热病汗不出、心痛、胃脘痛、呕吐、食管痉挛、膈肌痉挛、桡神经痛或麻痹。

太渊穴 桡骨茎突与舟状骨之间，拇长展肌腱尺侧凹陷中。有宣肺止咳、通肺理血的功效。适用于咳嗽、肺炎、心动过速、脉管炎、膈肌痉挛、腕关节及周围软组织疾患。

鱼际穴 在第 1 掌骨桡侧中点赤白肉际处。有清宣肺气、清热利咽的功效。适用于咳嗽、气喘、胸痛、发热、咽喉肿痛、失音、肘臂手指挛痛、指麻瘫痪、小儿疳积。

少商穴 在手拇指末节桡侧，指甲根角侧上方 0.1 寸。有宣肺利咽、泄热醒神的功效。适用于咽喉肿痛、热病、中暑呕吐、小儿惊风。

地机穴 在小腿内侧，当内踝尖与阴陵泉的连线上，阴陵泉下 3 寸。有健脾渗湿、调经止带的功效。适用于腹痛、泄泻、小便不利、水肿、月经不调、痛经、白带过多、功能性子宫出血、阳痿、遗精、阴道炎、乳腺炎、腰痛不可俯仰、食欲不振、胃痉挛、下肢痿痹。

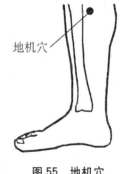

地机穴

图 55　地机穴

手少阴心经　重点及常用穴位

　　手少阴心经分布于人体腋下、上肢内侧后缘、手掌及手小指桡侧，循行
9 个穴位，首穴为极泉穴，末穴为少冲穴。其中有 1 个穴位在腋窝部，其余
8 个穴位分布在上肢掌侧面的尺侧。

　　中医学认为，手少阴心经主掌脏腑为心，是主宰人体的重要经脉之一。
主治心、胸病症，神志病及经脉循行部位的其他病症，如心悸、失眠、头痛、
眩晕、忧郁、精神病、胸胁痛、上臂内侧后边痛等。

　　极泉穴　在腋窝中央，腋动脉搏动处。有理气活血、宽胸宁神的功效。
适用于心痛、心悸、胸闷、肩周炎、四肢不举、
胃痛、腋臭。

　　少海穴　屈肘，少海在肘横纹内侧端与肱骨内
上髁连线的中点处。有理气通络、益心安神的功效。
适用于头痛、心绞痛、臂麻酸痛、手颤、健忘、神
经衰弱、胸膜炎、肋间神经痛、下肢痿痹、颈项强痛、
落枕、腋下肿痛、目眩、牙痛、肺结核、疔疮。

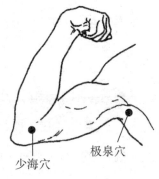

图 56　极泉穴、少海穴

　　通里穴　在前臂掌侧，当尺侧腕屈肌腱的桡侧
缘，腕横纹上 1 寸。有清心安神、通利喉舌的功效。
适用于咽喉肿痛、扁桃体炎、咳嗽、哮喘、心悸、
怔忡、腕臂痛、热病、头痛目眩、目痛、心绞痛、
心动过缓、心律不齐、神经衰弱、失眠、眩晕、崩
漏、遗尿。

　　神门穴　在腕部，腕掌侧远端横纹尺侧端，尺
侧腕屈肌腱的桡侧缘。有益心安神、通经活络的功
效。适用于心痛、心悸、心烦、失眠、头痛、头晕、
目眩、手臂疼痛、麻木、皮肤瘙痒、更年期综合征。

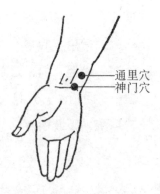

图 57　通里穴、神门穴

手厥阴心包经 重点及常用穴位

手厥阴心包经分布于人体胸胁、上肢内侧中部、手掌及中指，循行 9 个穴位，首穴为天池穴，末穴为中冲穴。其中有 1 个穴位在胸前，其余 8 个穴位分布在上肢内侧中部及手部。

中医学认为，手厥阴心包经多血少气，气血物质的运行变化是由气态向液态的散热冷降变化。手厥阴心包经主掌脏腑是心包，是心脏的保护神，能够代心受过，替心承受侵袭。主治心血管系统、胸、胃病症，神志病及经脉循行部位的其他病症，如心痛、心悸、心胸烦闷、呕吐、热病、疮痈及肘臂挛痛等。

天池穴 在胸部，当第 4 肋间隙，前正中线旁开 5 寸。有活血化瘀、宽胸理气、清热散结的功效。适用于胸痛、胸闷、心烦、咳嗽、哮喘、呕吐、乳痈、淋巴结核、四肢不举。

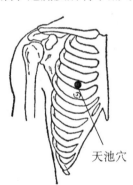

天池穴

图 58 天池穴

曲泽穴 在肘横纹上，当肱二头肌腱的尺侧缘凹陷中。有清暑泄热、和胃降逆、清热解毒的功效。适用于肘臂掣痛不伸、风疹、心痛、心悸、胸满、胃痛、呕吐、泄泻、中暑。

间使穴 位于前臂前区，腕掌侧远端横纹上 3 寸，掌长肌腱与桡侧腕屈肌腱之间。仰掌取穴。有宽胸和胃、清心安神、截疟祛痰的功效。适用于心痛、心悸、癫狂病症、胃痛、呕吐、月经不调、肘挛腋肿、臂痛、惊悸、热病烦躁、咽喉肿痛、疔疮、感冒、荨麻疹、子宫内膜炎。

内关穴 在前臂，腕掌侧远端横纹上 2 寸，掌长肌腱与桡侧腕屈肌腱之间。有宁心安神、理气镇痛、和胃降逆的功效。适用于心痛、心悸、

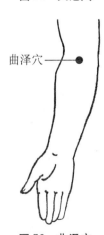

曲泽穴

图 59 曲泽穴

失眠、胃脘疼痛、呕吐、呃逆、哮喘、类风湿
关节炎。

大陵穴 微屈腕握拳，腕掌侧远端横纹中，
当掌长肌腱与桡侧腕屈肌腱之间。有清心宁神、
和胃宽胸的功效。适用于心痛、心悸、心烦、失眠、
癫狂、胃炎、骨痛、呕吐、咽炎、神经衰弱、
狂言不乐、脏躁症。

劳宫穴 在手掌部，当第2、3掌骨之间
偏于第3掌骨，握拳屈指时，中指尖所指掌心
处。有清心安神、除湿和胃、开窍息风的功效。
适用于心烦善怒、癫狂、小儿惊厥、中暑、心痛、
心悸、胸胁支满、食欲不振。

中冲穴 在手中指末节尖端中央。有苏厥
开窍、清心泄热的功效。适用于心痛、心烦、
中风昏迷、中暑、热病汗不出、目赤肿痛、小
儿夜啼、小儿消化不良、小儿惊风、掌中热、
昏厥、癔症、胃脘疼痛、头痛、高血压。

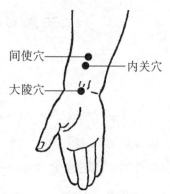

图 60 间使穴、内关穴、大陵穴

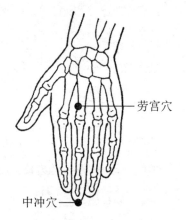

图 61 劳宫穴、中冲穴

任脉 重点及常用穴位

任脉分布于人体前正中线及颈部、口旁、面部，循行 24 个穴位，首穴
为会阴穴，末穴为承浆穴。其中有 21 个穴位在腰部及胸腹部，其余 3 个穴
位分布在颈面部。

中医学认为，任脉为奇经八脉之一，为"阴脉之海"，受全身阴气，诸
阴经均直接或间接交会于任脉，身体的精血、津液都由任脉所主，所以任脉
对阴经气血有调节作用。主治头面、颈部、胸腹部病症，神志病及相应的内

脏病症。如癃闭、遗尿、咳嗽、气喘、中风失语、疝气、带下、腹中结块等。

曲骨穴 在下腹部，当前正中线上，耻骨联合上缘的中点处。有通利小便、调经止痛的功效。适用于小腹胀满疼痛、疝气、小便淋沥、遗尿、遗精、阳痿、早泄、月经不调、痛经、带下、不孕、阴痒、水肿、五脏虚弱、子宫脱垂。

中极穴 在下腹部，前正中线上，当脐中下4寸。有益肾兴阳、通经止带的功效。适用于盆腔炎、阴痛、阴痒、疝气偏坠、遗精、慢性前列腺炎。

关元穴 在下腹部，前正中线上，脐中下3寸。有培补元气、导赤通淋、清热利湿的功效。适用于虚证、低血压、肠胃病、小腹疾病、妇科疾病、慢性前列腺炎。

气海穴 在下腹部，前正中线上，当脐中下1.5寸。有温中补肾、调经止带、益气助阳的功效。适用于肺气肿、虚证、小腹疾病、胃肠疾病、妇科疾病。

神阙穴 在脐中部，脐中央。有温阳救逆、利水固脱的功效。适用于脱证、月经不调、崩漏、不孕、遗精、小便不禁。

水分穴 在上腹部，前正中线上，当脐中上1寸。有通调水道、理气止痛的功效。适用于腹胀、腹痛、恶心呕吐、肠鸣泄泻、水肿、肠炎、肾炎、呕吐、绕脐腹痛、脱肛、小便不利、腰脊强痛、腹泻、反胃。

下脘穴 在上腹部，前正中线上，当脐中上2寸。有健脾和胃、消积化滞的功效。适用于腹痛、腹胀、胃痛、胃痉挛、胃下垂、消化不良、呕吐、呃逆、泄泻。

建里穴 在上腹部，前正中线上，当脐中上3寸。有和胃健脾、通降腑气的功效。适用于胃脘痛、慢性胃炎、胃神经官能症、胃下垂、胃溃疡、消化不良、腹胀身肿、腹痛肠鸣、腹膜炎、腹直肌痉挛、呕吐、食欲不振、水肿、胸闷、泄泻。

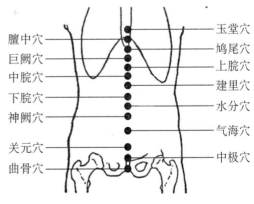

图62 曲骨穴到玉堂穴

中脘穴　在上腹部，前正中线上，当脐中上4寸。有和胃健脾、化湿降逆的功效。适用于脾胃疾病、神志疾病、肺气肿。

上脘穴　在上腹部，前正中线上，脐中上5寸。有和胃降逆、化痰宁神的功效。适用于胃脘疼痛、呕吐、呃逆、纳呆、痢疾。

巨阙穴　在上腹部，前正中线上，当脐中上6寸。有理气安神、和胃利膈的功效。适用于心绞痛、心烦惊悸、支气管炎、健忘、胃痛、呃逆、呕吐、食欲减退、胃溃疡、慢性胃炎、慢性肝炎、胆道蛔虫症、胸痛、咳嗽、胃中冷、吞酸、泄泻、癫狂、黄疸、热病、神经衰弱、膈肌痉挛。

鸠尾穴　在上腹部，前正中线上，当胸剑结合部下1寸。有安心宁神、宽胸定喘的功效。适用于胸满咳逆、胸痛、胸闷、癫痫、胃痛、胃炎、呕吐、食欲不振、呃逆、腹胀、惊悸、心烦、偏头痛、哮喘、神经衰弱。

膻中穴　在胸部，前正中线上，横平第4肋间，两乳头连线之中点。有理气宽胸、清肺化痰的功效。适用于胸闷、气短、咳喘、噎膈、动脉硬化症、产妇乳少、小儿吐奶。

玉堂穴　在胸部，当前正中线上，平第3肋间。有宽胸止痛、止咳平喘的功效。适用于胸痛、胸闷、咳嗽、气短、咳逆上气、咳吐寒痰、喉痹咽肿、呕吐、心烦、乳痛。

天突穴　在颈部，当前正中线上，胸骨上窝中央。有宣通肺气、止咳化痰的功效。适用于咽喉肿痛、咳嗽、哮喘、咯吐脓血、瘿气、梅核气、隐疹。

廉泉穴　在颈部，当前正中线上，结喉上方，舌骨上缘凹陷处。有利喉舒舌、消肿止痛的功效。适用于舌下肿痛、舌肌麻痹、口腔炎、咽炎、咽喉肿痛、吞咽困难、咳逆喘息、胸满胸痛、口燥舌干、口舌生疮、梅核气、饮食不化、扁桃体炎。

承浆穴　在面部，当颏唇沟的正中凹陷处。有舒筋活络、生津敛液的功效。适用于中风昏迷、口眼歪斜、流涎、半身不遂、小便不禁。

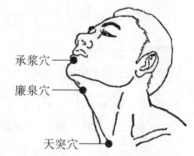

图63　天突穴、廉泉穴、承浆穴

督脉 重点及常用穴位

督脉分布于人体后正中线及头面正中，循行 28 个穴位，首穴为长强穴，末穴为龈交穴。其中有 2 个穴位在臀部，12 个穴位在腰背部，其余 14 个穴位分布在头部。

中医学认为，督脉为奇经八脉之一，"总督诸阳"，为"阳脉之海"，有督领全身阳气，统率诸阳经的作用，六条阳经都与督脉交会于大椎穴。主治头颈、背部、腰骶病症，神志病、热病及相应的内脏病症。如咳嗽、喘逆、项强、肩背痛、腰脊强痛、小儿惊风、五劳虚损、七伤、中暑、霍乱、呕吐、黄疸、风疹、发热等。

长强穴 当尾骨端与肛门连线的中点处。有解痉止痛、调肠通淋的功效。适用于泄泻、便秘、便血、痔疮、脱肛、阴囊湿疹、前列腺炎、遗精、阳痿、外阴瘙痒、腰痛。

腰俞穴 在骶部，当后正中线上，适对骶管裂孔。有强壮腰脊、调理下焦、散寒除湿的功效。适用于腰脊强痛、下肢痿痹、盆腔炎、月经不调、带下、遗尿、尿路感染、泄泻、腹痛、痔疮、脱肛、遗精、淋浊。

腰阳关穴 在脊柱区，第 4 腰椎棘突下凹陷中，后正中线上。有祛寒除湿、强壮腰膝、舒筋活络的功效。适用于腰骶痛、下肢痿痹、遗精、阳痿、月经不调、赤白带下、盆腔炎。

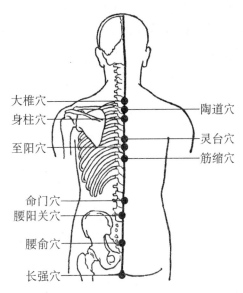

大椎穴
身柱穴
至阳穴
陶道穴
灵台穴
筋缩穴
命门穴
腰阳关穴
腰俞穴
长强穴

图 64 长强穴到大椎穴

命门穴 在第 2 腰椎棘突下凹陷中，后正中线上。有补肾壮阳、强壮腰脊的功效。适用于腰脊强痛、下肢痿痹、泄泻、小便不利、遗尿、遗精、阳痿、小儿惊厥、胃下垂、失眠、癫痫。

筋缩穴 在第 9 胸椎棘突下凹陷中，后正中线上。有平肝息风、宁神镇痉的功效。适用于癫痫、惊痫、抽搐、脊强、四肢不收、筋挛拘急、心痛、胃痉挛、肝炎。

至阳穴 在背部，当后正中线上，第 7 胸椎棘下凹陷中。有利胆退黄、宽胸利膈的功效。适用于胸胁胀满、咳嗽气喘、腰背强痛、四肢重痛、咳嗽、气喘、黄疸、胃痛、胃下垂、胃寒不能食、腹痛、肠鸣、少气懒言、胆道蛔虫症、带状疱疹。

灵台穴 在背部，当后正中线上，第 6 胸椎棘下凹陷中。有清热化湿、止咳定喘的功效。适用于咳嗽气喘、身热、脊背强痛、痈疽、疔疮、胸胁胀满、胃痛、咳嗽、气喘、胆道蛔虫症。

身柱穴 在背部，当后正中线上，第 3 胸椎棘下凹陷中。有宣肺泄热、清心宁神的功效。适用于咳嗽、气喘、肺炎、支气管炎、哮喘、肺结核、百日咳、感冒、身热头痛、小儿抽搐、惊厥、神经衰弱、胸脊强痛、胸中热、腰脊强痛、疔疮。

陶道穴 在背部，当后正中线上，第 1 胸椎棘下凹陷中。有解表清热、截虐宁神的功效。适用于头项强痛、恶寒发热、胸痛、神经衰弱、癔症、盗汗、头痛、咳嗽、气喘、角弓反张、脊背酸痛、目眩、虚劳、感冒、颈椎病。

大椎穴 第 7 颈椎棘突下凹陷中，后正中线上。有清热解表、截疟止痢、补虚宁神的功效。适用于头项强痛、肩背痛、发热恶寒、咳嗽喘急、哮喘、神经衰弱、落枕、中暑、风疹、小儿惊风。

哑门穴 在项部，当后发际正中直上 0.5 寸，第 1 颈椎下。有散风息风、开窍醒神的功效。适用于音哑、言语涩滞、咽喉肿痛、头风头痛、颈项强急、中风后遗症。

风府穴 在颈后部，枕外隆突直下，两侧斜方肌之间凹陷中。有清热散风、通关开窍的功效。适用于头痛、颈项强痛、落枕、目眩、鼻塞、鼻出血、咽喉肿痛、中风。

百会穴 后发际正中直上7寸，当两耳尖直上，头顶正中。有息风镇静、醒脑开窍、升阳固脱的功效。适用于目赤肿痛、耳鸣、发际疮、脱发、斑秃、中风语言功能障碍、半身不遂、健忘、精神恍惚、小儿惊风、小儿脱肛。

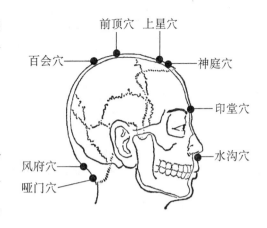

图 65 哑门穴到水沟穴

前顶穴 在头部，当前发际正中直上3.5寸。有息风醒脑、宁神镇静的功效。适用于头痛、头风、目眩、目赤肿痛、面赤肿、高血压、鼻炎、鼻塞、鼻多清涕、癫痫、水肿、小儿惊痫、中风后遗症。

上星穴 在头部，当前发际正中直上1寸。有消肿益颜、安神通窍的功效。适用于斑秃、头皮瘙痒、面红肿、发际疮、癫狂疟疾、头痛目胀、鼻渊、鼻衄、眼睛痛。

神庭穴 在头部，当前发际正中直上0.5寸。有宁神醒脑、降逆平喘、清心明目的功效。适用于头晕、目眩、失眠、鼻塞、鼻渊、鼻出血、目赤肿痛、流泪、目翳。

印堂穴 在前额部，当两眉头间连线与前正中线之交点处。有清头明目、通鼻开窍的功效。适用于头痛、眩晕、鼻衄、鼻渊、失眠、小儿惊风。

水沟穴 在人中沟的上1/3与2/3交点处。有醒神开窍、清热息风的功效。适用于中暑、低血压、动脉硬化症、癫痫、昏迷、晕厥、慢惊风、牙关紧闭。

经外奇穴 重点及常用穴位

经外奇穴简称奇穴，一般是指在阿是穴基础上发展而来，不归属于十四经，但具有一定名称、固定位置和一定主治作用的腧穴。经外奇穴在临床上使用针对性较强，可以根据自身状况选择相应的经外奇穴进行治疗。

四神聪穴 在百会前、后、左、右各开1寸处，共有4个穴位。有镇静安神、醒脑开窍的功效。适用于失眠、健忘、头痛、眩晕、癫痫、脑积水、大脑发育不全、更年期综合征。

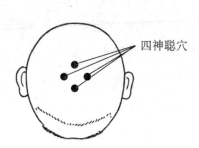

图 66 四神聪穴

鱼腰穴 在额部，瞳孔直上，眉毛中。有镇惊安神、疏风通络的功效。适用于口眼歪斜、眼睑瞤动、眼睑下垂、目赤肿痛、白内障、鼻出血、三叉神经痛。

球后穴 在面部，当眶下缘外1/4与内3/4交界处。有清热明目的功效。适用于视神经炎、视神经萎缩、青光眼、目翳、早期白内障、近视、内斜视、目赤肿痛、睑腺炎。

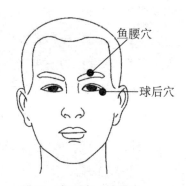

图 67 鱼腰穴、球后穴

太阳穴 在耳廓前，前额两侧，外眼角延长线的上方。有清热消肿、通络止痛的功效。适用于头痛、眩晕、牙痛、目赤肿痛、目涩、口眼歪斜、眼睑下垂、痤疮。

牵正穴 在面颊部，耳垂前方0.5寸，与耳中点相平处。有祛风清热、通经活络的功效。适用于面神经炎、腮腺炎、口腔生疮。

安眠穴 位于项部，耳垂后凹陷与枕骨下

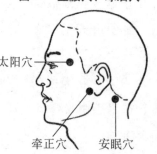

图 68 太阳穴、牵正穴、安眠穴

凹陷连线的中点处。有镇静助眠的功效。适用于失眠、头痛、眩晕。

子宫穴 在下腹部，当脐中下4寸，中极旁开3寸。有调经理气、升提下陷的功效。适用于月经不调、痛经、子宫脱垂、功能性子宫出血、子宫内膜炎、不孕、盆腔炎、肾盂肾炎、膀胱炎。

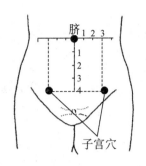

图69 子宫穴

定喘穴 在背部，横平第7颈椎棘突下，后正中线旁开0.5寸处。有止咳平喘、通宣理肺的功效。适用于支气管炎、支气管哮喘、百日咳、麻疹、落枕、肩背软组织疾患。

夹脊穴 在背腰部，当第1胸椎至第5腰椎棘突下两侧，后正中线旁开0.5寸，一侧17个穴位。有调畅脏腑的功效。上胸部穴位适用于心、肺、上肢疾病；下胸部穴位适用于胃肠疾病；腰部穴位适用于腰、腹、下肢疾病。

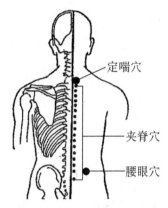

图70 定喘穴、夹脊穴、腰眼穴

腰眼穴 在腰部，当第4腰椎棘突下，旁开约3.5寸凹陷中。有强腰健肾的功效。适用于腰痛、月经不调、带下、腹痛、肾下垂、睾丸炎、腰肌劳损、腰部软组织扭挫伤、尿频、遗尿、虚劳、糖尿病。

外劳宫穴 在手背侧，第2、3掌骨之间，掌指关节后0.5寸。有通经活络、祛风止痛的功效。适用于颈椎病、落枕、偏头痛、手臂痛、指掌麻痹、胃痛、消化不良、腹泻便溏、小儿急慢惊风、小儿脐风。

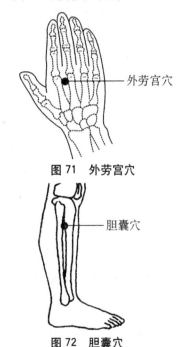

图71 外劳宫穴

胆囊穴 在小腿外侧上部，当腓骨小头

图72 胆囊穴

前下方凹陷处（阳陵泉）直下 2 寸。有利胆通腑的功效。适用于黄疸、慢性胆囊炎、胆石症、胆道蛔虫症、胆道感染、下肢麻痹、胸胁痛、口眼歪斜。

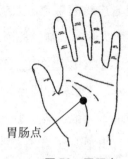

图 73　胃肠点

胃肠点　位于手掌部，第 3、4 掌骨间隙中点与腕横纹中点连线中点处。左右手各一个。有调理脾胃的功效。适用于急慢性胃肠炎、溃疡病、消化不良、胆道蛔虫症。

脾经穴　位于拇指末节罗纹面。有健脾养胃、补气养血的功效。适用于小儿食欲不振、消化不良、腹泻。

心经穴　位于中指末节罗纹面。有清热泻火、补心安神的功效。适用于小儿高热神昏、五心烦热、惊悸不安、口舌生疮、夜啼、盗汗。

肺经穴　位于无名指末节罗纹面。有止咳化痰的功效。适用于小儿咳嗽。

小肠经穴　位于小指尺侧缘，自指尖到指根呈一条直线。有清下焦湿热、分清泌浊的功效。适用于小儿腹泻、小便涩赤、口腔溃疡。

手阴阳穴　手阴阳穴位于手掌根，小天心穴的两侧，近拇指端为阳池，近小指端为阴池，是一个线状穴。有平衡阴阳、调和气血、行滞消食的功效。适用于小儿湿疹、积食。

小天心穴　位于手掌根部，大鱼际与小鱼际相接处。有祛心经热、镇静安神的功效。适用于小儿惊风抽搐、小便不通、高热神昏、心痛。

天河水穴　位于前臂正中总筋至曲池部位，呈一条直线。有泻火补血

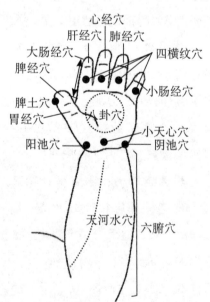

图 74　脾经穴到四横纹穴

的功效。适用于小儿惊风、口渴咽干、高烧不退。

六腑穴　在前臂尺侧，近小指的一侧，从阴池至肘成一直线。有清热凉血、解毒退烧等功效。适用于小儿湿疹、发热。

脾土穴　位于大拇指末节罗纹面。有健脾养胃、补气养血的功效。适用于小儿腹泻、便秘、厌食。

八卦穴　即内八卦穴。在手掌面，掌心的周边。有理气宽胸、顺气化痰、消宿食、降胃逆、调和五脏等功效。适用于小儿喘咳、乳食内伤、小儿腹胀、小儿胀闷、小儿呕吐、小儿湿疹。

四横纹穴　位于食、中、无名、小指掌指关节屈侧的横纹处，一手有4穴。有理中行气、化积消胀、退热除烦的功效。适用于小儿疳积、腹胀、厌食、咳喘、慢惊风、口唇破裂、发热、烦躁。

一窝风穴　位于手背，腕横纹正中凹陷中。有温中行气、止痛散寒、镇静安神等功效。适用于小儿腹痛、肠鸣、伤风感冒、小儿惊风、抽搐。

阿是穴　又名不定穴、天应穴、压痛点。这类穴位一般都随病而定，多位于病变的附近，也可在与其距离较远的部位，没有固定的位置和名称。它的取穴方法是以病痛局部或病痛的反应点（有酸、麻、胀、痛、重或斑点、色变、硬变、肿胀等反应）作为穴位。

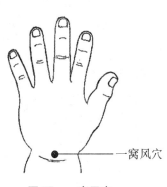

——一窝风穴

图 75　一窝风穴

除了重大疾病之外，日常生活中我们也会受到很多常见病和小症状的困扰。本章教大家简单判断疾病，并通过按摩法、刮痧法、艾灸法、拔罐法、食疗法等自然疗法来缓解身体小病痛。每种疾病根据具体情况选择适宜的自然疗法，总有一种方法能帮到你。

找对健康"开关"

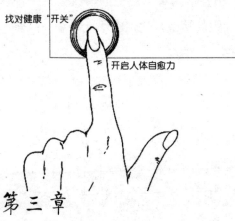

开启人体自愈力

第三章
常见病及日常小症状，自然疗法轻松缓解

头痛　疏通脑部经络，增加大脑供血

头痛是一种自觉症状，肌肉收缩、对疼痛敏感结构的牵拉或直接压迫、血管扩张、脑膜受刺激、神经受到刺激或者病损、内分泌失调等病理因素，精神或情绪因素等，都有可能是导致头痛的原因。尤其是在现代快节奏的生活、工作环境下，头痛更成为困扰着为生活奔跑劳累的人们的一颗不定时"炸弹"。其实，头痛也并非不可摆脱，对于偶尔发生的头痛，通过以下方法疏通脑部经络，增加大脑供血是可以缓解的，但如果头痛已经成为家常便饭，就要及时去医院进行检查治疗了。

按摩法

取穴：合谷穴、百会穴、风池穴、太阳穴。

操作：①用拇指指腹按揉两侧合谷穴各约2分钟。②以中指垂直按压百会穴约1分钟，力度由轻到重。③双手抱头，两手大拇指置于两侧风池穴，按揉约2分钟。④用双手鱼际、掌根或指端同时置于两侧太阳穴按揉约3分钟。

注意：按揉力度以耐受为度，不可过度追求力度。

刮痧法

取穴：百会穴、风府穴、风池穴、肩井穴、头维穴、率谷穴、大椎穴、足三里穴、太冲穴。

操作：①被刮拭者正坐在椅子上，取合适的体位，刮拭者首先对穴位进行常规消毒，然后在所选穴位上均匀地涂抹刮痧油或润肤油。②刮拭者一手扶着被刮拭者的头部，一手持刮痧板，用刮痧板的棱角刮拭。③刮百会穴到风府穴，风池穴到肩井穴，头维穴到率谷穴，大椎穴及两侧，刮时可以有规律地用刮痧板的棱角点按百会穴、肩井穴。④刮拭后背脊椎及脊椎两侧。⑤返回轻刮太阳穴及附近。⑥刮足三里穴、太冲穴。

注意：以上刮痧以局部皮肤发红、发热或出痧为度。刮拭时注意单一方向，不可来回乱刮。动作要轻柔，尤其是头部穴位，因为皮肤细嫩、皮脂较薄，力度过大容易伤到表面皮肤。刮拭时用力要均匀，太快、太慢、太重、太轻都不适合。刮痧应该在封闭的室内或者避风的地方进行，以免受到风寒侵袭。颅内有占位性病变及颅外损伤所致的头痛，不宜刮痧。如果刮痧多次都没有效果或者反而导致头痛加重，最好去医院进一步检查头痛的原因，改用其他方法进行治疗。

艾灸法

取穴：百会穴、太阳穴、上星穴、合谷穴、风池穴、风门穴、四神聪穴、涌泉穴。

操作：①百会穴、太阳穴、上星穴、合谷穴应以温和灸或回旋灸方式进行，艾条距离皮肤的高度以2~3厘米为宜，回旋灸的移动范围在3厘米左右，每天15~20分钟，以局部有温热但无灼痛感为宜。②四神聪穴以米粒大小的艾炷隔姜灸，每次3~5壮，每天1次。③涌泉穴以隔附子灸。将附子用水浸透后，切成0.3~0.5厘米的薄片，用针扎孔后放在涌泉穴上，然后用中艾炷点燃后放在附子片的中心。如果患者有灼痛感可以将附子片拿起，待灼痛感消散之后再放回，以局部皮肤潮红湿润为宜，每次5~10壮，每天1次。

食疗法

川芎鸡蛋 川芎20克，鸡蛋7个。先将鸡蛋煮半熟，取出；用牙签扎数个小孔，放入煎好的川芎药液内，煮至全熟，吃鸡蛋，每天1个。

芹菜鸭肉汤 芹菜120克，鸭肉100克，葱、姜、盐、味精、香油各适量。芹菜洗净、切碎，鸭肉切丝，葱切末、姜切丝；芹菜碎、鸭肉丝、葱末、姜丝一起放入锅中，加水煮沸后转文火继续煎20分钟；调入盐、味精、香油，喝汤即可。每天 1 剂，连服 15 天。

山楂菊荷饮　山楂 30 克，荷叶 12 克，白菊花 10 克。山楂洗净、切片，荷叶、白菊花洗净；锅内加水适量，放入山楂片、荷叶、白菊花，文火煮沸 15 分钟。去渣取汁，加入白糖调服。每天 1~2 剂，连服 10 天。

三叉神经痛　调整情绪与饮食，减少对神经的刺激

三叉神经痛是在面部三叉神经分布区内反复发作的神经痛。疼痛分布严格，仅限于三叉神经感觉支配区内。三叉神经痛患者以女性居多，且发病率可随年龄而增长。

一般情况下，三叉神经痛的发病特点如下：在头面部三叉神经分布区域内，骤然发病，骤停、闪电样、刀割样、烧灼样、顽固性、难以忍受的剧烈性疼痛。说话、洗脸、刷牙或微风拂面，甚至走路时都会导致阵发性的剧烈疼痛。疼痛历时数秒或数分钟，呈周期性发作，发作间歇期则同健康人一样，完全没有任何症状。目前三叉神经痛治疗主要选择药物和手术两种方式。除此之外，调整情绪，保持乐观、平和；调整饮食，补充神经营养等也能起到良好的效果。当然，通过以下方法进行调理，对于此病康复也有很大帮助。

按摩法

取穴：印堂穴、下关穴、承浆穴、水沟穴、太阳穴。

操作：①以拇指指端按压印堂、下关、承浆穴各 20 次，然后以顺、逆时针方向轻揉 20 次。②食指、中指、无名指、小指并拢后附于印堂穴处，沿患侧眉毛向外推至太阳穴，重复操作 10~20 次。③拇指或食指指端按于水沟穴处，先掐后揉 20 次。

刮痧法

取穴：三叉神经第 I 支痛取阳白穴、攒竹穴、太阳穴、颊车穴、列缺穴；第 II 支痛取四白穴、巨髎穴、合谷穴；第 III 支痛取下关穴、颊车穴、大迎穴、承浆穴、合谷穴、侠溪穴。

操作：①三叉神经第 I 支痛：先刮阳白穴，再点揉攒竹、太阳、颊车穴，最后刮列缺穴。②第 II 支痛：先点揉四白、巨髎穴，再刮合谷穴。③第 III 支痛：先点揉下关、颊车、大迎、承浆穴，再刮合谷穴，最后刮侠溪穴。

注意：刮拭时采用补泻兼施多补法。以近部取穴为主，远部取穴为辅，帮助疏通面部经脉的经气，祛寒清热，使气血调和，达到通则不痛的目的。而且刮拭时要均匀涂抹精油，手法一定要轻柔，手持鱼形刮痧板沿经络轻盈刮拭，不可用力过猛。

艾灸法

取穴：太阳穴、下关穴、听会穴、地仓穴。

操作：移动艾灸，联合艾灸不低于 0.5~1 小时，艾灸完成后每个穴位按揉 1 分钟。

注意：艾灸可以循序渐进，前期以艾灸以上 4 个穴位为主，适应之后可以搭配中脘、神阙、足三里穴，不仅可以防治三叉神经痛，还能全面增强体质。

食疗法

丹参川芎瘦猪肉汤 瘦猪肉 150 克，丹参、川芎各 15 克，盐适量。瘦猪肉切片，放入锅中，加丹参、川芎，倒入适量水煮至熟，去掉丹参、川芎，加盐调味即可。每天 1 次，可连服 10~15 天。

桂圆肉炖鸡蛋 桂圆肉 100 克，鸡蛋 2 个，白糖适量。鸡蛋煮熟，去壳，放入干净的锅中，加入桂圆肉和适量水文火慢炖 1 小时，加白糖调味即可。吃鸡蛋、桂圆肉，喝汤，每天 1 剂，分 2 次食用。

天麻煮鸡蛋 鸡蛋 2 个，天麻、川芎各 10 克，大葱白 3 根。鸡蛋放入锅中，加天麻、川芎、大葱白和适量水煮至熟，敲碎蛋壳再煮 5 分钟，吃蛋喝汤，分 2 次食用即可。

失眠 缓解脑疲劳，促进睡眠

失眠是指无法入睡或无法保持睡眠状态，导致睡眠不足的一种症状，又称为入睡和维持睡眠障碍，一般由精神压力、社会心理因素、某些慢性疾病等引发，以如睡眠、睡眠质量差、容易醒、健忘、多梦、记忆力及注意力下降为主要表现。中医学认为，心脾两虚、阴虚火旺、肝郁化火、胃气不和等都是导致失眠的常见原因，通过以下方法进行针对性的按摩、食疗等，可以缓解脑疲劳，防治失眠。

按摩法

取穴：失眠穴、三阴交穴、足三里穴。

操作：①用拇指或食指指腹用力按压失眠穴 10 秒，以略感疼痛为宜，然后握拳，以手指关节弯曲处按压失眠穴周边 20~30 下。②用食指指腹用力向下按压三阴交穴 1~3 分钟，以有酸胀感为度。③用拇指或食指指腹按压足三里穴 3~5 分钟，在自己耐受范围内力度尽量重一些。

注意：以上方法为基础按摩，如果失眠类型明确，可以再加入相应的穴位进行按摩。如果是心脾两虚型失眠，症状表现为不易入睡，多梦易醒，醒后难以再入睡，或兼神疲乏力，心悸健忘，头晕目眩。取心俞、肝俞、脾俞、胃俞、足三里穴和背部。先用拇指指腹按揉穴位，每穴每次 1 分钟。再用手掌鱼际部直擦背部膀胱经和督脉，着重横擦背部肝俞、脾俞穴，以感到发热为佳。

如果是阴虚火旺型失眠，症状表现为心烦失眠，入睡困难，五心烦热，头晕耳鸣，口干津少，或伴有口舌生疮，心悸，健忘，梦遗等。取心俞、肝俞、肾俞、命门、涌泉穴。先用拇指桡侧面自上向下推抹颈部两侧的大筋，每侧各 20~30 次。再用拇指指腹按揉心俞、肝俞、肾俞、命门穴，每穴每次 1 分钟，之后横擦肾俞、命门穴，以感到发热为佳。最后搓擦涌泉穴 1 分钟。

如果是肝郁化火型失眠，症状表现为情绪急躁易怒，失眠或难以入睡，胸胁胀满，口渴喜饮，目赤口苦，大便秘结，小便短赤。取章门、期门、心俞、肝俞、肾俞、行间、太冲穴和胁肋部。先用拇指桡侧面自上向下推抹颈部两侧的大筋，每侧各 20~30 次。再用拇指指腹按揉以上各穴，每穴每次 1 分钟。最后上下往返搓揉胁肋部，时间约 1 分钟，以透热为度。

如果是胃气不和型失眠，症状表现为失眠，脘腹胀满或胀痛，过饥或过饱，口臭吞酸，时有恶心呕吐，大便格外臭或便秘。取中脘、下脘、天枢、内关、足三里穴和胃脘部、膀胱经。先用拇指指腹按揉各穴，每穴每次 3~5 分钟。再用手掌顺时针抚摩胃脘部 3~5 分钟。最后直擦膀胱经，并着重搓擦脾俞、胃俞穴，以感到发热为佳。

刮痧法

取穴：阿是穴、安眠穴、涌泉穴。

操作：①每天早晨，用刮痧梳以梳刮法刮拭整个头部，直到头皮发热为止。在刮拭过程中要重点刮拭头部阿是穴。②用单角刮法刮拭安眠穴，以发热为度。③每天晚上，用刮板边缘刮拭整个足底部，至足底发热为止。之后用单角刮法，重刮涌泉穴 1 分钟。

艾灸法

取穴：神门穴、肾俞穴、三阴交穴。

操作：①神门、肾俞穴悬起灸法，每穴每次 10~20 分钟。②三阴交穴艾炷隔姜灸，每次 3 壮。每天 1 次，5~7 天为 1 个疗程，间隔 2 日可进行下一个疗程。

拔罐法

取穴：心俞穴、肾俞穴、脾俞穴、内关穴、三阴交穴。

操作：患者取合适体位，用常规拔罐法，拔罐后每穴每次留罐 10~15 分钟，每天或隔日 1 次。

食疗法

百合绿豆牛奶羹　百合 25 克，绿豆 100 克，牛奶 1 杯，冰糖适量。百合、绿豆分别洗净，放入锅中加水煎汤，绿豆熟烂时加冰糖、牛奶，再次煮沸即可。晚餐常食，可以清心除烦、镇静解疲，在一定程度上缓解失眠。

养心粥　党参 35 克，红枣 10 枚，麦冬、茯神各 10 克，粳米 150 克，红糖适量。前 4 味洗净，放入锅中，加 2000 毫升水煎至 500 毫升，去渣，加入淘洗干净的粳米，适量水煮粥，粥成时调入红糖即可。日常佐餐趁热服用，可以养气补血、养心安神，对于失眠、多梦，伴有心悸、失眠者效果良好。

神经衰弱　镇静安神，抑制神经中枢兴奋

神经衰弱是指精神容易兴奋和脑力容易疲乏且常有情绪烦恼和心理生理症状的神经症性障碍。神经衰弱的特征是易兴奋，易激动，易衰竭，常有失眠、头痛、抑郁、注意力涣散、记忆力减退和情绪脆弱等症状。青壮年期发病较多，脑力劳动者较常见。

中医学认为，神经衰弱多由身体亏虚、气血不畅等引起，以下方法可以帮助大家镇静安神、补气养血，在一定程度上抑制神经中枢兴奋，缓解神经衰弱的症状，日常生活中可参考使用。

按摩法

取穴：神门穴、内关穴。

操作：①用拇指指腹稍用力向下点压神门穴，保持压力不变10秒钟，继而旋转揉动，以产生酸胀感为度。②用拇指指腹点揉内关穴1~3分钟，以有麻胀感为度。

艾灸法

取穴：百会穴、内关穴、足三里穴、涌泉穴、心俞穴、肝俞穴、肾俞穴、三阴交穴、神门穴。

操作：悬起灸法，每次取4~6个穴位，每穴每次5~10分钟，以温和为度，每天1次，10~15次为1个疗程。

食疗法

莲子银耳桂花羹　去心莲子120克，银耳1朵，桂花15克，冰糖适量。莲子用冷水泡胀，上锅蒸45分钟。银耳用温水泡发，去蒂，撕成小朵。两味一同放入锅中，加适量水武火煮沸，加桂花、冰糖文火煮至汤汁黏稠即可。日常佐餐常食，可以滋阴润肺、补脾安神，用于缓解神经衰弱导致的失眠、心烦、食欲不振等效果良好。

猪心莲参桂圆汤　猪心1个，去心莲子50克，太子参25克，桂圆肉10克，盐、味精各适量。猪心剖开，处理干净；莲子、太子参、桂圆肉洗净。以上材料放入砂锅中，加水武火煮沸，转文火慢炖至猪心熟烂，加盐，继续炖至汤汁浓稠，加味精调味。日常佐餐食用，可以补心健脾、安心养神，适用于神经衰弱，伴随失眠、精神不佳、神疲肢倦、心烦心悸、记忆力下降等症状者。

花旗参炖瘦肉　花旗参3克，猪瘦肉200克，红枣2枚，盐适量。花旗参、红枣分别洗净；猪瘦肉切丝；盐适量。锅中倒入适量水，放入所有食材，小火慢炖至猪瘦肉熟烂，加盐调味即可。有滋阴清热、调和五脏的功效，适合神经衰弱者食用。

眩晕　通畅气血，缓解眩晕症状

眩晕是一种运动性和位置性的幻觉。发作时会感到周围物体旋转或自己本身在旋转，有种天旋地转的感觉，甚至伴有恶心、呕吐、冒冷汗等自律神经失调的症状。引起眩晕的疾病主要有贫血、高血压、高脂血症、冠心病、动脉硬化等。症状轻者平卧闭目片刻即止，症状重者则需要入院进行检查治疗。

中医学认为，眩晕的发生主要与肝、脾、肾有关。《黄帝内经》认为"诸风掉眩，皆属于肝""髓海不足，则脑转耳鸣""上虚则眩"，所以通过以下方法治疗眩晕，可以达到平肝、补肾、健脾、止眩的功效。

按摩法

取穴：百会穴、大杼穴、涌泉穴。

操作：①用一只手的食指、中指、无名指按在头顶，用中指揉百会穴，其他两指辅助，顺时针转36圈。②用两手手指指腹按揉大杼穴1分钟。③用拇指指腹推擦涌泉穴1~3分钟，至发热为止。

刮痧法

刮拭部位：头部、背部、上肢、下肢。

操作：①刮头部，重点刮拭百会、风府、风池穴。②刮背部膀胱经，从风门穴开始，经心俞、肝俞、脾俞穴等刮至肾俞穴处。③刮上肢内关、合谷穴。④刮下肢胃经，从足三里穴刮至丰隆穴处，之后刮肝经太冲穴。

注意：刮拭力度均以出痧为度。

艾灸法

取穴：百会穴、风池穴、阳池穴、三阴交穴。

操作：每次取麦粒大小的艾炷进行艾灸，每穴每次灸3~5壮，隔日灸治1次。

注意：每次艾灸灸至皮肤红润，中央略黄为止，不过总体以灸后无任何痛感，皮肤不起疱、不化脓为度。

食疗法

鸡蛋红糖 鸡蛋 2 个，红糖 30 克，豆油适量。豆油倒入锅中烧热，打入鸡蛋、红糖，加一点水搅拌均匀，并不停地搅拌至熟。空腹服用，连服10 天即可。

鸭蛋蒸赤小豆 鸭蛋 1 个，赤小豆适量。赤小豆浸泡 1 夜，放入锅中加水煮至九成熟，连汤带豆备用。鸭蛋磕入碗中，每次加入赤小豆 20 粒，少量赤小豆汤搅拌均匀，隔水蒸熟即可。早晨空腹服，每天 1 次，连用 7 天。

心悸　宽胸降逆，养心宁神

心悸是指气血阴阳亏虚，或痰饮瘀血阻滞，心失所养、心脉不畅，引起以心中急剧跳动，惊慌不安，不能自主为主要表现的一种病症。心悸的基本特点是发作性心慌不安，心跳剧烈，不能自主，或一过性、阵发性，或持续时间较长，或一日数次发作，或数日一次发作。

中医学认为，体虚久病、饮食劳倦、七情所伤、感受外邪等都容易导致心悸。尤其是现在工作、生活压力大，节奏快，更容易引发心悸。所以目前心悸已经成为亚健康的一种常见症状。如果有心悸症状，应到医院及时检查治疗，同时也可以通过以下方法宽胸降逆、养心宁神。

按摩法

取穴：膻中穴、厥阴俞穴、心俞穴、神门穴、内关穴。

操作：①被按摩者取仰卧位，按摩者用拇指自下而上推膻中穴2分钟，以胀麻感向胸部发散为佳。②取坐位或俯卧位，按摩者用双手拇指顺、逆时针各按揉厥阴俞穴2分钟，揉至局部发热为佳。③取俯卧位，按摩者站于一旁，双手拇指顺、逆时针各按揉心俞穴2分钟，以局部感觉酸胀、发热为佳。④按摩者用一手拇指掐住被按摩者神门穴1分钟，至感觉酸胀为止，左右手交替进行。⑤按摩者用右手托住被按摩者前臂，左手拇指点按内关穴2分钟，以酸胀感向腕部和手发散为佳。

刮痧法

取穴：心俞穴、膻中穴、巨阙穴、间使穴、神门穴、胆俞穴、大椎穴。

操作：①在需要刮痧部位均匀涂抹刮痧油。②用刮板棱角轻刮大椎穴，以出痧为度。③用刮板角部从上向下刮心俞穴到胆俞穴，每次刮拭时都应一次到位，中间不要停顿，以出痧为度。④用同样方法刮拭膻中到巨阙穴、间使到神门穴，均以出痧为度。

注意：以上选穴适用于心气虚弱、胆怯易惊型心悸，主要表现为心悸气短，自汗，神倦乏力。如果是心脾两虚型心悸，症状表现为面色苍白，头晕乏力，食欲差。取心俞、巨阙、膈俞、脾俞、足三里穴。在需要刮痧部位均匀涂抹刮痧油，用刮板角部从上到下刮拭心俞穴经膈俞穴一直到脾俞穴，刮拭应一次到位，中间不要停顿，以出痧为度。之后轻刮巨阙穴，以出痧为度。最后重刮足三里穴30次，可以不出痧。

艾灸法

取穴：膻中穴、心俞穴、气海穴、关元穴、间使穴。

操作：温和灸，每次选用3~5个穴位，每穴灸15~20分钟，每日灸1~2次。

注意：除了采用温和灸法，还可以采用艾炷隔姜灸，每次选用2~4个穴位，穴灸5~10壮，每天1次。适用于心悸气短，伴随头晕目眩、少寐多梦、健忘、面色无华、神疲乏力、纳呆食少等症状者。如果是心悸不安，伴随胸闷气短，动则尤甚，神疲乏力，纳呆食少，腹胀便溏，腰膝酸软，面色苍白，形寒肢冷者。取内关、关元、命门、脾俞、足三里穴。采用雀啄灸，每穴每次灸 10~15 分钟，每天 1 次。也可以采用艾炷隔附子饼灸，每次选用 3~4 个穴位，每穴灸 5~7 壮，每天或隔日 1 次。

如果是心悸时发时止，伴随胸闷气短，肢体沉重，形体肥胖，失眠多梦，倦怠乏力，呕吐痰涎者，取肺俞、丰隆、太白、内关穴。可以用艾炷隔姜灸法，每穴每次灸 3~5 壮，每天 1 次。也可以用悬起灸法，每穴每次灸 10~15 分钟，每天 1 次。

如果是心悸，伴随胸闷不适，心痛时作，痛如针刺，唇甲青紫者，取血海、气海、曲泽、少海穴。可以用艾条悬起灸法，每穴每次灸 10~15 分钟，每天灸 1 次。也可以用艾炷隔姜灸法，每穴每次 4~7 壮，每天灸 1 次。

食疗法

黄参当归炖猪心 黄参 30 克，当归 15 克，猪心 1 个，盐适量。猪心剖开洗净，切块，黄参、当归分别洗净，一同放入炖盅，加适量水隔水炖至九成熟，加盐调味，继续炖熟即可。每周 1 次，常食，可以益气养心、补血安神，在一定程度上缓解心悸症状。

酸枣仁粳米粥 酸枣仁 15 克，粳米 100 克。酸枣仁炒黄研末。粳米淘洗干净，放入锅中加水煮粥，粥将成时调入酸枣仁末，继续煮至熟。空腹趁热服用，日常佐餐常食，可以宁心安神，适用于心悸、失眠、多梦等。

耳鸣　多样方法，促进耳部气血运行

耳鸣是指人们在没有任何外界条件刺激下所产生的异常声音感觉，常常是耳聋的先兆，因听觉功能紊乱而引起。如果耳鸣是由耳部病变引起的，常与耳聋或眩晕同时存在；如果是由其他因素引起的，则可不伴有耳聋或眩晕。

耳鸣的发病原因很多，一是耳源性的，主要表现为中耳炎、外耳道炎等。二是非耳源性的，主要是心血管疾病等全身性的疾病。中医学认为，造成耳鸣的原因相对复杂，肝火上扰、心火旺盛、痰气郁结、邪毒入侵等都可能造成耳鸣。而想要防治耳鸣，归根究底是要调和气血，只要气血充沛且运行顺畅，便能补充人体正气，防御外邪内扰，保护耳朵。所以可以通过以下方法促进耳部的气血运行，以此来缓解耳鸣症状，当病情持续而无改善时，应入院进行积极检查和治疗。

按摩法

取穴：听宫穴、翳风穴、风池穴。

操作：①微微张嘴，用食指或中指指腹缓缓用力按压听宫、翳风穴各1~3分钟。②闭目放松，用双手拇指向耳尖用力点揉两侧风池穴1~2秒后，放开，再点按1~2秒，如此反复操作1分钟，保持闭目1分钟再缓缓睁开眼睛。

刮痧法

取穴：肝俞穴、肾俞穴、听宫穴、听会穴、耳门穴、太溪穴、三阴交穴。

操作：①在刮痧部位涂抹适量刮痧油。②以比较轻柔的力度，用补法刮拭头部耳门、听宫、听会穴。③从上向下刮拭背部肝俞穴至肾俞穴，刮拭时一次到位，中间不要有停顿，以出痧为度。④由上至下刮拭三阴交穴，以皮肤发红、出痧为止。⑤重刮太溪穴30次，以出痧为度。

艾灸法

取穴：耳门穴、听宫穴、听会穴、翳风穴、中渚穴、太冲穴。

操作：上述穴位每天艾灸1次，每次30分钟。

食疗法

莲子粥　莲子20克，糯米100克，冰糖适量。莲子、糯米分别洗净，放入锅中，加入适量水煮至黏稠，加冰糖调味即可。每天 1 剂，佐餐食用即可。

皮蛋粥　皮蛋 1 个，大米适量，淡菜 50 克，盐、味精各适量。皮蛋切丁，大米淘洗干净，淡菜洗净切末。锅中倒入适量水，放入大米武火煮沸，加入淡菜，转文火煮至九成熟，加皮蛋继续煮至熟，加盐、味精调味即可。每天 1 剂，佐餐常食有效。

莲子心炖猪心　猪心 1 个，莲子心 15 克，米酒 1 勺。将猪心切开 1/3，去除残血、洗净，把莲子心放入猪心内，用棉线扎紧后放入锅中，加水，以没过猪心为宜，再加米酒，文火炖 30 分钟即可。每天 1 剂，分成 2 次趁热吃肉喝汤，10 天为 1 个疗程。

羊肝菠菜汤　羊肝 100 克，菠菜 200 克，葱、姜、盐、料酒各适量。羊肝洗净、切薄片；菠菜择洗干净，入沸水锅中焯 2~3 分钟，捞出切碎；葱洗净，切末；姜切丝。锅中加入适量水，放入羊肝片、姜丝、葱末、料酒，武火烧沸，投入菠菜末，再煮沸 3~5 分钟，加盐调味即可。每天 1 剂，连服 15~20 天，对于治疗肝阴血虚导致的耳鸣效果良好。

五味子茶　北五味子 4 克，绿茶 1 克，蜂蜜 25 克。五味子用文火炒至微焦，与绿茶共置茶杯中，加开水冲泡，稍凉调入蜂蜜，代茶饮。每天 1 剂，分 3 次温饮，连服 7~10 天。

鼻塞　通鼻窍，缓解黏膜水肿

鼻塞简单来讲就是鼻子进出气受阻，是我们在感冒、哭泣时常常出现的一种症状。鼻塞出现的原因很多，除了感冒、哭泣等原因导致之外，鼻炎、鼻窦炎、鼻息肉、鼻中隔偏曲、鼻腔鼻窦肿瘤、腺样体肥大等都会导致鼻塞。一般情况下，鼻塞会随着疾病的治愈而消失。

中医学认为，鼻塞是肺气不利导致的。因为鼻为肺之窍，一旦遇到风寒、风热邪气时，肺便首当其冲受到"侵犯"，出现鼻塞症状。所以为了缓解鼻塞造成的不适，可以通过以下方法宣肺、通鼻窍，以缓解鼻塞，畅通呼吸。

按摩法

取穴：印堂穴、迎香穴、风池穴、合谷穴、少商穴。

操作：①揉按印堂、迎香穴各 2 分钟。之后将双手拇指相对摩擦，生热后沿鼻翼两侧反复推擦，最好使鼻翼两侧发热为止。②揉按风池约 2 分钟，以有酸胀感并向额部传导为宜。之后分推前额约 1 分钟，再用拇指、食指相对捏住鼻翼，力量以不感疼痛为宜，一捏一松，动作要有节奏，持续 1~2 分钟。③按揉合谷穴 1 分钟。④掐按少商穴 1 分钟，有酸痛感后可持续半分钟，手法要重。

注意：以上操作完成后，以干浴面做结束手法。即双手搓热后搓擦面部，重点是鼻翼两旁。如果鼻塞伴有头痛者，可以在按摩以上穴位的同时点揉太阳、百会穴各 1 分钟。

刮痧法

取穴：大椎穴、曲池穴、肺俞穴。

操作：①刮痧部位涂擦刮痧油。②从上向下刮拭颈部大椎穴、上肢曲池穴、背部肺俞穴。③刮拭颈前两侧部位。

注意：颈前部皮肤娇嫩、敏感，颈部两侧又有大血管通过，因此刮拭时应速度缓慢，按压力也需因人而异。

艾灸法

取穴：迎香穴、大椎穴、风门穴。

操作：以上穴位使用温和灸疗法，每穴灸 15~30 分钟，每天 1 次，3~6 次为 1 疗程。能有效改善肺气虚寒、水湿内蕴导致的鼻塞等症状。

大葱拌嫩豆腐 大葱、嫩豆腐以自己所需为量，盐、醋、香油各少许。大葱洗净切丝，豆腐切丁，放入碗中，加盐、醋、香油调味，搅拌均匀食用即可。每天1剂，连服7~10天，对于感冒导致的鼻塞效果良好。

生姜炒米粥 生姜30克，炒米50克，盐适量。生姜切片，放入锅中，加入炒米，倒入适量水熬煮成粥，加盐调味即可。每天1剂，连服7~10天。

紫苏茶 干紫苏叶16克，红糖适量。干紫苏叶揉成粗末，放入茶杯中，用沸水冲泡，加红糖令溶，代茶频饮。每天1剂，连服7~10天。

橘皮冰糖饮 新鲜橘皮、冰糖各适量。橘皮洗净切丝，放入杯中，加冰糖，倒入开水冲泡，代茶饮用。每天1剂，连服7~10天。

慢性鼻炎 疏风解表，改善气道阻力

慢性鼻炎是由于鼻腔血管的神经调节功能紊乱，导致以鼻黏膜血管扩张、腺体分泌增多为特征的慢性炎症。病变表现为鼻黏膜肿胀，血管扩张、充血，黏液分泌增多，间质内淋巴细胞和浆细胞浸润。

慢性鼻炎的致病因素很多，全身因素、局部因素、职业环境因素等均可能导致鼻炎的发生。不过不用担心的是，去正规医院进行检查治疗，慢性鼻炎一般可以治愈。除此之外，通过以下方法进行辅助治疗效果会更好。因为以下方法可以疏风解表、理气通窍，促进血液循环，改善气道阻力，有效缓解慢性鼻炎导致的鼻塞、头晕、疲倦等症状。

按摩法

取穴：迎香穴、上星穴、合谷穴。

操作：①用两只手的食指指腹按住迎香穴，由内而外揉36圈。②用食指按压上星穴 5 秒钟后放松，重复 5 次。③用左手的大拇指和食指上下揉动右手的合谷穴 200 下，再用右手的大拇指和食指上下揉动左手的合谷穴 200 下。

刮痧法

取穴：迎香穴、印堂穴、百会穴、攒竹穴、通天穴、上星穴、风池穴、合谷穴。

操作：①点按、刮拭头颈部迎香、印堂、百会、攒竹、通天、上星、风池穴。②采用常规刮法刮拭合谷穴，以发红、发热为度，如果出痧效果更好。

拔罐法

取穴：迎香穴、上星穴、印堂穴、中脘穴、肺俞穴、膈俞穴、足三里穴、神阙穴。

操作：①取坐位，按揉迎香、上星、印堂穴。②以梅花针叩刺中脘、肺俞、膈俞、足三里穴。③取神阙穴，以闪火法拔罐，每 5 分钟拔 1 次，连续进行 3 次。以上 3 步配合使用，每天 1 次，10 天为 1 个疗程，对于治疗慢性鼻炎效果极佳。

艾灸法

取穴：迎香穴、合谷穴、阳溪穴。

操作：悬起灸迎香、合谷、阳溪穴，每穴 10~20 分钟，每天 1 次，5~7 天为 1 个疗程，每个疗程之间间隔 2 日。

食疗法

丝瓜藤煲瘦猪肉 丝瓜藤 3 克，瘦猪肉 60 克，盐适量。丝瓜藤洗净，瘦猪肉切块，共同放入锅中，倒入适量水煮至熟，去掉丝瓜藤，加盐调味，吃肉喝汤即可。5 次为 1 个疗程，连用 1~3 个疗程可见效。

辛夷花煮鸡蛋　辛夷花 15 克，鸡蛋 2 个。辛夷花放入砂锅中，倒入清水 2 碗，煎取 1 碗。鸡蛋煮熟去壳，刺小孔数个，放入锅中，加煎好的辛夷花汁同煮片刻，吃蛋喝汤，对于防治慢性鼻炎、鼻窦炎效果较好。

辛夷花百合粥　辛夷花 15 克，百合 20 克，粳米 60 克。辛夷花研为细末，备用。百合、粳米洗净，放入锅中加水煮粥。每次取 1~2 汤匙辛夷花末，调入煮好的粥里即可。每天 1 剂，连服 10~15 天，能有效缓解过敏性鼻炎。

桑菊杏仁粥　桑叶、甜杏仁各 9 克，菊花 6 克，粳米 60 克。桑叶、菊花洗净，放入锅中加水煎汤，去渣取汁。粳米淘洗干净，放入锅中，加入汤汁、适量水，武火煮沸后加入甜杏仁，转文火熬煮成粥即可。平时佐餐常食。

牙痛　清内热，抑制神经对疼痛的传递

牙痛是指牙齿因各种原因引起的疼痛，为口腔疾患中常见的症状之一，龋齿、牙髓炎、根尖周围炎和牙本质过敏等都可能导致牙痛。而且遇冷、热、酸、甜等刺激时牙痛会发作或加重。

中医学认为，风火、风寒、胃热、虚火等皆可引起牙痛，通过以下方法清热泻火，疏风调经，抑制神经对疼痛的传递，可以有效防治牙痛。

按摩法

取穴：巨髎穴、厉兑穴、颊车穴。

操作：①用食指或中指指腹大力按压巨髎穴 1~3 分钟，以有胀麻感为度。②大力捏揉厉兑穴 1~3 分钟，以略感疼痛为度。③用食指或中指指腹按揉颊车穴 1~3 分钟，以有酸胀感为度。可以有效清胃热、抑制神经对疼痛的传递，对胃热引起的牙痛、三叉神经导致的疼痛，尤其是上齿痛效果良好。

刮痧法

取穴：下关穴、大迎穴、颊车穴。

操作：①在刮痧部位涂抹刮痧油。②按揉下关、大迎、颊车穴。③用刮痧板从大迎穴向颊车、下关穴斜刮上去。

拔罐法

取穴：下关穴、颊车穴、合谷穴。

操作：患者取坐位，施术者在患者下关、颊车、合谷穴常规消毒后拔罐，留罐 15 分钟。每天治疗 1 次，5 次为 1 个疗程。

注意：以上方法对大多数原因导致的牙痛均有疗效，此外，风火牙痛加拔液门穴，肾虚牙痛加拔太溪穴，胃火牙痛加拔内庭穴效果会更好。

艾灸法

取穴：合谷穴、颊车穴、足三里穴。

操作：①合谷、颊车穴悬起灸，每次 10~20 分钟，每天 1~2 次。②足三里穴隔姜重灸，每次 10~20 分钟。

食疗法

咸鸭蛋干牡蛎肉粥　咸鸭蛋 2 个，干牡蛎肉、大米各 100 克。咸鸭蛋去壳，切碎。干牡蛎肉、大米分别洗净。锅中倒入适量水，放入大米、干牡蛎肉熬煮至九成熟，加咸鸭蛋继续煮至粥成即可。连吃 2~3 天可在一定程度上缓解风火、风寒牙痛。

淡菜肉苁蓉黑豆汤　淡菜、肉苁蓉各 30 克，黑豆 150 克。淡菜洗去泥沙，黑豆洗净，肉苁蓉切片，共同放入锅中，加清水适量，文火熬煮 1 小时以上，取汁。每天 1 剂，1 次服完，连服数天，牙痛痊愈为止。

南瓜根瘦猪肉汤　南瓜根 500 克，瘦猪肉丝 250 克，盐适量。南瓜根洗净，放入锅中加水煮汤，捞出南瓜根，加入瘦猪肉丝煮至熟，加盐调味即可。饮汤吃肉，每天 1 剂，连服 5~7 天。可以有效防治虚火上炎导致的牙痛。

车前草茶　车前草 2 株，冰糖 2 块。将车前草洗净切小段，与冰糖一同放入锅中，加适量水文火煎汤，候凉代茶饮。每天 1 剂，3 次分服，每次 1 茶杯，7 天为 1 个疗程。可以防治顽固牙痛。

口腔溃疡　清热消炎，加快创面愈合速度

口腔溃疡又称"口疮"，是发生在口腔黏膜上的浅表性溃疡，呈圆形或卵圆形，表现为口腔黏膜红肿、溃烂、起水疱，可因食用刺激性食物引发疼痛，一般 1~2 周可以自愈。通过以下方法清热消炎，可以加快创面愈合速度，促进口腔溃疡痊愈。

按摩法

取穴：巨阙穴、温溜穴、承浆穴。

操作：①晚饭后 2 小时或睡前，用拇指或食指辅以无名指点按巨阙穴约 10 分钟，点按至穴位发热为止。②用拇指指腹按压温溜穴 1~3 分钟，以有酸痛感为度。③用食指或中指指腹轻轻按揉承浆穴 1~3 分钟。

刮痧法

取穴：颊车穴、承浆穴、廉泉穴、曲池穴、支正穴、合谷穴、足三里穴、内庭穴。

操作：①刮痧部位均匀涂抹刮痧油。②用泻法或平补平泻法刮拭头颈部

颊车、承浆、廉泉穴，上肢部曲池、支正、合谷穴，下肢部足三里、内庭穴。刮至出痧为度，每天或隔日1次。

食疗法

西瓜汁 西瓜1/4个，去皮、去籽，切块，放入榨汁机中榨汁，含于口中，2~3分钟之后咽下，然后再含新的西瓜汁，如此重复，直到西瓜汁全部饮完。每天1剂，连饮1~2周可以有效防治口腔溃疡。不过脾胃虚弱、素体寒凉者不可使用此方法。

绿豆蛋花汤 绿豆100克，鸡蛋1个。绿豆洗净，加入清水浸泡20分钟，放入锅中加水煮汤。鸡蛋打散，倒入沸腾的绿豆汤冲开，趁热饮下。每天早、晚各饮1次。剩下的绿豆汤日常佐餐饮用即可。

冬瓜豆腐枇杷叶汤 冬瓜、豆腐各100克，枇杷叶10克，盐、味精各适量。冬瓜、豆腐洗净，切成小块，枇杷叶用纱布包好，共同放入锅内，加水煮沸10分钟，拣出枇杷叶袋，调入盐、味精再稍煮一会即可。每天1剂，吃冬瓜、豆腐，喝汤，连吃10~15天。

桑椹山药绿豆粥 山药、粳米各50克，绿豆30克，桑椹20克，沙参15克，白糖适量。将沙参用纱布包好，与山药、桑椹、绿豆、粳米共同放入锅内，加水煮粥，粥熟后拣出沙参药袋，调入白糖即可。每天1剂，连服15天。

荸荠水 大个荸荠20个，洗净、削皮之后放到干净的搪瓷锅内捣碎，加适量冰糖和水煮熟服用。每晚睡前饮用，冷热均可，一般连服7~10天可见效。食用熟荸荠对治疗便秘也有疗效。

荸荠雪梨汁 荸荠100克，雪梨2个。荸荠洗净去皮，雪梨洗净，去皮、核，共捣烂取汁饮服。每天1剂，分2次服，连服3天。

生食甜椒 甜椒1个，洗净，蘸酱或凉拌食用。连食3天以上，可有效防治口腔溃疡。

感冒　疏风解表，抵御外邪

感冒是非常常见的呼吸系统疾病，分为普通感冒和流行性感冒。普通感冒起病较急，早期症状有咽部干痒或灼热感、打喷嚏、鼻塞、流涕，一般无发热及全身症状，或仅有低热、头痛，一般经5~7天痊愈，多发于初冬。流行性感冒是由流感病毒引起的急性呼吸道传染病。由于这种病毒容易变异，即使是患过流感的人，下次再遇上流感时仍会感染。

中医学认为，以下方法可以宣通肺气、调理气机、清脑明目、疏风解表，既能从根本上提升身体抵抗力，抵御外邪，防治感冒，又能改善感冒导致的咳嗽、流鼻涕、头痛等症状，在感冒高发季节常用效果良好。

按摩法

取穴：大椎穴、风门穴、风池穴、太阳穴。

操作：①用食指按揉大椎穴，以皮肤发热、发红为度。②用拇指指腹按揉风门穴，以有酸、麻、胀感为度。③双手抱拢头部，用双手拇指指腹按压两侧的风池穴约1分钟，以有酸、胀、麻感觉为度，感到局部发热为止。④用两拇指外侧自前向后直推太阳穴30~50次，再用食指指腹向耳部揉30~50次。

刮痧法

取穴：大椎穴、风池穴、印堂穴、太阳穴、外关穴、合谷穴。

操作：①在刮痧部位均匀涂抹刮痧油。②刮拭大椎、风池穴，疏通督脉，激发阳气，为疏通其他经络奠定基础。③刮拭外关、合谷穴，宣肺解表、扶助正气。④按摩印堂、太阳穴，加强疏风散寒、祛邪退热的功效，促进感冒痊愈。

拔罐法

拔罐配穴：大椎穴、风池穴、印堂穴、天突穴。

操作：①在大椎穴处进行拔罐操作，留罐 5~10 分钟起罐，每天 1 次。②在风池、印堂、天突穴处进行拔罐操作，留罐 10~15 分钟，每天 1 次。

注意：根据自觉症状消除程度决定拔罐次数。一般来说，大椎穴处拔罐对风寒感冒比较有效；风池、印堂穴处拔罐对流行性感冒以及感冒导致的头痛比较有效。天突穴处拔罐对于缓解感冒导致的声哑效果良好。

食疗法

姜丝鸭蛋汤　生姜 50 克，鸭蛋 2 个，白酒 20 毫升。生姜洗净，去皮，切丝，放入锅中加水煮沸。鸭蛋磕入碗中，打散，倒入生姜汤中，稍搅，加入白酒继续煮沸即可。每天 1 次，吃蛋饮汤，顿服，可连服 3 日。

神仙粥　糯米 100 克，生姜片 10 克，葱白 6 克，米醋 20 毫升。糯米淘洗干净，放入锅中，加生姜片、葱白和适量水熬煮成粥，加米醋搅拌均匀即可。趁热喝粥，以汗出为佳。对于感冒初起以及其导致的周身疼痛有缓解作用。

葱白大蒜饮　葱白 250 克，大蒜 120 克。葱白洗净，大蒜去皮、切碎，一同放入锅中，加水煎汤服。每天 1 剂，分 3 次服用，连服 5~7 天。对于防治感冒，尤其是预防流行性感冒效果好。

葱头牛奶饮　葱头半个，牛奶 250 毫升，蜂蜜适量。葱头切成小块，放入锅中，加牛奶文火煮沸，调入蜂蜜趁热喝下。最好在临睡前饮用，喝完刷牙或漱口，直接盖被睡觉。每天 1 剂，连服 5~7 天。对于防治顽固性头痛效果良好。

核桃葱姜汤　核桃仁、生姜、葱白各 25 克。将核桃仁、生姜、葱白一起捣烂，加水煎煮，去渣一次性服下，盖被卧床休息，注意避免受风。每天 1 剂，连服 5~7 天。可以防治感冒以及其导致的头痛、无汗等症状。

草鱼汤 草鱼 150 克，生姜片 25 克，米酒 100 克，盐适量。草鱼处理干净，切片，放入锅中，加入生姜片、米酒和适量水武火煮沸，转文火炖 30 分钟，加盐调味。每天 2 次，趁热食用，食后盖被以微微发汗为宜，连服 5~7 天。对于缓解感冒畏寒发冷效果良好。

香菜根鲜姜汤 香菜根 30 克，鲜姜 5 片。香菜根洗净，放入锅中，加鲜姜和适量水煎汤，频频服用。每天 1 剂，连服 3~5 天。可以防治风寒感冒。

萝卜甘蔗银花汤 萝卜、甘蔗各 500 克，金银花 10 克，竹叶 5 克。将萝卜、甘蔗切小块，与金银花、竹叶一同放入砂锅中加水适量煎汤。可以代茶频饮，饮用前可加入适量白糖。每天 1 剂，连服 5~7 天。对防治感冒发热、咽喉肿痛、鼻子发干效果良好。

咳嗽 润肺止咳，保障呼吸系统通畅

咳嗽是人体清除呼吸道内的分泌物或异物的保护性呼吸反射动作，从生理角度讲，咳嗽对人体起着一种保护作用，但是慢性和反复性咳嗽则严重影响人们的生活。

中医学认为，咳嗽为肺脏疾患，多由肺失宣发肃降等生理功能而引起，通过以下方法进行调理，既能润肺止咳，缓解咳嗽造成的相关症状，又能强壮肺脏，调节肺功能，调动肺经元气，抑制肺气上逆，保障呼吸系统畅通，从根本上防治咳嗽出现。

按摩法

取穴：列缺穴、经渠穴、肺俞穴、太渊穴。

操作：①用拇指指尖掐按列缺穴 3~5 分钟，以有酸、胀感为度，每天 5~10 次。②用拇指或食指指腹按揉经渠穴 4~5 分钟，每天 1 次。③用两手的拇指或食、中两指轻轻按揉肺俞穴，每次 2 分钟。④用两手的拇指或食、中两指轻轻按揉太渊穴，每次 2 分钟。

刮痧法

取穴：大椎穴、风门穴、肺俞穴、身柱穴、膻中穴、中府穴、太冲穴。

操作：①在刮痧部位均匀涂抹刮痧油。②先刮颈部大椎穴，再刮背部风门、肺俞、身柱，然后刮胸部中府、膻中穴，最后刮足背部太冲穴。

注意：以穴位附近发红、发热为度，出痧效果好，可以清热解表、宣肺止咳，改善由肺气不宣、肺气上逆所引起的咳嗽。

拔罐法

取穴：大椎穴、风门穴、身柱穴、肺俞穴、膏肓穴、曲垣穴。

操作：患者采用坐位或俯卧位，用闪火法或投火法将火罐吸附在大椎、风门、身柱、肺俞、膏肓、曲垣穴上，留罐 10~15 分钟，3~4 天治疗 1 次，5 次为 1 个疗程。

注意：此法疏散肺经风寒，祛除肺热，有宣肺止咳化痰的功效，可有效缓解咳嗽及咳嗽引发的各种症状，长期坚持效果更佳。

艾灸法

取穴：尺泽穴、肺俞穴。

操作：以上两个穴位悬起灸，以感觉温和为度，每穴 10~20 分钟。每天1~2 次。

食疗法

荸荠百合羹　荸荠 30 克，百合 10 克，雪梨 1 个，冰糖适量。荸荠洗净，去皮捣烂；雪梨洗净，去核，连皮切碎；百合洗净。三者放入锅中，加水煎煮，加冰糖煮至熟烂汤稠即可。温热食用。

萝卜蜂蜜饮 白萝卜 5 片，生姜 3 片，大枣 3 枚，蜂蜜适量。白萝卜、生姜、大枣放入锅中，加水适量煮沸约 30 分钟，去渣，加蜂蜜，再煮沸即可。温热服下，每天 1~2 次。

川贝母蒸梨 雪梨或鸭梨 1 个，川贝母 6 克，冰糖 20 克。梨于梨柄部切开，挖空去核，将川贝母研成粉末装入雪梨内，用牙签将柄部复原固定，放入大碗中，加冰糖、少量水，隔水蒸 30 分钟。所有的食材趁热全部吃下。对于缓解肺虚久咳效果良好。

白萝卜胡椒汤 白萝卜 1 个，白胡椒 5 粒，生姜 3 片，陈皮 1 片。白萝卜洗净，去皮切片，放入锅中，加白胡椒、生姜、陈皮，倒入适量水煎 30 分钟，趁热服用。每天 1 剂，分 2 次服用，连服 3~5 天。可以有效防治咳嗽痰多。

糖水姜汁鸡蛋汤 鸡蛋 1 个，白糖 50 克，鲜姜适量。鸡蛋磕入碗中，打散；鲜姜去皮，切碎，用细纱布绞汁；白糖放入锅中，加半碗水煮沸，调入鸡蛋液，搅匀之后再加入鲜姜汁，调匀服用。每天早、晚各 1 剂，连服 5~7 天。久咳不愈者可以常喝。

大蒜水 大蒜 1 头，剥皮洗净，放入锅中，加清水 2 杯武火煮沸，转文火再煮 10 分钟，趁热吃蒜、喝水。每天 1 剂，晚上临睡前服用，连服 3~5 天，可以防治风寒咳嗽。

芝麻冰糖水 生芝麻 10 克，冰糖 5 克。生芝麻、冰糖放入碗中，加开水冲饮。每天 1 剂，7 天为 1 个疗程。可以防治夜间咳嗽不止、干咳无痰。

罗汉果茶 罗汉果 1 个，洗净，把外壳挖破，连皮带瓤一起放在水杯中加开水泡至红褐色，略有甜味，代茶饮。喝完续水，一天喝数次，一般 1 天后咳嗽症状大为减轻，第 2 天大为好转。

白萝卜皮乌龙茶 白萝卜皮适量，乌龙茶 5 克。白萝卜皮洗净，切成细条，可晒干也可鲜用，每次取 4~5 根放入杯中，加乌龙茶 5 克，倒入沸水浸泡饮用。早晚各 1 杯，有清火理气、止咳平喘等功效，对防治咳嗽有效。

发热 疏风解表，清热退烧

发热又称发烧，人体的正常体温是36℃~37℃，高于这个温度就是发热。引起发热的疾病有很多，感冒、风湿、结核、慢性炎症、免疫力低下等都会引起发热。另外，长期精神紧张、情绪不稳定也会引起体温中枢紊乱，引起发热。

中医学认为，通过按摩、刮痧、食疗法等中医特色方法来疏风解表，清热退烧，可以有效缓解发热及其造成的头晕、头痛等相关症状。

按摩法

取穴：曲池穴、大椎穴、风池穴。

操作：①拇指弯曲，用指尖掐按曲池穴1~3分钟，以有酸痛感为度。②用食指按揉大椎穴，以皮肤发热、发红为度。③双手抱拢头部，用双手拇指指腹按压两侧的风池穴约1分钟，至有酸、胀、麻感觉为度，以感到局部发热为止。

注意：小儿发热可以取攒竹穴、天河水穴。先用拇指自下而上交替直线推动攒竹穴200次，再用食指、中指沿天河水穴从腕推向肘部200次。

刮痧法

取穴：大椎穴、命门穴、风池穴、大杼穴、肺俞穴、曲池穴、合谷穴。

操作：①在上肢和整个背部均匀涂抹刮痧油。②手持刮痧板，自脊柱正中的大椎穴刮至命门穴，重点刮拭风池、大椎穴。③刮拭两侧，从大杼穴往下刮至肺俞穴。④刮拭双侧曲池、合谷穴。

注意：刮痧结束后，最好饮一杯热水，以帮助排出体内毒素，并休息15~30分钟。如果发热伴有头项胀痛的，可加刮外关、列缺穴。刮痧退热适合各个年龄段的人，包括3个月以上的婴儿。不过由于婴幼儿的皮肤娇嫩，在刮痧过程力度要轻，只需把皮肤刮至潮红即可。成年人刮痧则可以稍微重一些，以刮至皮下有紫色瘀点、瘀斑为度。对于连续高热、营养状况差、精神萎靡的人来说，刮痧已经不适用，最好及时去医院进行检查治疗。

食疗法

萝卜生姜汁　生姜 10 克，葱白 15 克，白萝卜 150 克，红糖适量。白萝卜洗净，切片，放入锅中，加生姜、葱白煮熟，加红糖调味，趁热吃萝卜、喝汤。服后盖被子休息，以微出汗为宜，之后可以明显减轻发热症状。

生姜紫苏陈皮水　紫苏叶、生姜各 10 克，陈皮 12 克，红糖适量。以上材料放入锅中，加水煎汤，趁热饮服。

小米红枣粥　小米 100 克，红枣 50 克，白糖适量。小米、红枣洗净，用清水浸泡 1 小时，放入锅中，加水武火煮沸，转文火煮至熟烂，加白糖调味，趁热服用即可。每天早晚各 1 次。

绿豆姜丝可乐　绿豆 100 克，姜丝 20 克，可乐适量。绿豆放入锅中，加水煮熟，加姜丝、可乐继续煮至绿豆熟烂，趁热喝完。每天 1 次，连喝 3 天，可发汗退热。

慢性咽炎　清热利咽，促进喉部气血流通

慢性咽炎是指咽部黏膜、淋巴组织及黏液腺的弥漫性炎症，常反复发作，经久不愈。临床症状有咽部发干、发痒、灼热、疼痛、有异物感、吞咽不适、声音嘶哑或失音等，重症者伴有咳嗽、咳痰等症状，早晨起床时尤为严重。

日常生活中，当发生慢性咽炎时，可以通过以下方法清热利咽，宣肺通气，消炎解毒，这样能促进喉部气血流通，减轻咽部黏膜慢性充血、小血管扩张，消除咽部疲劳，从而帮助缓解慢性咽炎以及其导致的相关症状。

🌸 按摩法

取穴：廉泉穴、人迎穴、天突穴。

操作：①用拇指指腹按揉廉泉穴、人迎穴各 2~3 分钟，手法轻柔，以有酸胀感为度。②用中指指端按揉天突穴 2~3 分钟，方向尽量向下，避免刺激食管，手法轻柔。

🌸 刮痧法

取穴：大椎穴、风门穴、人迎穴、天突穴、曲池穴、合谷穴、尺泽穴、鱼际穴、少商穴。

操作：①患者采用合适的体位，在需要刮痧的地方均匀涂抹刮痧油。②先刮大椎、风门穴，再刮人迎、天突、曲池、合谷、尺泽穴，最后刮鱼际、少商穴。

注意：刮拭时力度由轻到重。清热宣肺、消肿止痛效果好，可以明显缓解咽部炎症。

🌸 拔罐法

取穴：大椎穴、肺俞穴、曲池穴、大杼穴、鱼际穴。

操作：患者取坐位或俯卧位，常规消毒穴位皮肤后，用抽气罐吸拔在大椎、肺俞、曲池、大杼、鱼际穴对应的部位上，留罐 10~15 分钟。每天 1 次，10 次为 1 个疗程。

注意：病情较重者可以在以上穴位的基础上增加少泽、少商穴，并点刺两穴位，使其出血 1~3 滴，清咽降火、泻热涤痰、祛风宣肺的功效更好，对防治慢性咽炎很有帮助。

🌸 食疗法

雪梨罗汉果 雪梨 1 个，罗汉果半个。雪梨洗净，连皮、核切碎，罗汉果洗净，共同放入砂锅中，加适量清水煎煮，煮沸 30 分钟，去渣饮汤。每天 2 次，连服 3 日可见效。除能润肺消痰、清热利咽，缓解慢性咽炎之外，还能缓解咽部微痛、有异物感、声音嘶哑等症状。

梨米粥 梨 3 个，粳米 100 克，冰糖适量。梨洗净后去皮、核，切块，粳米淘洗净，两味同冰糖一起下锅，加适量清水熬煮成粥，食梨肉、喝粥。每天 1~2 次，连服 3 日可见效。可以滋阴利咽，缓解慢性咽炎导致的声音嘶哑、咽痒作咳、有异物感等。

蒜泥醋蛋羹 鸡蛋 2 个，蒜 3 瓣，醋、香油各适量。鸡蛋磕入碗内，打散，加适量水，隔水蒸 20 分钟，蒜切末加入其中，倒入适量的醋和香油搅拌均匀即可。每日 1 剂，分早、晚食用，坚持吃能有效减轻慢性咽炎症状。

百合绿豆汤 百合 20 克，绿豆 50 克，冰糖适量。将百合泡发洗净，绿豆洗净，共置入锅内，加水煮至烂熟，加入冰糖令溶即成。每日 1 剂，连服 7~10 日。可以防治肺热型慢性咽炎。

橄榄茶 橄榄 2 克，绿茶 1 克。将橄榄连核切成两半，与绿茶同放杯中，冲入开水加盖焖 5 分钟后饮用。每日 1 剂，代茶常饮。缓解慢性咽炎效果好。

扁桃体炎 清热解毒，祛风通络

扁桃体炎是腭扁桃体的一种非特异性急性炎症，可分为充血性和化脓性两种，常伴有一定程度的咽黏膜及其他咽淋巴组织炎症。扁桃体炎多发于儿童及青年，季节更替、气温变化、劳累受凉、烟酒过度或某些慢性病等常为本病的诱发因素。

一般来说，扁桃体炎起病较急，发病时咽痛、扁桃体红肿，伴随发热。扁桃体炎易反复发作，如不及时治疗，还可并发鼻炎、咽炎、中耳炎，有时可并发风湿热、急性肾炎及病毒性心肌炎等。因此患有扁桃体炎或者扁桃体不舒服时，可以通过以下方法来清热解毒、祛风通络，帮助缓解扁桃体炎的症状。

按摩法

取穴：商阳穴、曲池穴、内庭穴。

操作：①拇指、食指点掐商阳穴3~5分钟，若用牙签等尖锐物品刺激效果更好。②用拇指尖点按曲池穴1分钟。③拇指弯曲，用指腹端垂直按压内庭穴。

刮痧法

刮拭部位：咽部、背部、上肢、下肢。

操作：①在刮痧部位均匀涂抹刮痧油。②由上向下刮拭咽部，手法要轻柔，着重刮拭咽部廉泉、天突穴，以皮肤出痧为度。③刮拭背部脊柱正中督脉，从大椎穴往下刮至身柱穴；再刮脊柱两侧膀胱经，从风门穴往下刮至肺俞穴，均以皮肤出痧为度。④刮拭上肢内侧前肺经，从尺泽穴往下经列缺、太渊穴刮至鱼际穴，以皮肤出痧为度。⑤刮拭下肢外侧胃经，从足三里穴往下刮至丰隆穴，再刮足部内庭穴；之后刮下肢肾经，从太溪穴刮至照海穴，均以皮肤出痧为度。

注意：如果是风热外袭导致的扁桃体炎，症状表现为咽喉红肿疼痛，有干燥灼热感，吞咽不利，伴恶寒发热。刮拭部位则以颈部、前臂、手部为主。先以泻法刮胸部正中线，以刮痧板角点刮颈部天突穴30次，刮拭廉泉穴30次，手法不宜过重，稍出痧即可。再重刮前臂尺泽穴，至皮肤发红、皮下紫色痧斑痧痕形成为止。然后刮手部合谷穴30次，可不出痧。最后刮拭少商、商阳穴，以出痧为度。

如果是肺胃实热导致的扁桃体炎，症状表现为咽喉红肿疼痛，痛连耳根和颌下，颌有硬结，压痛明显，伴高热、头痛、腹胀、便秘。刮拭部位则以胸部、颈部、前臂、下肢为主。用泻法，先刮拭胸部正中线，着重点刮颈部天突穴 30 次。再刮拭腹部天枢穴，用刮痧板角部自上而下刮拭，以出痧为度。然后刮前臂支沟穴，由上向下刮，用力轻柔，刮 30 次，以出痧为度。之后刮拭少商穴，下肢丰隆穴，由上至下，中间不宜停顿，至皮肤发红、皮下紫色痧斑、痧痕形成为止。最后重刮足部内庭穴 30 次，以出痧为度。

艾灸法

取穴：孔最穴、少商穴、涌泉穴。

操作：用艾条悬起灸 15~20 分钟，每日 1 次。

食疗法

川贝母鸭汤　川贝母 10 克，母鸭胸脯肉 120 克，盐适量。鸭肉切块，放入锅中加水清炖至八成熟，放入川贝母、盐，继续炖至熟，饮汤食肉，每日 1 次。对于缓解燥咳无痰，咽喉不适的扁桃体炎效果良好。

天冬粥　天冬 15 克，粳米 100 克，冰糖适量。天冬、粳米分别洗净。天冬放入锅中，加水煎取浓汁，去渣。加入粳米、适量清水继续煮粥，粥将成时加入冰糖，继续煮至粥成即可。日常佐餐食用，可以补肾阴、清内热，防治肾阴不足、阴虚内热导致的扁桃体炎。

萝卜枸杞子炖猪肉　白萝卜 150 克，猪肉 100 克，枸杞子 10 克，盐适量。白萝卜洗净，切块；猪肉切片。白萝卜、猪肉放入锅中，加适量水、枸杞子煮至九成熟，加盐调味，继续煮至熟，日常佐餐常食。可以起到滋阴降火、清利咽喉的功效，对防治扁桃体炎效果良好。

胖大海茶　胖大海 4 枚，冰糖适量。胖大海洗净放入杯中，加冰糖，冲入沸水加盖焖 30 分钟左右，慢慢饮用。隔 4 小时再泡 1 次，每天 2 次，一般 2~3 天即可见效。

蜜渍金橘　金橘 5 个，蜂蜜少许。金橘洗净，去蒂，切开，放入碗中，上锅隔水蒸至软烂，取出晾凉，加蜂蜜搅拌均匀。每日 1 次，有抗菌消炎、理气止咳等功效。

支气管哮喘 解除支气管痉挛，改善气道阻力

支气管哮喘是一种常见的过敏性疾病，是在过敏因素刺激下，引起支气管痉挛、黏膜肿胀、分泌物增加，从而导致管腔狭窄，气管不畅，以反复发作的呼吸困难伴有哮鸣音为主症的一种疾病。中医学认为，支气管哮喘属于"哮症"范围，主要由寒邪入肺、饮食偏嗜、脾肾阳虚等原因造成。所以通过以下方法解除支气管痉挛，改善气道阻力，可以有效防治支气管哮喘。

按摩法

取穴：肺俞穴、中府穴、定喘穴。

操作：①用拇指或食指指腹按揉肺俞穴 2~3 分钟。②用拇指或食指指腹按摩中府穴 5 分钟，以有酸痛感为度。③用双手食指指腹或指节同时向下按压定喘穴 1~2 分钟，以有酸痛感为度。

刮痧法

取穴：肺俞穴、身柱穴、天突穴、膻中穴、中府穴、尺泽穴、太冲穴。

操作：①在刮痧部位均匀涂抹刮痧油。②露出背部，刮背部肺俞、身柱穴。③刮拭胸部膻中、中府、天突穴。④刮拭足背部太冲穴、手肘处尺泽穴。

注：刮痧时力度由轻到重。可以清热解毒、宣肺止咳。

拔罐法

取穴：大椎穴、肺俞穴、膏肓穴、定喘穴、足三里穴。

操作：施术者用镊子夹浓度为 95% 的酒精棉球，点燃后在罐内绕 1~3 圈后抽出，并迅速将罐子扣在各穴位对应部位，切勿将罐口烧热，以免烫伤

皮肤。持续 5~10 分钟，至患者皮肤穴位出现紫红充血为宜。

艾灸法

取穴：定喘穴、肺俞穴、膻中穴、风门穴、外关穴、大椎穴、曲池穴。

操作：用艾条或配合艾灸盒做温和灸，每穴每次 15~20 分钟，7 日为 1 个疗程，中间间隔 2~3 天再继续进行。

注意：女性经期禁艾灸。如果痰多加中脘、丰隆穴；肾虚加志室穴；脾虚加脾俞穴。

食疗法

豆腐白萝卜汤 豆腐 200 克，麦芽糖 100 克，生萝卜汁 1 杯。豆腐切块，放入锅中，加麦芽糖、生萝卜汁、适量水煮沸，趁热食用即可。每天 1 剂，分早晚 2 次食用。对于肺热导致的哮喘十分有效。

南瓜大枣汤 南瓜 200 克，大枣 15 枚，盐适量。南瓜洗净，去皮，切块；大枣洗净，去核。南瓜、大枣共同放入锅中，加水煮烂，加盐调味即可。每日 1 剂，常服有效。

核桃仁炖猪肺 核桃仁 30 克，生姜 15 克，猪肺 500 克，盐适量。猪肺处理干净，切片，放入锅中，加核桃仁、生姜、适量水炖熟，加盐调味。每天 3 次，在 1~2 天内吃完。对于支气管哮喘久病不愈、反复发作，并有肾虚的患者有效。

杏仁粥 杏仁 10 克，粳米 50 克。杏仁去皮尖，研细，水煎去渣留汁，加粳米，冰糖适量，加水煮粥，每天两次温热食。能宣肺化痰、止咳定喘，为治咳喘之良药。

蜜饯双仁 甜杏仁、核桃仁各 250 克，蜂蜜 500 克。甜杏仁炒至微焦，放入锅中加水煮 1 小时，加核桃仁收汁，将干锅时，加入蜂蜜搅匀煮沸即可。晾凉后装入干燥的玻璃瓶中，密封，放入冰箱保存备用，每日取适量食用，可以宣肺除痰、补肾益肺，对于防治肺肾两虚型久咳久喘有效。

呃逆 降胃气，缓解膈肌痉挛

呃逆俗称"打嗝"，是一种不自主的膈肌间歇性收缩，以喉间呃逆声，声短而频，令人不能自制为主要表现。一般来说，膈肌受到了刺激，如寒冷、饱餐、吃饭过快或吃进干硬或酸、辣、冷的食物后，都会引起呃逆，不过这种呃逆持续时间较短，其刺激也大多来自胃部，属于偶发、短暂的呃逆，这是正常的生理反应，即使不予理会也能自行停止，或者喝点热水便能缓解。如果持续不断或反复发作者则需要进行检查治疗。除此之外，可以通过以下方法降胃气，清火解郁，以此来缓解膈肌痉挛。

按摩法

取穴：少商穴、内关穴、膻中穴、鱼腰穴、攒竹穴。

操作：①在打嗝发作时，用拇指按压少商穴，使酸痛感持续半分钟。②用手指掐按内关穴。③仰卧取穴，以拇指对准膻中穴，先轻后重，按压2~3分钟。④仰卧，用两手拇指同时按两个鱼腰穴，由下向上按压，用力由轻到重，以有酸胀感为宜。按摩时要用力憋气，再用力呼气，反复2~3次，每次按揉2分钟。⑤平卧或半坐位，以两手拇指指腹按住攒竹穴，先用力较轻，呈螺旋形顺时针方向按摩，后逐渐加重至有酸、麻、胀痛感按住本穴，以眼球、眼眶能感觉到酸胀为好。一般1~5分钟可见效，见效后继续按摩3~5分钟。

注意：以上穴位可以单个按摩，也可以配伍使用，严重者每天按2次，5天为1个疗程，即可轻松缓解呃逆。

刮痧法

取穴：天突穴、膈俞穴、内关穴、天枢穴、合谷穴、足三里穴、内庭穴、公孙穴。

操作：①在需要刮痧部位均匀涂抹刮痧油。②刮胸部正中线，着重刮拭天突穴。以角点刮30次。③刮拭背部膈俞穴，用刮板角部由上至下刮拭30次，以出痧为度。④刮拭腹部正中线，着重刮拭天枢穴，用刮板角部自上而下刮拭30次，以出痧为度。⑤重刮上肢内侧的内关穴和手背的合谷穴，各30次，以出痧为度。⑥用刮板角部重刮下肢外侧足三里穴和足部公孙、内庭穴，各30次，可以不出痧。

注意：以上刮痧方法适合胃火上逆导致的呃逆。如果是气机郁滞导致的呃逆，则取天突穴、膈俞穴、内关穴、足三里穴、侠溪穴、期门穴、太冲穴。先刮拭胸部正中线，着重刮拭天突穴，以角点刮30次。再刮拭背部膈俞穴，用刮板角部由上至下刮拭，30次，以出痧为度。然后刮期门穴，刮拭胸部两侧，由第6肋间，从正中线由内向外刮，先左后右，用刮板整个边缘由内向外沿肋骨走向刮拭。之后重刮上肢内侧内关穴30次，以出痧为度。最后用刮板角部重刮下肢外侧足三里穴和足部侠溪、太冲穴，各30次，可以不出痧。

如果是脾胃阳虚导致的呃逆，则取天突穴、膈俞穴、内关穴、足三里穴、中脘穴、脾俞穴、胃俞穴、气海穴。先刮拭胸部正中线，着重刮拭天突穴，以角点刮30次。再刮拭背部膈俞穴，经脾俞穴至胃俞穴，用刮板角部由上至下刮拭，刮30次，以出痧为度。然后刮腹部，从中脘穴至气海穴，由上至下，刮30次，以出痧为度。之后重刮上肢内侧内关穴30次，以出痧为度。最后用刮板角部重刮下肢外侧足三里穴，30次，可以不出痧。

艾灸法

取穴：天溪穴、食窦穴、膻中穴、膈俞穴。

操作：取如麦粒大小的艾炷，每穴每次灸7壮，在感到有灼烧感时把艾炷迅速去掉，另换一壮艾炷继续施灸。每天施灸1次。

食疗法

姜末粥　大米60克，姜末6克。大米淘洗干净，放入锅中加水煮粥，粥将成时放入姜末，继续煮至粥成，温服即可。对于防治脾胃虚寒导致的呃逆、呕吐效果良好。

玉竹柿蒂粥 玉竹 15 克，柿蒂 10 克，粳米 100 克。玉竹、柿蒂洗净，放入砂锅，加清水 300 毫升，煎至 150 毫升，去渣取汁备用。粳米淘洗干净，放入锅中，加入适量水煮至粳米熟烂，加药汁再次煮沸，温服。可以养阴清热、和胃止呃，对胃阴虚导致的呃逆尤其有效。

干姜山楂山药饮 干姜 10 克，山药、白萝卜各 15 克，山楂肉 30 克，红糖适量。以上所有材料放入砂锅，加水煎汤，去渣取汁，趁热服用，每日 1 次。可以消食止呃。

姜蜜饮 生姜汁 60 克，蜂蜜 30 克。生姜汁与蜂蜜放入杯中，搅拌均匀，加热后温服。一般 1 次即止，不愈可以再服 1 次。对于长期呃逆不愈有良好的功效。

胃痛　理气宽中，温胃止痛

胃痛是指上腹胃脘部近心窝处经常发生的一种疼痛，常伴有打嗝、胀气、恶心、呕吐、腹泻、胸闷等症状。导致胃痛的常见原因有过度紧张、饮食无规律、吃饱后立即工作或运动、酗酒、嗜辣、常吃不易消化的食物等。如果胃痛是由这些原因引起的，通过以下方法理气宽中、温胃止痛，可以有效进行防治。如果是由胃炎、胃溃疡等疾病导致的胃痛，则要去医院进行检查，积极治疗原发病。

按摩法

取穴：中脘穴、天枢穴、章门穴、胃俞穴、内关穴、足三里穴。

操作：①用手掌按摩胃部，使热量渗透于胃部。②将食指、中指、无名指并拢，按揉中脘、天枢穴各2分钟，以感到指下胃蠕动感或听到肠鸣更佳。③以拇指端点法垂直用力向下按压章门、胃俞穴各2分钟。④用拇指稍用力向下点压手内关穴，保持压力不变，继而旋转揉动，以产生酸胀感为度。⑤两手手指指腹端垂直用力按压足三里穴2分钟。

注意：以上方法对于一般胃痛均有疗效。如果是寒邪客胃导致的胃痛，表现为胃痛突然发作，恶寒喜暖，得热痛减，遇寒痛增。按摩时可以取脾俞穴、胃俞穴、上脘穴、关元穴。先推脾俞、胃俞穴，每穴2分钟。再用中指点按上脘穴，以指下触及腹部主动脉跳动为度，停留片刻。最后用此点按法点按关元穴。反复进行3遍即可。

如果是肝气犯胃导致的胃痛，表现为因情志不爽发病，胃脘胀满，脘痛连胁，打嗝频繁，大便不爽。按摩时可以取膻中穴、章门穴、期门穴、肝俞穴、胆俞穴、膈俞穴、天突穴、中脘穴。用推法或按揉法，每个穴位推或按揉1分钟，其中膻中、章门、期门穴着重推或按揉，时间约为5分钟。穴位按摩结束后用两手手掌搓揉胁肋部，上下往返，时间1~2分钟。

 刮痧法

取穴：中脘穴、内关穴、梁丘穴、足三里穴、公孙穴。

操作：①在需要刮痧的部位均匀涂抹刮痧油。②先刮腹部中脘穴至肚脐部位，之后重刮中脘穴1分钟。再刮前臂内关穴，然后刮下肢内侧公孙穴，最后从梁丘穴刮至足三里穴。

注意：以上方法对于寒邪客胃导致的胃痛有效。如果是饮食停滞导致的胃痛，则取天枢、足三里、内关、内庭、下脘至脐中、阴陵泉穴。先刮腹部下脘至脐中、天枢穴，再刮前臂内关穴，然后刮下肢阴陵泉穴、足三里穴，最后刮内庭穴。

如果是肝气犯胃导致的胃痛，则取足三里、中脘、太冲、期门、内关、膻中穴。先刮胸腹部膻中至中脘穴，再刮胁部期门穴，然后刮前臂内关穴，之后刮下肢足三里穴，最后刮足背的太冲穴。

如果是胃热炽盛导致的胃痛，则取上脘、梁丘、行间、内庭、合谷、三阴交。先刮腹部上脘穴，再刮手背合谷穴，然后刮下肢内侧三阴交穴，再刮膝部梁丘穴，最后刮足背部行间、内庭穴。

如果是瘀阻胃络导致的胃痛，则取中脘、足三里、内关、膈俞、期门、公孙、三阴交穴。先刮背部膈俞穴，再刮腹部中脘穴，胁部期门穴，然后刮前臂内关穴，之后刮下肢内侧三阴交、公孙穴，最后刮下肢外侧足三里穴。

如果是胃阴亏虚导致的胃痛，则取脾俞至胃俞、中脘、章门、内关、足三里、血海、三阴交穴。先刮背部脾俞至胃俞穴，再刮腹部中脘穴，胁部章门穴，然后刮前臂内关穴，刮下肢血海至三阴交穴，最后刮足三里穴。

如果是脾胃虚寒导致的胃痛，则取脾俞至胃俞、中脘、章门、内关、公孙、关元至气海穴。先刮背部脾俞至胃俞，再刮腹部中脘、章门、关元至气海穴，然后刮前臂内关穴，最后刮足部公孙穴。

艾灸法

取穴：足三里穴、中脘穴。

操作：以上穴位各用艾条灸灸 5~15 分钟。

注意：如果用艾罐进行艾灸，时间要稍微延长，以 20~30 分钟为宜。

食疗法

姜枣蜜　生姜 4 片，大枣 4 枚，麦芽糖 1 匙。以上材料放入杯中，加热水冲泡，加盖焖 5 分钟，趁热饮服。适用于缓解胃部绵绵作痛，饮冷水或受冷后胃痛加重的症状。

土豆糊　土豆 250 克，蜂蜜适量。土豆洗净，切碎，放入锅中加水煮成糊状，调入蜂蜜，每天早上空腹服用即可。一般连服 15 天，可以有效缓解胃脘隐痛不适。

银耳红枣粥　银耳 20 克，红枣 10 克，糯米 150 克。银耳泡发，撕碎；红枣洗净，去核；糯米淘洗干净。三者一同放入锅中，加水煮粥。日常佐餐常食，适用于脾胃虚弱导致的胃部疼痛。

四仙炖排骨　麦芽、山楂、莱菔子、陈皮各10克，排骨300克，白萝卜50克，盐适量。麦芽、山楂、莱菔子、陈皮装入小布袋中，封口，放入锅中，加入切好的排骨，倒入适量水武火煮沸，撇去浮沫，加白萝卜煮至汤成，加盐调味即可。适合用于食饱后胃胀胃痛，嗳气夹有食物味道及大便味臭者。

胃下垂　加强排空，增强平滑肌兴奋

胃下垂是指站立时，胃的下缘达到盆腔，胃小弯弧线最低点降至髂嵴连线以下的一种病症。主要是由于膈肌悬吊力不足，肝胃、膈胃韧带功能减退松弛，腹内压下降，以及腹肌松弛等原因造成的。

患有胃下垂或有胃下垂倾向时，要积极调整自己的日常习惯，比如少食多餐，忌食生冷、刺激性及不易消化的食物；生活起居要有规律，保持情志舒畅；平时可以适当进行腹部锻炼，但不可过度疲劳。而胃下垂严重者，可以用胃托帮助提升胃部。除此之外，还可以通过以下方法加强排空，增强平滑肌兴奋，促进胃部提升。

按摩法

取穴：鸠尾穴、中脘穴、气海穴、天枢穴。

操作：①取仰卧位，用轻柔的推法、揉法作用于腹部，重点按揉鸠尾、中脘穴。②循序往下至腹部及少腹部，以脐周围及天枢、气海为重点推揉。③用托法，即四指并拢，以罗纹面着力，根据胃下垂的不同程度，自下而上托之，同时用指振法在中脘穴与掌振法在上腹部振动。④用摩法在腹部进行逆时针按摩，时间约14分钟。

注意：以上方法对防治胃下垂效果良好。如果胃下垂并肝气郁结，可以按揉章门、期门、肝俞、太冲穴，每穴 1~2 分钟，之后擦两胁肋，以微微透热为度。

如果胃下垂并气血不足，可以直擦背部督脉，横擦左侧背部，均以透热为度。之后按揉足三里穴约 2 分钟。

艾灸、针灸、拔罐三合一法

取穴：百会穴、脾俞穴、胃俞穴、中脘穴、气海穴。

操作：①艾灸加抽气罐法：患者取仰卧位，首先用艾条灸百会穴 5 分钟，灸后将青霉素空瓶磨掉底部后制成的小抽气罐置于百会穴上，紧贴皮肤，用 10~20 毫升注射器将小罐中的空气抽出，然后立即将罐紧拔于皮肤上，留罐 10 分钟。每天 1 次，10 次为 1 个疗程。②刺络针灸罐法：患者取仰卧位，常规消毒穴位皮肤后，用梅花针刺脾俞、胃俞、中脘、气海、百会穴，得气后留针 15 分钟。起针后用闪火法迅速将罐吸拔在各穴上，留罐 15~20 分钟。起罐后再用艾条点燃悬起灸各穴，至皮肤红润为止。每天或隔日 1 次，10 次为 1 个疗程。

刮痧法

取穴：百会穴、脾俞穴、胃俞穴、中脘穴、大横穴、气海穴、关元穴。

操作：①采用合适的体位，点揉百会穴 1 分钟。②用刮痧板刮拭脾俞、胃俞穴，以出痧为度。③点揉或刮拭中脘、大横、气海、关元穴。

注意：以上操作方法点揉或刮痧力度均由轻到重，总体以能耐受为度。

艾灸法

取穴：中脘穴、关元穴、梁门穴、胃俞穴。

操作：取如枣核或黄豆大的艾炷，每穴每次施灸 3~5 壮，以有灼痛感为度。7~14 日施灸 1 次。

陈皮猪肚汤 猪肚1只，黄芪20克，陈皮30克，盐适量。猪肚去筋膜，洗净。黄芪、陈皮稍微冲洗一下，用纱布包好放入猪肚中，用麻线把猪肚扎紧。放入锅中，加水文火炖至猪肚熟，加盐调味，趁热吃猪肚喝汤，分4次，2天吃完。5只猪肚为1个疗程。可以补中气、健脾胃、行气滞、止疼痛，对于中气不足、脾胃虚弱导致的胃下垂比较有效。

黄芪炖带鱼 带鱼500克，炒枳壳15克，黄芪25克，盐、姜片、葱段、味精、料酒各适量。黄芪、炒枳壳洗净，研细，用白纱布包好，扎紧；带鱼去头，除内脏，清洗干净，切段，控去水分，放入油锅中煎至微黄，放入药包、葱段、姜片，加清水适量，加盐，中火炖30分钟，拣去药包、葱段、姜片，加味精调味即可。平时佐餐常食，有利于缓解中气下陷导致的相关疾病，比如胃下垂、脱肛等。

猪肚山药粥 猪肚1个，莲子肉、山药各50克，糯米100克，盐适量。猪肚去筋膜、洗净、切碎；莲子肉、山药捣碎；糯米淘洗干净。以上材料共同放入锅中，加水文火煮至粥将成时加盐调味，继续煮至粥成。分早、晚食用，隔日1剂，10天为1个疗程。

慢性胃炎 通肠胃促消化，三分治七分养

慢性胃炎是由各种病因引起的胃黏膜慢性炎症，分为浅表性胃炎和萎缩性胃炎两种。其症状是上腹疼痛，食欲减退和餐后腹胀，进食不多但觉过饱，常因冷食、硬食、食辛辣或其他刺激性食物而引发或加重。

一般来说，慢性胃炎三分靠治，七分靠养。去医院进行详细的检查、治疗之后，还需要在日常生活中多多注意养护，比如需要注意劳逸结合；保持

愉快的心情，避免紧张、焦虑、恼怒等不良情绪；要特别注意胃部的保暖，适时增添衣服，夜晚睡觉盖好被子，以防因腹部着凉而引发胃痛；要忌口，不吃过冷、过烫、过硬、过辣、过黏的食物，更忌暴饮暴食，戒烟禁酒；服药时应注意服用方法，最好饭后服用，以防刺激胃黏膜而导致病情恶化。

除此之外，通过以下方法来通肠胃、促消化，恢复效果会更好。

按摩法

取穴：中脘穴、足三里穴、公孙穴。

操作：①用拇指指腹点按中脘穴 2 分钟，用力要均匀，有一定力度，若感到指下有胃蠕动感或听到肠鸣更佳。②两手手指指腹端垂直用力按压足三里穴 2 分钟，用力要重，不过总体以自己可耐受为度。③用拇指或食指指端反复按压公孙穴 2 分钟，力度以稍有疼痛感为宜。

拔罐法

取穴：脾俞穴、胃俞穴、内关穴、足三里穴、大椎穴、身柱穴、中脘穴、天枢穴、关元穴。

操作：取仰卧位，露出腹部。用闪火罐法将玻璃火罐吸拔在穴位上，在每个穴位施行闪罐 20~30 次，之后留罐 10 分钟。每天 1 次，症状缓解后可以改为隔日 1 次。

刮痧法

取穴：天宗穴、胆俞穴、期门穴、日月穴、阳陵泉穴、光明穴、丘墟穴。

操作：①采取合适体位，在要刮痧的部位均匀涂抹刮痧油，用刮痧板在每个穴位上进行刮拭。②发作期刮天宗、胆俞穴及肩胛部，同时刮期门、日月穴及小腹区。③缓解期刮胆俞、日月穴及上腹部，同时刮阳陵泉、光明、丘墟穴及小腿外侧部。力度由轻到重。

艾灸法

取穴：胃俞穴、中脘穴、足三里穴。

操作：3个穴位用艾条悬起灸，每次每穴10~20分钟。每天1次，5天为1个疗程，间隔2日可行下一个疗程。

食疗法

山药萝卜鸡胗煲　山药100克，鸡胗1个，白萝卜200克，无花果30克，高汤、盐、味精各适量。无花果用清水浸泡半天，山药、白萝卜去皮切小块，鸡胗清理干净切小块。鸡胗放入砂锅中，加高汤，用文火煲40分钟，放入山药、白萝卜、无花果、盐，用中火煲30分钟后，加味精调味即可。日常佐餐常食，可以养脾胃，调理慢性胃炎。

火腿白菜汤　火腿100克，白菜1棵，盐、味精、料酒各适量。白菜取心，洗净，切去较老的根部，火腿切薄片；白菜、火腿放入汤碗中，加入适量的清水、盐、味精、料酒蒸90分钟，直到白菜酥烂为止即可。日常佐餐常食，可以促进消化，对防治慢性胃炎有效。

薏苡仁瘦猪肉煲　薏苡仁100克，瘦猪肉150克，鲜百合40克，盐适量。薏苡仁放入清水中浸泡半天；瘦猪肉用温水洗净，切片；百合洗净。薏苡仁、瘦猪肉放入锅中，加适量水，武火煮至八成熟，加百合、盐，转文火煮至熟即可。日常佐餐常食，可以有效防治慢性胃炎。

慢性肠炎　激活胃肠功能，增强胃肠活力

慢性肠炎指的是肠道的慢性炎症性疾病，常呈现间断性腹部隐痛、腹胀、腹痛、腹泻，重者可有黏液便或水样便。多由细菌、霉菌、病毒、原虫等微生物感染所致。发病后要及时去医院进行检查治疗，以下方法可以帮助大家

激活胃肠功能，增强胃肠活力，作为治疗期间的辅助疗法使用，能辅助慢性肠炎尽快康复。

按摩法

取穴：胃俞穴、梁丘穴。

操作：①双手拇指同时用力按压或揉压左右两侧胃俞穴 3~5 分钟，以有酸胀感为宜。②两手手指指腹端按压梁丘穴 3~5 分钟。7 天为 1 个疗程，可以根据具体情况看是否继续进行。

艾灸法

取穴：中脘穴、天枢穴、关元穴、腹结穴、命门穴、大肠俞穴、关元俞穴、足三里穴、涌泉穴。

操作：①用灸盒艾灸，覆盖腹部，痛点部位重点灸。②每个穴位艾灸 40 分钟。

注意：艾灸以自己舒适为度，长期坚持可以帮助修复破损的肠黏膜，消炎，让慢性肠炎尽快恢复。

食疗法

山药扁豆粥　山药、白扁豆各 30 克，金樱子 15 克，粳米 60 克，冰糖适量。金樱子放入锅中，加水煎汤，去渣取汁。山药、白扁豆、粳米洗净，放入锅中，加适量水武火煮沸，加药汁煮至粥成，加冰糖调味。日常佐餐食用，可以缓解慢性肠炎，对于慢性肠炎导致的腹泻治疗效果更佳。

薏苡仁粥　薏苡仁、粳米各 50 克，白糖适量。薏苡仁、粳米淘洗干净，放入锅中，加水煮粥，调入白糖。每天分 2 次服食，作为日常佐餐常食即可。

茯苓大枣山药粥　茯苓、山药各 20 克，大枣 10 克，粳米 50 克，红糖适量。大枣去核，与茯苓、山药、粳米同煮成粥，加适量红糖调味即可。分 3 次佐餐食用。

胃及十二指肠溃疡　　调理肠胃，强化黏膜的防御能力

　　胃及十二指肠溃疡是以上腹痛为主要症状的一种慢性疾病。主要原因是原本消化食物的胃酸和胃蛋白酶刺激了自身的胃壁和十二指肠壁，从而损伤黏膜导致的。其中，胃溃疡疼痛常在饭后 30 分钟发生，1~2 小时后逐渐消失；十二指肠溃疡疼痛常在饭后 2~3 小时发生，持续不断直至进食后缓解。

　　患有胃及十二指肠溃疡溃疡后，除了去医院进行正规的检查、治疗之外，日常生活中还要注意：饮食有规律，三餐定时、定量，不暴饮暴食，不饥饱无常；饮食宜精细，避免进食刺激性食物及难消化的食物，多吃富含维生素的食品，戒烟、酒；保持适当的柔缓运动，如散步、慢跑、打太极拳等；劳逸结合，避免过度疲乏；避免受冷，同时还应少吃生冷瓜果；放松情绪，避免精神紧张、情绪激动或过分忧虑。

　　除此之外，可以通过以下方法来调理肠胃，强化黏膜的防御能力，帮助自己尽快康复。

按摩法

　　取穴：胃肠点、足三里穴、中脘穴。

　　操作：①用拇指指腹点按胃肠点约 2 分钟，以有疼痛感为度。②用拇指指端按掐足三里穴，一掐一松，以有酸胀、发热感为度，连做 36 次，两侧交替进行。③用拇指指腹点按中脘穴，用力均匀，有一定力度，若感到指下有胃蠕动感或听到肠鸣更佳。

艾灸法

　　取穴：期门穴、中脘穴、手三里穴、阴陵泉穴。

　　操作：取如黄豆大或枣核大的艾炷，每穴每次施灸 5~7 壮，以局部皮肤

红晕、不起疱为度。每日或隔日施灸 1 次，7~10 次为 1 个疗程，每个疗程之间间隔 5 天。

拔罐法

取穴：第 1 组为大椎穴、肝俞穴、脾俞穴；第 2 组为天柱穴、胃俞穴、中脘穴。

操作：两组穴位交替使用，每次 1 组穴位，拔大号火罐，若在拔罐前对以上各穴施行三棱针放血，则效果更好。

注意：拔罐可以请家人帮忙，但是如果要施行三棱针放血，则一定要找专业人士进行。

食疗法

二姜粥 高良姜、干姜各 10 克，大米 100 克。大米淘净放入锅中，加水熬煮成粥，快熟时加入高良姜和干姜，再煮沸即可，温热服食。可以散寒止痛，适合寒邪犯胃导致的胃及十二指肠溃疡患者食用。

莲藕梨汁 莲藕 100 克，大鸭梨 1 个。莲藕、大鸭梨分别洗净，切丁榨汁，然后搅拌均匀空腹饮用，每日 1 次，连服 3 天。可以泻胃火，对于胃及十二指肠溃疡有一定的缓解作用，同时可以缓解相关疾病所致的胃脘灼热疼痛、口臭、牙龈出血等症状。

土豆蜜膏 土豆 500 克，蜂蜜 1000 克。土豆去皮，洗净，切细，加水捣烂，用洁净的纱布绞取汁液，倒入锅中文火煎熬，煎至黏稠时加入蜂蜜，再次煎至黏稠时，关火，冷却，装入玻璃瓶中密封，放入冰箱冷藏，每次服用 1 汤匙，每天 2 次，空腹服下，连服 15~20 天。

怀山药粥 怀山药片（药店选购）50 克，粳米 100 克。粳米淘洗干净，放入锅中，加怀山药片、水，大火煮沸，转小火熬煮成粥即可。每日 1 剂，分 3 次服，有健脾养胃的功效。

腹痛　辨证施治，安全为本

　　腹痛是指由各种原因引起的腹腔内脏器的病变，表现为腹部疼痛的一种疾病。分为急性腹痛和慢性腹痛，急性腹痛具有变化多、发展快的特点，一旦延误诊断，会造成严重后果，甚至引起死亡；慢性腹痛可由多种原因引起，情况复杂，不宜拖延。因此无论是急性还是慢性腹痛，一旦发生，要立即到医院进行检查治疗。只有辨证施治，才是安全消除腹痛的好方法。以下缓解腹痛的中医特色方法，要在确定没有器质性病变、医生允许的情况下进行，不可自行盲目使用。

按摩法

　　取穴：上巨虚穴、天枢穴。

　　操作：①用拇指或食指指腹垂直用力按压上巨虚穴 3 秒钟后放松，重复操作 10 次，以有酸痛感为度。②用食指或中指的指腹按压天枢穴，同时向前挺出腹部并缓慢吸气，上身缓慢向前倾呼气，反复做 5 次。

艾灸法

　　取穴：下巨虚穴、天枢穴。

　　操作：下巨虚穴悬起灸，天枢穴悬起灸或隔附子灸，每个穴位 10~20 分钟。

　　注意：以上两个穴位每天艾灸 1 次，5~7 天为 1 个疗程，间隔 2 日可行下一个疗程。这样两个穴位上下呼应，打通经络气血，可以有效改善气血流通，缓解腹痛症状。

黄芪糖粥　黄芪 10 克，粳米 100 克，麦芽糖 15 克。黄芪煎汤取汁，与粳米一同煮粥，至粥熟时调入麦芽糖即可。每日 1 剂，分早、晚温热食用，连服 7~10 天。对于脾胃气虚导致的腹痛尤其有效。

高良姜粥　高良姜粉 5 克，粳米 50 克，红枣 5 个，白糖适量。粳米、红枣洗净，一同放入砂锅内，加水 500 毫升煮粥，至粥将成时放入高良姜粉，调入白糖，再煮片刻即成。每日 1 剂，分早、晚温热食用，5 天为 1 个疗程。对于脾胃虚寒导致的腹痛尤为有效。

花椒炒鸡蛋　花椒 10 克，鸡蛋 1 个。花椒研细末，锅中热油，放入花椒粉略炒片刻，打入鸡蛋炒熟食用。每日 2 剂，随餐食用，一般连服 2 日可止腹痛。

腹泻　调理肠胃功能，防治腹泻

腹泻是指排便次数明显超过平日习惯的频率，粪质稀薄，水分增加的一种常见症状。一般来说，腹泻常伴有排便急迫感、肛门不适、失禁等症状，如果超过 1 天得不到缓解，最好去医院进行检查治疗。与此同时，可以通过以下方法来调理肠胃功能，达到防治腹泻的目的。因为所选的穴位均是胃经、肾经、小肠经等经络的重要穴位，均有防治腹泻的作用。所选的食疗方则可以调养脾胃，整体提升脾胃健康，防治腹泻。

按摩法

取穴：神阙穴、足三里穴、涌泉穴。

操作：①将双手搓热，两只手交叠盖住肚脐，即神阙穴，进行按摩。②用拇指指端按掐足三里穴，一掐一松，以有酸胀、发热感为度，连做

36 次，两侧交替进行。③用手部小鱼际擦涌泉穴 2 分钟，以有热感为度。

🌸 刮痧法

取穴：中脘穴、气海穴、天枢穴、足三里穴、上巨虚穴、阴陵泉穴、公孙穴。

操作：①以面刮法刮拭中脘穴至气海穴、双侧天枢穴。②以面刮法从上向下刮拭足三里穴至上巨虚穴，再按揉双侧阴陵泉穴、公孙穴。

🌸 艾灸法

取穴：下巨虚穴、天枢穴、梁丘穴。

操作：悬起灸，每穴每次 10~20 分钟。每天 1 次，5~7 天为 1 个疗程，间隔 2 日可行下一个疗程。

🌸 食疗法

姜糖饮　生姜 15 克，红糖 30 克。生姜打碎或切细，加入红糖，用开水冲 1 碗温服。每天 1~2 次，泻止为度。具有温中祛寒、解痛止泻的功效，适用于腹部受寒或过食生冷导致的腹泻。

藿香粥　干藿香 15 克，粳米 100 克。藿香研为细末。粳米淘洗干净，放入锅中，加水武火煮粥，粥将成时加入藿香末，转文火继续煮至粥成。每天 1 剂，早、晚分次服食，连食 3 天可见效。

蒸苹果　苹果 1 个，洗净，放入碗中隔水蒸至熟软，去掉外皮食用。每日 1 个，一次吃不完可分 3~5 次吃完，连吃 7~10 天。不仅成年人腹泻可以食用，小儿腹泻初起尤为适用。

扁豆山药粥　扁豆、山药各 60 克，大米 50 克。山药去皮，洗净，切块；扁豆、大米分别洗净。锅中倒入适量水，放入扁豆、大米大火煮沸，加山药，转小火熬煮成粥。有健脾益胃、消暑止泻的功效。

腹胀　调理脾胃，通气导滞

腹胀主要是由于胃肠道内存在过量气体，以腹部胀大、皮色苍黄、脉络暴露、腹皮紧绷如鼓为特征的一种胃肠功能紊乱症状。通过以下方法可以进行治疗，可以起到行气除胀、健脾纳食的功效，恢复效果良好。

除此之外，日常生活中还要注意：少吃高纤维食物，如辣椒、蕨菜、菜花、菠菜、南瓜以及各种杂粮等；少吃产气食物，如豆类及豆制品；避免暴饮暴食、狼吞虎咽的饮食习惯；克服焦躁、忧虑、悲伤、沮丧、抑郁等不良情绪，以免其减弱消化功能，导致腹胀加剧。

按摩法

取穴：足三里穴、气海穴、天枢穴。

操作：①两手拇指按在两边的足三里穴上，其余的4个手指放在小腿的后方，最后向外侧按揉，每次按揉30~40次，以局部有酸胀感为宜。②用中指指端顺时针按揉气海穴2分钟，以局部发热为宜。③用拇指或食指指腹顺时针按摩天枢穴1分钟，换逆时针再按摩1分钟，总体以局部酸胀感，并且酸胀感往腹部扩散为好。

艾灸法

取穴：玉堂穴、鸠尾穴、脾俞穴、胃俞穴。

操作：取如黄豆大的艾炷，每穴每次灸3~5壮，以自觉内部温热舒适，无灼痛感为度。每天施灸1次。

拔罐法

取穴：脾俞穴、内关穴、中脘穴、足三里穴、丰隆穴。

操作：常规拔罐即可，以上穴位每穴留罐 10 分钟，每天 1 次，5 次为 1 个疗程。

注意：以上选穴适合痰湿内阻导致的腹胀，表现为脘腹胀满不适、恶心呕吐，伴有头晕目眩、头重如裹、身重肢倦、咳嗽痰多、口淡不渴等。如果是肝郁气滞导致的腹胀，症状表现为脘腹部胀闷不舒、痞塞满闷、胸胁胀满、嗳气则舒，伴有心烦易怒，时作叹息，常常因情志因素而症状有所加重，可取肝俞穴、胃俞穴、期门穴、章门穴、中脘穴、天枢穴。拔罐方法同上。

食疗法

砂仁鲫鱼汤 砂仁 3 克，鲫鱼 1 条，葱、姜、盐、料酒各适量。鲫鱼处理干净，砂仁洗净装入鱼腹；葱切段，姜切片。以上材料放入锅中，加水适量，武火煮沸，转文火炖至鱼熟，加盐、料酒调味，盖盖焖 10 分钟。平时佐餐常食，可以行气利水、健脾燥湿，对于脾胃虚弱导致的食少腹胀有改善作用。

胡椒炖猪肚 猪肚 1 个，白胡椒 13 克，葱段、姜片、大茴香、料酒、盐各适量。猪肚除去筋膜，清洗干净，白胡椒捣碎装入猪肚中，倒入适量水，猪肚切口扎紧，放入锅中，加并在肚内留适量水分，将肚的切口用线缝投入锅内，加葱段、姜片、盐、大茴香、料酒和适量水，文火炖至熟。日常佐餐食用，可以温中化湿、行气止痛，有效防治腹胀。

便秘 增加肠道蠕动能力，分型治便秘

便秘是指大便干燥、排出困难，或者排便间隔时间较长，次数减少，经常 3~5 日或 6~7 日才能大便 1 次的一种症状。部分患者还伴有头痛头晕、腹

中胀满疼痛、易怒等症状，甚至引发痔疮、肛裂。中医学认为，出现便秘的情况后，辨证分型治疗效果会更好。

按摩法

取穴：支沟穴、足三里穴、腹结穴、大肠俞穴。

操作：①用拇指指腹分别指压双侧支沟穴5~10分钟，由轻到重，以有酸麻胀痛感为度。②用拇指指端按掐足三里穴，一掐一松，以有酸胀、发热感为度，连做36次，两侧交替进行。③拇指或食指指腹按住腹结穴后稍加压力，以感到酸胀为佳，然后顺时针方向点揉1分钟。④先同时按压两侧大肠俞穴1分钟，再重点按摩左侧大肠俞穴3分钟，以有酸胀感为度。

注意：以上选穴可以加强肠蠕动，增强大肠传导功能，缩短大便在肠内停留的时间，对一般便秘均有效果。如果是胃肠积热导致的便秘，症状表现为大便干结，小便短赤，面红身热，口干心烦，口臭。则取整个腹部和大横、腹结、曲池、上巨虚穴。先用手掌顺时针方向按摩腹部8分钟，再用手指指腹着重按揉每个穴位1分钟，以感到发热为佳。

如果是气血亏损导致的便秘，症状表现为便秘或排便不畅，但大便并不干结，便后疲乏，伴有汗出气短、头晕心悸。取整个腹部、胸上部和大横、膈俞、血海穴。先用手掌顺时针按摩腹部，重点按揉大横穴1分钟，并横擦胸上部。再用手指指腹按揉膈俞、血海穴各1分钟，以感到酸胀为佳。

如果是气机郁滞导致的便秘，症状表现为大便秘结，欲便不得，打嗝频繁，胸胁胀痛。取背部膀胱经、胸上部、两肋和章门、期门、膻中、肺俞穴。先用拇指按揉章门、期门、膻中穴，以感到酸胀为佳。再推背部膀胱经，重点按揉肺俞穴1分钟。最后用手掌横擦胸上部，斜擦两肋，以感到发热为佳。

如果是阴寒凝结导致的便秘，症状表现为大便艰涩，难以排出，腹中冷痛，小便清长，四肢发冷，腰膝酸软。取腰背部、督脉以及肾俞、命门穴。

先横擦腰背部，重点按揉肾俞、命门穴各 1 分钟，以感到发热为佳。再直擦背部督脉，时间约 5 分钟，以感到发热为佳。

刮痧法

取穴：膈俞穴、肝俞穴、脾俞穴、胃俞穴、大肠俞穴、天枢穴、腹结穴、大横穴、支沟穴、足三里穴、上巨虚穴、太溪穴、照海穴。

操作：①刮背部脊柱两侧足太阳膀胱经，从膈俞穴处向下，经肝俞、脾俞、胃俞等穴刮至大肠俞处，以皮肤出痧为度。②刮腹部胃经天枢穴，脾经腹结穴、大横穴，以皮肤出痧为度。③刮上肢三焦经支沟穴，下肢胃经从足三里穴刮至上巨虚穴，再从足部太溪穴刮至照海穴，以皮肤出痧为度。

注意：刮痧前刮痧部位均匀涂抹刮痧油，刮痧力度以耐受为度。如果是大肠燥热导致的便秘，表现为大便干结，腹胀腹痛，面红身热，口干口臭，心烦不安，小便短赤。取天枢、曲池、合谷、支沟、照海穴。在刮痧部位均匀涂抹刮痧油，先刮腹部天枢穴，再刮上肢曲池、合谷、支沟穴，最后刮下肢照海穴。可以通调大肠腑气，清泻大肠腑热，缓解便秘。

如果是气血亏损导致的便秘，表现为大便秘结，胸胁满闷，腹中胀痛，肠鸣矢气，嗳气频作。取中脘、天枢、支沟、照海、太冲穴。在刮痧部位均匀涂抹刮痧油，先刮腹部中脘、天枢穴，再刮上肢支沟穴，最后刮下肢照海、太冲穴。可以整体疏调肠胃气机，防治便秘。

拔罐法

取穴：天枢穴、足三里穴、神阙穴、脾俞穴、大肠俞穴、气海穴、大巨穴、支沟穴。

操作：用闪火法将罐吸拔在以上穴位，每穴留罐 10~15 分钟，每天 1 次。可以强脾和胃、理气通络，有效改善便秘症状。

艾灸法

取穴：天枢穴、脾俞穴、关元穴、肾俞穴、照海穴。

操作：天枢穴悬起灸，每次 10~20 分钟。其他穴位隔姜灸或隔附子灸，每穴 10 分钟。

注意：每天 1 次，5~7 天为 1 个疗程，间隔 2 日可行下一个疗程。长期坚持可以调理脾胃、温阳补肾、滋阴清热，防治便秘。

食疗法

醋拌圆白菜 圆白菜 500 克，醋、盐、味精各适量。圆白菜掰开，洗净，放入开水中炒熟，捞出用凉水冲凉，挤干水分，切块。红辣椒洗净，切丝。以上材料放入碗中，加醋、盐、味精搅拌均匀。日常佐餐常食，可以增强排便效果。

海带拌黄豆 海带 300 克，黄豆 100 克，葱花、盐、味精、酱油、醋各适量。海带用开水焯熟，切丝；黄豆用水煮熟。两者共同放入小盆中，加葱花、盐、味精、酱油、醋搅拌均匀即可。日常佐餐常食可以促进胃肠蠕动，防治便秘。

痔疮 促进直肠收缩，促使大便通畅

痔疮是由直肠末端黏膜下和肛管皮肤下静脉丛发生扩张和屈曲而形成一个或多个柔软静脉团的一种慢性疾病。医学上分为内痔、外痔和内外混合痔 3 种类型。内痔以便血、痔核脱出为主要症状；外痔以疼痛、肿块为主要症状；混合痔以直肠黏膜及皮肤脱出、坠胀、疼痛、反复感染为主要症状。日常生活中，坚持以下方法可以帮助我们防治痔疮。因为以下中医特色方法可以润肠通便、活血消痔，从根本上调理体质，预防痔疮；也可以促进直肠收缩，帮助痔疮造成的脱肛等在一定程度上有所恢复。

除此之外，日常生活中要注意加强锻炼；纠正不良姿势，避免久坐、久站、久行；调节饮食，多吃可以消除便秘的可溶性膳食纤维的食物，少吃烈性、上火的食物；养成每天排便 1~2 次的好习惯，每次排便不超过 5 分钟，同时不要出现久忍大便、蹲厕时间过长、排便过分用力、排便时读书看报等不良习惯；保持肛门清洁，每次大便后清洗肛门，尤其是腹泻时，勤换内裤；不要用不清洁或过于粗糙的手纸或废纸等揩拭肛门。

按摩法

取穴：长强穴、孔最穴、承山穴。

操作：①用食指指腹用力按揉长强穴 1~3 分钟，以有酸胀感为度。②用拇指指腹用力按压孔最穴 2~3 分钟，以略感酸痛为度。③用拇指或食指强力旋转按压承山穴 1 分钟，停 30 秒钟再按压 1 分钟，反复进行，以有酸、麻、胀感或局部胀满为度。

刮痧法

取穴：商阳穴、二间穴、三间穴、百会穴。

操作：①在需要刮痧部位均匀涂抹刮痧油。②对整个食指进行刮痧，从指尖向手掌刮，以出痧为度。③着重刮拭以上 4 个穴位，每穴 1 分钟，以发红、发热或出痧为宜。

注意：以上穴位配伍使用可以润肠通便、提升中气，有效防治痔疮。每次刮痧间隔以每次出痧退却、皮肤恢复为度，直至痔疮缓解后停止刮痧。

艾灸法

取穴：足三里穴、曲池穴、中脘穴、关元穴、大肠俞穴、百会穴。

操作：①外痔的艾灸方法：悬起灸，除百会穴外每穴灸 15 分钟，每天

1 次，适合于未出现肛门疼痛或炎症的外痔。如果外痔出血，再加入百会穴进行悬起灸。②内痔的艾灸方法：悬起灸，每穴灸 15 分钟，每天 1 次。如果内痔大量出血，可延长百会穴的艾灸时间为 30 分钟，这样既能止血，又能缓解肛门疼痛。

拔罐法

取穴：气海俞穴、大肠俞穴、足三里穴、委中穴、承山穴。

操作：常规拔罐，每穴留罐 10 分钟，每天 1 次，5 次为 1 个疗程。

注意：以上选穴适用于饮食不节、损伤脾胃导致的痔疮，表现为喜食辛辣食物，胃中灼热，便后出血，血色鲜红，肛门发痒，大便不畅，全身症状不明显。如果是湿热下注导致的痔疮，症状表现为肛门边缘肿痛，口干口苦，胃部疼痛，食欲不振，大便干燥或秘结，小便色黄，便时滴血。取大肠俞、阴陵泉、承山、内庭穴。大肠俞、承山、阴陵泉穴常规拔罐，留罐 10 分钟，内庭穴消毒，三棱针点刺出血，出血量以 3~5 毫升为度，之后拔罐留罐 10 分钟，每天 1 次，5 次为 1 个疗程。

食疗法

凉拌马齿苋鱼腥草　马齿苋、鱼腥草各 250 克，盐、味精、酱油、麻油、醋各适量。马齿苋、鱼腥草洗净，放入沸水中焯熟，捞出凉水冲洗，挤干水分，放入碗中，加盐、味精、酱油、麻油、醋搅拌均匀即可。分中、晚两顿食用。日常佐餐常食，可以改善便秘、痔疮等。

黄花菜木耳汤　黄花菜 100 克，木耳 25 克，白糖适量。黄花菜、木耳洗净，拣去杂质，放入锅中加水煮 1 小时，调入白糖继续煮 5 分钟即可。每日 1 剂。适用于湿热脱肛，排便时肛门痛或便后滴血等症状。

健脾牛肉羹　牛肉 250 克，芡实、薏苡仁各 25 克，生姜、料酒、酱油、盐、味精各适量。芡实淘洗干净，放入清水中浸泡 2 小时；薏苡仁洗净，放入锅内炒熟；牛肉洗净，切小块，加料酒、酱油腌 30 分钟；生姜切片。芡实、牛肉放入锅中，加水适量武火煮沸，撇去浮沫，加薏苡仁、姜片，转文火继续煮至熟，加盐、味精调味即可。每日 1 剂，可常食。

高血压 调理肝肾，降血压

高血压是指在静息状态下动脉收缩压 ≥ 140mmHg 和（或）舒张压 ≥ 90mmHg，常伴有脂肪和糖代谢紊乱以及心、脑、肾和视网膜等器官功能性或器质性改变，是以器官重塑为特征的全身性疾病。高血压病主要与中枢神经系统和内分泌调节功能紊乱有关，也与年龄、职业、环境、肥胖、嗜烟等因素有关。中医学认为，高血压主要由于肝肾阴阳失调所致，通过以下方法疏肝利胆、调和阴阳等，对于缓解高血压有一定疗效。

除此之外，高血压患者要忌食辛辣有刺激性的食物，多食低盐、低脂、蔬菜、水果等清淡食物，戒除烟酒；调适情志，保持乐观的情绪；保证充足的睡眠，注意劳逸结合；加强锻炼，提升身体素质。并在眩晕、头痛发作明显时闭目休息，少做或不做旋转、弯腰等动作，以免诱发或加重病情。

按摩法

取穴：曲池穴、太冲穴、合谷穴。

操作：①用拇指尖点按曲池穴 1 分钟，以有胀痛感为度。②用拇指或食指指腹按压太冲穴 1 分钟，以有酸、胀、痛感为度。③用食指、拇指夹住合谷穴捏揉，捏揉时缓缓呼气，吸气时手不要动。每侧按揉 2~3 分钟，左右各 4~5 次。

刮痧法

取穴：风池穴、肩井穴、曲池穴、足三里穴、三阴交穴。

操作：①在刮痧部位均匀涂抹刮痧油。用刮痧板的凸面在皮肤表面呈45°由上至下，紧压皮肤，用力压刮。②先刮风池穴及头后部、肩井穴及肩部，再刮背部膀胱经，然后刮手臂曲池穴，最后刮下肢的三阴交、足三里穴。

注意：每次刮痧时间约10分钟，以出痧为度。待出痧退去、皮肤恢复后再进行下一次刮痧。连续5次为1个疗程，根据具体情况考虑是否继续使用。

艾灸法

取穴：肝俞穴、太冲穴。

操作：①肝俞穴悬起灸，每次10~20分钟，感觉以温热为度，火力不宜过强。②太冲穴悬起灸，每次10~20分钟，以感觉灼热为度。

注意：以上两个穴位艾灸均隔日进行1次，5次为1个疗程，每个月进行1个疗程即可。

拔罐法

取穴：大椎穴、曲池穴、足三里穴、阳陵泉穴。

操作：采用刺络拔罐法，用梅花针在上述各穴轻叩刺，以具体皮肤发红或微出血为度。之后拔罐，每个穴位留罐10分钟，每天1次，10次为1个疗程。

注意：刺络拔罐法最好找专业人士进行。以上取穴适合肝火偏旺导致的高血压，症状表现为头痛眩晕，面红目赤，口干口苦，急躁易怒，便秘尿黄，舌红苔黄。如果是痰浊上扰导致的高血压，症状表现为看东西时感觉物体在旋转，头重如被布裹住一样，胸闷、恶心、呕吐清水痰涎，脘腹不适，胃口差，精神疲倦。取中脘、内关、足三里、丰隆穴。用常规拔罐法。每穴留罐10分钟。每天或隔日1次，10次为1个疗程。

如果是肾虚火旺导致的高血压，症状表现为头痛头晕，耳鸣，眼花，头重脚轻，腰膝酸软，失眠多梦，急躁易怒。取肝俞、肾俞、三阴交、太冲穴。先搓揉太冲穴，消毒后用毫针或三棱针快速点刺，挤出5~10滴血，用棉球按压止血。其余穴位用常规拔罐法，留罐10分钟。每天或隔日1次，10次为1个疗程。

食疗法

芹菜粥　芹菜 50 克，大米 100 克。芹菜择洗干净，切丁；大米淘洗干净。大米放入锅中，加入适量水武火煮沸，放入芹菜丁，转文火继续煮至熟即可。日常佐餐常食，可以防治高血压。

松花蛋淡菜粥　松花蛋 1 个，淡菜 40 克，粳米 100 克，盐少许。松花蛋去皮，切小块；淡菜浸泡洗净；粳米淘洗干净。以上材料放入锅中，加水煮粥，粥将成时加盐调味，继续煮至粥熟烂即可。每早空腹用，连服 7~10 天。可以防治高血压，缓解高血压导致的耳鸣、眩晕等症状。

冬瓜草鱼汤　冬瓜 250 克，草鱼肉 200 克，盐、味精各适量。冬瓜去皮，洗净，切片。草鱼肉放入油锅中煎至两面金黄色，捞出放入砂锅中，加冬瓜和适量水，文火煲 3 小时，加盐、味精调味即可。

罗布麻五味子茶　罗布麻叶 6 克，五味子 5 克。罗布麻叶、五味子放入杯中，开水冲泡代茶饮。每日 1 次，可降血压，改善高血压症状。

糖尿病　提高胰脏功能，加速血糖分解

糖尿病是由遗传因素、免疫功能紊乱、微生物感染及其毒素、自由基毒素、精神因素等各种致病因子作用于人体，导致胰岛功能减退、胰岛素抵抗等而引发的糖、蛋白质、脂肪、水和电解质等一系列代谢紊乱综合征，临床上以高血糖为主要特点，表现为多尿、多饮、多食、消瘦等症状。

糖尿病不治疗会导致身体组织，特别是眼、肾、心脏、血管、神经的慢性损害、功能障碍。所以一旦出现糖尿病的相关症状，及时去医院进行检查，并进行相关治疗是必不可少的。此外，通过以下方法来提高胰脏功能，加速血糖分解，对于防治糖尿病也有一定效果。

🌸 按摩法

取穴：腕骨穴、肺俞穴、肝俞穴、脾俞穴、肾俞穴、中脘穴、气海穴、关元穴、神阙穴。

操作：①用拇指指腹或食指、中指指腹顺时针按揉腕骨、肺俞、肝俞、脾俞、肾俞、中脘、气海、关元穴各2分钟。②双手搓热，以神阙穴为中心，顺时针方向环旋摩腹部5分钟，以腹部发热为度。

🌸 艾灸法

取穴：脾俞穴、阳池穴、膀胱俞穴。

操作：悬起灸，每穴每次10~20分钟。每天1次或隔日1次，10次为1个疗程，每月1个疗程。坚持一段时间可以清热通络、通调三焦、益阴增液，对调理糖尿病效果甚佳。

🌸 食疗法

红薯叶炖冬瓜 红薯叶100克，冬瓜200克，盐适量。红薯叶洗净，放入沸水中略焯，捞出备用。冬瓜洗净，去皮，切块。锅中倒入适量水，武火煮沸，加冬瓜煮至熟烂，加红薯叶继续煮沸，加盐调味即可。日常佐餐常食，可以降糖利尿，有效防治糖尿病。不过肠胃积滞者不宜多食。

清炒苦瓜 苦瓜300克，葱花、蒜瓣、盐各适量。苦瓜洗净，切片，用盐稍腌出水后，放入沸水中焯1分钟，捞出控水。锅中倒入适量油武火烧热，加葱花、蒜瓣爆香，下苦瓜快炒约5分钟，加盐调味即可。分中、晚两顿食用，可日常佐餐常食，有降低血糖、滋肝补肾等功效，不过脾胃虚寒者不宜常吃。

玉米须粥 玉米须15克，粳米50克。玉米须洗净，放入锅中加水煎煮20分钟，去渣取汁。粳米淘洗干净，放入玉米须汁中熬煮成稀粥即可。有利尿泄热、平肝利胆等功效，对降低血糖有一定作用，可作为日常辅助食疗方使用。

高脂血症　活血化瘀，促进血液循环

高脂血症是一种全身性疾病，是指血液中的总胆固醇、甘油三酯过高或高密度脂蛋白胆固醇过低，其主要危害是导致动脉粥样硬化，进而引发一系列相关疾病，其中最常见的是冠心病。此外，高脂血症还是脑卒中、心肌梗死、猝死的危险因素。患有高脂血症后，调理周期较为漫长，除了接受医院的系统治疗之外，还可以通过以下方法来活血化瘀，促进血液循环，达到防治高脂血症的作用。

如果能同时在日常生活中养成以下好习惯，对于防治高脂血症事半功倍。比如饮食少油、少盐，限制高脂肪、高胆固醇类饮食，不吃动物脑髓、蛋黄、鸡肝、黄油等；低糖饮食，不吃甜食和零食，多吃蔬菜和水果；饥饱适度，不要暴饮暴食，每餐进食量 7~9 成饱为好；少喝咖啡，并禁服含有咖啡因的药物；适当进行体育锻炼，如慢跑、五禽戏、太极拳、打乒乓球等。

按摩法

取穴：丰隆穴、足三里穴、阳陵泉穴。

操作：①用拇指或食指指腹稍用力按揉丰隆穴 1~3 分钟，以有酸胀感为度。②用拇指指腹用力按压足三里穴 3 分钟，力度稍重。③以拇指指尖点按阳陵泉穴 20 次，力度稍重，以自己耐受为度。

艾灸法

取穴：阳池穴、三焦俞穴、地机穴、命门穴、三阴交穴、大椎穴。

操作：用中号艾炷隔姜灸，每次每穴灸 5 壮，每天灸 1 次，1 个月为 1 个疗程。

凉拌洋葱 洋葱、辣椒各 1 个，芹菜 1 根，香菜、蒜、番茄酱、甜辣酱、酱油、糖、柠檬汁各适量。洋葱去皮，洗净，切丝；芹菜择洗干净，切段，放入沸水中焯熟；辣椒洗净，去蒂，切丝；香菜、蒜择洗干净，切末。以上材料放入碗中，加调料搅拌均匀即可。日常佐餐常食可以降血脂。

银耳炒肉丝 干银耳 1 朵，瘦猪肉 150 克，酱油、淀粉、盐、味精各适量。银耳用温水泡发，去蒂、杂质，洗净，撕成小朵；瘦猪肉切丝，放入淀粉、酱油腌制入味。锅中倒入适量油烧热，放入瘦猪肉炒至八成熟，加入银耳、盐及少许酱油、沸水，武火翻炒 5 分钟，撒味精，翻炒均匀即可。

慢性胆囊炎　疏肝理气，健脾化湿

慢性胆囊炎是由急性或亚急性胆囊炎反复发作，或长期存在的胆囊结石所致胆囊功能异常的一种疾病。据临床研究表明，约 25% 的慢性胆囊炎患者存在细菌感染，其发病基础是胆囊管或胆总管梗阻。慢性胆囊炎好发于 35~55 岁的中年人。根据胆囊内是否存在结石，分为结石性胆囊炎与非结石性胆囊炎。其中结石性胆囊炎一定要入院检查治疗；非结石性胆囊炎是由细菌、病毒感染或胆盐与胰酶引起的慢性胆囊炎，在入院检查治疗的基础上，可以通过以下方法疏泄肝胆，达到调理慢性胆囊炎的目的。

按摩法

取穴：章门穴、期门穴、胆囊穴、足三里穴、肝俞穴、胆俞穴、膈俞穴、阿是穴。

操作：①取仰卧位，家人用掌擦法擦两胁肋2分钟；再用拇指指端按压章门、期门、胆囊穴、足三里穴各1分钟。②取左侧卧位，左腿伸直，右腿屈曲，家人站其背后，用双手提拿右季肋部2分钟。③取俯卧位，家人用拇指指端按压肝俞、胆俞、膈俞穴及背部阿是穴各2分钟。

注意：以上取穴按摩方法可以疏肝解郁、活血化瘀，适用于肝郁气滞型慢性胆囊炎，症状表现为易怒，胁痛或上腹痛、脘胀嗳气，舌淡苔白。如果是脾虚湿阻型慢性胆囊炎，症状表现为隐隐持续腹痛，喜按喜热，进食少，便溏，心悸晕眩，虚烦少眠，月经不调。则取梁门、章门、胆囊、足三里、丰隆、肝俞、胆俞、脾俞、三焦俞穴。按摩时先取仰卧位，家人用手掌快速推抚右胁肋部1分钟；用双手掌相叠逆时针按上腹部30次；用拇指指端压梁门、章门、胆囊、足三里、丰隆穴各1分钟。再取左侧位，依照肝郁气滞按摩疗法操作即可。

如果是胃虚食滞型慢性胆囊炎，症状表现为饮食无味，食后饱胀，嗳气吞酸，呕吐不消化食物，吐后或矢气后症状减轻，大便臭秽。则取天枢、梁门、京门、期门、足三里、胆囊、手三里穴。按摩时先取仰卧位，家人用手掌按揉腹部2分钟；用拇指指端按压天枢、梁门、京门、期门、足三里、胆囊、手三里穴各1分钟。再取左侧位，依照肝郁气滞按摩疗法操作即可。

艾灸法

取穴：日月穴、胆俞穴、足三里穴、太冲穴。

操作：用艾炷灸，每穴每次灸3~5壮，灸至皮肤红润，中央略黄，灸后无任何痛苦，皮肤不起疱、不化脓为宜。

注意：在施灸过程中，稍感灼痛感应立即更换艾炷再灸。每天施灸1次，7次为1个疗程。

刮痧法

取穴：胆俞穴、风市穴、日月穴。

操作：①在需要刮痧部位均匀涂抹刮痧油。② 3 个穴位重点刮，以出痧为度。③刮小腿外侧和内侧，每次 30~50 次，以出痧为准，不过如果没有出痧也不要强行出痧。

注意：当痧退去后再刮下一次，一般连续 5~7 次，会有良好的效果。

食疗法

胡椒砂仁炖猪肚　胡椒 30 克，砂仁 10 克，生姜 15 克，大枣 5 枚，猪肚 1 个，盐适量。猪肚去筋膜，洗净；大枣去核；胡椒、砂仁研细末；生姜切丝。胡椒、砂仁、生姜、大枣放入猪肚中，扎紧猪肚切口，放入锅中，加水适量武火煮沸，加盐调味，文火炖至熟即可。每 2 日 1 剂，服用 7 剂为 1 个疗程，可以祛瘀止痛，对慢性胆囊炎有调理效果。

金钱银花瘦肉汤　干金钱草 80 克，干金银花 60 克，瘦猪肉 600 克，料酒、盐各适量。金钱草与金银花稍微冲洗一下，装入纱布包中，封口。瘦猪肉切片。共同放入锅中，加水没过猪肉，武火煮沸，加料酒，转文火炖至熟，捞出药包，加盐调味即可。中、晚分 2 次食用，可日常佐餐常食。可以清热解毒、消石散结，适用于慢性胆囊炎者食用。

脂肪肝　疏通经络，注意饮食与运动

脂肪肝是一种常见的临床现象，为肝细胞内脂肪堆积过多引发的一种肝脏病变。由于现代人的生活、饮食等习惯的改变，脂肪肝成为仅次于病毒性肝炎的第二大肝病。其临床表现轻者无症状，重者病情凶猛。一般而言，脂肪肝属可逆性疾病，早期诊断并及时治疗往往可以恢复正常。所以在感觉肝区不舒服时，最好去医院进行检查治疗。如果确诊为脂肪肝，在积极治疗的同时可以用以下方法来舒经通络，达到缓解脂肪肝症状的目的。

除此之外，日常生活中也要通过调整饮食和加强运动来辅助治疗脂肪肝。比如，饮食要注意荤素搭配，保持低脂饮食，并增加蛋白质的摄入量，限制糖类和胆固醇的摄入量；忌酒、忌辛辣。运动以游泳、散步、太极拳、瑜伽等低强度、时间适中的有氧运动为主。如果脂肪肝已经发展到肝硬化阶段，则要限制运动，以免病情恶化。

按摩法

取穴：足三里穴、太冲穴、中脘穴、建里穴、下脘穴、涌泉穴。

操作：①每天按揉每侧足三里穴 30~50 次，以酸胀为度。②用拇指指尖慢慢地对太冲穴进行垂直按压。一次持续 5 秒钟左右，进行到疼痛缓解为止。③手掌按压在中脘穴上，手指按压在建里穴与下脘穴上，吸气时，两手逆时针揉按。呼气时，两手顺时针揉按。一吸一呼为 1 圈，即为 1 次，可连续做 50 次。④每晚睡前，盘腿而坐，用双手按摩或屈指点压双侧涌泉穴，力量以该穴位达到酸胀感觉为宜，每次 50~100 次。

注意：以上穴位可以单个按摩，也可以配伍按摩。贵在长期坚持。

艾灸法

取穴：足三里穴。

操作：取黄连粉适量，用生姜汁调匀如泥膏状，制成直径约 15 毫米、厚度约 3 毫米的薄药膏饼，放置于足三里穴位上，点燃艾条，采用雀啄法一上一下地隔着药膏对穴位施灸，强度以局部有灼痛感为度，每穴每次灸 10~15 分钟，隔日 1 次，长期坚持效果良好。

注意：以上艾灸法为通用型，无论何种类型的脂肪肝都可以通过艾灸足三里穴来缓解。如果脂肪肝伴随低热，则取曲池、合谷、大椎穴。采用艾炷隔姜灸法进行艾灸。先取鲜姜 1 块，切成直径 3 厘米左右，厚 0.3~0.4 厘米的薄片，中间可以针刺几个小孔；然后将姜片置于需要艾灸的穴位上，将艾炷放在姜片上点燃，每穴各灸 1~3 壮，每天 1 次。

如果脂肪肝伴随身体虚弱，则取肾俞、命门、太溪、三阴交、外关穴。采用艾条温和灸。家人帮忙，取艾条2根，点燃后双手同时灸肾俞、命门各10~15分钟；然后灸一侧太溪、三阴交穴各5~10分钟；再灸外关穴2分钟。下次艾灸时再灸另一侧太溪、三阴交穴。艾灸每天1次。

如果脂肪肝伴随气血虚弱，则取气海、关元、血海、百会穴。采用艾条温和灸。家人帮忙，取艾条2根，点然后双手同时灸两侧穴位，每穴各灸6分钟，每天1次。

食疗法

山药牛肉汤　胡萝卜、土豆、山楂各30克，山药200克，牛肉300克，醋、盐、味精各适量。山药、土豆、胡萝卜洗净，去皮，切丁；山楂洗净，放入清水中浸泡2小时；牛肉洗净，放入沸水锅中煮10分钟后捞出，洗净切块。牛肉、山楂放入砂锅中，加适量水文火慢炖1小时，捞出山楂，加胡萝卜、土豆、山药、盐、醋继续煮至熟，加味精调味即可。日常佐餐常食，可以补中益气、滋养脾胃、强健筋骨、化痰息风等，从根本上调理身体，缓解脂肪肝。

清炒绿豆芽　绿豆芽500克，葱、姜、蒜、盐、味精、醋各适量。绿豆芽择洗干净，葱、姜、蒜切末。锅中倒入适量油烧热，放入葱、姜、蒜末爆香，加绿豆芽翻炒均匀，加醋翻炒至九成熟，加盐翻炒至熟，加味精调味即可。日常佐餐常食可以清肠胃、解热毒，对防治脂肪肝有效。

腰椎间盘突出　舒筋活络，理气镇痛

腰椎间盘突出是临床上较为常见的腰部疾患之一，是骨伤科的常见病、多发病。主要是由腰椎间盘发生变化、腰部外伤或长期的腰部劳损等引起的。其主要症状为腰及坐骨神经分布区域的放射痛，或伴有下肢麻木和感觉障碍等，严重者甚至影响翻身和坐立，对于日常生活影响较大，所以平时一定要做好腰部的防护工作。腰椎间盘突出之后，在未经医生检查之前，不宜随意进行按摩，以免造成更严重的后果。在确定是可以按摩的类型之后，再采用以下方法，比如穴位按摩、拔罐、艾灸等进行调理，舒筋活络、理气镇痛、强壮腰膝。

按摩法

取穴：腰阳关穴、命门穴、肾俞穴、环跳穴。

操作：①患者呈俯卧位，施术者以掌根按揉患者以上穴位，每穴 1~2 分钟。②推按腰背肌及臀肌 5~10 次，以皮肤发热为度。③捏拿大腿及小腿部肌肉，使之放松。④握住患者脚腕部，用力向下牵拉，并抖动下肢 2~3 次。

刮痧法

取穴：肾俞穴、大肠俞穴、关元俞穴、环跳穴、承扶穴、殷门穴、风市穴、委中穴、阳陵泉穴、承山穴。

操作：在需要刮痧部位均匀涂抹刮痧油，刮拭方向从上向下刮拭，刮板与刮痧方向保持 90°，刮痧时用力均匀，每穴每次 1 分钟左右，以发红、出痧为度。

艾灸法

取穴：殷门穴、承山穴。

操作：悬起灸，重灸，每穴每次 10~20 分钟。每天 1 次，5~7 天为 1 个疗程，间隔 2 日可行下一个疗程。

拔罐法

取穴：肾俞穴、腰阳关穴、阴陵泉穴、委中穴。

操作：用针刺后拔罐法。在以上穴位用酒精棉球消毒，先用毫针刺入，得气后留针 10 分钟，出针后，再进行常规拔罐，每穴留罐 10 分钟。之后如果可以再每穴每次悬起灸 15 分钟，效果会更好。

注意：以上选穴适用于寒湿型腰椎间盘突出，症状表现为腰部冷痛重着，每遇阴雨天或腰部感到寒凉后加剧，痛处喜温，转侧不利，静卧痛势不减，或伴有下肢肢体麻木重着疼痛，体倦乏力，或肢末欠温，食少腹胀。如果是瘀血型腰椎间盘突出，症状表现为腰痛如刺，痛处固定，日轻夜重，痛处拒按，轻者俯仰不便，重者不能转侧，面晦唇暗，伴有下肢肢体麻木疼痛，或时有短暂针刺样加剧，下肢活动后疼痛加重，或伴血尿，病势急暴，突然发病者，有闪挫跌打外伤史。取膈俞、肾俞、次髎、血海、委中穴。除了去掉艾灸之外，其他操作方法同上。

如果是肾虚型腰椎间盘突出，症状表现为腰痛以酸软为主，喜按喜揉，遇劳更甚，常反复发作，伴有腰膝无力，或见心烦失眠，口燥咽干。或见手足不温，少气乏力。取肾俞、大肠俞、次髎、委中、承山穴。用灸罐法。可先隔附子片或艾条直接温和灸各穴 15 分钟，再进行拔罐，留罐 10 分钟，每天 1 次，5 次为 1 个疗程。

食疗法

羊腿肉附片　羊腿肉 500 克，制附片 10 克，葱段、姜片、高汤、料酒、盐各适量。羊腿肉放入锅中加水煮熟，捞出切块；制附片洗净。准备一个大盘子，放入羊肉，羊肉上铺附片、葱段、姜片，加料酒、高汤、盐，上锅蒸 2 小时左右。适用于治疗腰椎间盘突出引起的腰膝酸软、关节痛等。

三七生地瘦肉汤　三七 12 克，生地 30 克，大枣 4 枚，瘦猪肉 300 克，盐适量。三七、生地洗净，三七打碎，放入砂锅中加水煎汤，去渣取汁。瘦猪肉切片，放入锅中，加水、大枣武火煮沸，加药汁，转文火煮至肉片熟烂，加盐调味。饮汤吃肉，隔日 1 剂，连吃 7 天，可以活血化瘀、定痛止痛，对于气滞血瘀导致的腰椎间盘突出有辅助改善的作用。

腰肌劳损 改善血液循环，缓解疲劳

腰肌劳损是指腰骶部肌肉、筋膜以及韧带等软组织慢性损伤，导致局部无菌性炎症，从而引起腰臀部一侧或者两侧的弥漫性疼痛的一种病症，属于比较常见的腰部劳损疾病。平时可以通过以下方法改善血液循环，缓解腰部疲劳，以此来防治腰部劳损。

按摩法

取穴：肾俞穴、大肠俞穴、秩边穴、次髎穴。

操作：以拇指指端按揉以上各穴，每次每穴 2 分钟。

注意：穴位按摩完成后，如果可以用掌根按揉腰部两侧肌肉 6 分钟，用虚掌拍打腰背部两侧骶棘肌，以皮肤微红为度，改善效果会更好。

刮痧法

取穴：人中穴、腰阳关穴、委中穴、足三里穴。

操作：在需要刮拭部位均匀涂抹刮痧油，用刮板角部轻刮穴位，以发红、出痧为度。

艾灸法

取穴：肾俞穴、志室穴、大肠俞穴、腰阳关穴。

操作：取黄豆大艾炷，隔姜灸，每穴每次灸 3~5 壮，以局部皮肤潮红湿润、不起疱为度。每天施灸 1 次，6 次为 1 个疗程。

拔罐法

取穴：肾俞穴、大肠俞穴、阿是穴。

操作：针刺后拔罐。在肾俞、大肠俞穴处消毒，以三棱针点刺出血，出血 3~5 毫升，之后常规拔罐，留罐 10 分钟。阿是穴常规拔罐，留罐 15 分钟。

食疗法

鸡蛋胡椒蒸肉　新鲜鸡蛋 2 个，白胡椒用量按患者每周岁 1 粒计算，最多不超过 50 粒，五花肉 100 克，盐适量。鸡蛋打散，加入白胡椒、五花肉、盐，文火清蒸。每日 1 剂，晚饭时服食，一般连续服食 3~5 天，可有效缓解腰肌劳损带来的疼痛感。

鹌鹑枸杞杜仲汤　鹌鹑 1 只，枸杞 30 克，杜仲 15 克，盐适量。鹌鹑处理干净，放入锅中，加枸杞、杜仲文火煮至九成熟，加盐调味，继续炖至熟。去药渣，食肉饮汤。每天 1 次，连服 5~7 天。日常佐餐常食，可以补益肝肾精血，改善腰肌劳损引发的腰膝酸软、身体疲劳等。

颈椎病　找准穴位，疏通经络除病痛

颈椎病又称颈椎综合征，是一种以退行性病理改变为基础的疾患。主要由于颈椎长期劳损、骨质增生，或椎间盘脱出、韧带增厚，致使颈椎脊髓、神经根或椎动脉受压，导致一系列功能障碍的临床综合征。颈椎病的主要症状表现为头、颈、肩、背、手臂酸痛，脖子僵硬，活动受限等。通过以下方法，可以息风醒脑、通利官窍、舒筋活络、强筋壮骨，总体调理筋骨、气血，在一定程度上帮助养护颈椎，防治颈椎病。

不过需要注意的是，颈椎病分型较多，感觉颈部不舒服，先去医院检查，确定自己颈椎病分型，是否可以进行按摩、刮痧等理疗方法，再自己操作为好。

按摩法

取穴：手三里穴、悬钟穴、肩外俞穴。

操作：①用大拇指指腹从里向外弹拨手三里穴，以有酸胀或胀疼感为度。②用大拇指指腹按揉悬钟穴，每次3~5分钟。③用一手绕过胸前置于另一侧的肩上，然后用食指和中指并拢按揉肩外俞穴，以有酸痛感为度。

注意：按摩完成后，如果可以在颈部敷热盐包30分钟，促进颈部血液循环，缓解颈椎疼痛的效果会更好。

刮痧法

取穴：哑门穴、大椎穴、肩井穴、天宗穴、曲池穴、手三里穴、外关穴。

操作：在需要刮痧部位均匀涂抹刮痧油，用刮板角部刮拭以上穴位，每穴每次1分钟，力度以自己耐受为度。

艾灸法

取穴：大杼穴、天柱穴。

操作：悬起灸，每穴每次10~30分钟。每天1次，5~7天为1个疗程，间隔2日可行下一个疗程。

食疗法

葛根煲猪脊骨　葛根30克，猪脊骨500克，盐适量。葛根洗净，猪脊骨切开，同放入锅内，加水，文火煲汤，汤成时加盐调味。日常佐餐常食，可以益气养阴、舒筋活络，在一定程度上缓解颈椎病造成的疼痛、酸困等症状。

杭白芍桃仁粥　杭白芍20克，桃仁15克，粳米100克，冰糖适量。杭白芍放入水中，文火煎取药汁500毫升；桃仁洗净，捣烂，加水研成糊状。粳米淘洗干净，放入药汁、桃仁糊和适量水煮粥，粥将成时调入冰糖，继续煮至熟即可。日常佐餐常食，可以活血养血、疏通经络，在一定程度上缓解颈椎病。

肩周炎　松解粘连，滑利关节

肩周炎是肩关节周围肌肉、韧带、肌腱、滑囊、关节囊等软组织损伤、退变而引起的关节囊和关节周围软组织发炎的一种慢性无菌性炎症。中医学认为，肩周炎的形成有内、外两个因素。内因是年老体弱、肝肾不足、气血亏虚，外因是风寒湿邪、外伤及慢性劳损。通过以下方法进行调理，既能从整体上补肝益肾、补虚养血、祛风散寒，又能松解粘连、滑利关节，缓解肩周炎导致的疼痛、僵硬等症状。

按摩法

取穴：缺盆穴、云门穴、肩井穴、天宗穴、阿是穴。

操作：①被按摩者取坐位，按摩者以拇指端点按其缺盆、云门、肩井、天宗穴各1~2分钟。②被按摩者取俯卧位，按摩者捏拿其肩背肌5~10次，以轻度酸胀为度。③寻找肩部阿是穴，用掌根按揉2分钟，以被按摩者耐受为度。④用两手握住被按摩者患侧手掌，使患肢外展，在牵引下轻轻抖动上肢3~5次。

注意：可以找专人进行以上按摩。日常生活中，患者还可以通过爬墙法来缓解疼痛。具体做法是患者面向墙壁站立，双手上抬，扶于墙上，努力向上爬，要努力比前一天爬得更高一些。每天早晚各1次，坚持一段时间会收到显著效果。

刮痧法

取穴：肩髃穴、肩贞穴、臂臑穴、曲池穴、外关穴、手三里穴、阿是穴。

操作：①在需要刮痧部位均匀涂抹刮痧油，用泻法进行刮痧。②用刮板角部，重刮肩部肩髃、肩贞穴，以出痧为度。③由上向下，重刮臂臑穴。④由上向下刮上臂外侧，由曲池经手三里至外关穴，中间不停顿，30 次，以出痧为度。

注意：遇到关节处不可重刮。以上选穴适用于风寒阻络导致的肩周炎，以肩部窜痛，遇风寒痛增，畏风恶寒，甚至痛牵肩背、颈项，关节活动轻度受限为主要症状。如果是气血瘀滞导致的肩周炎，以肩部肿胀，疼痛拒按，痛处不固定，肩关节活动受限，夜间疼痛尤其严重为主要症状。取肩髃穴、肩髎穴、阿是穴、阳陵泉穴和下肢内侧部位。在需要刮痧处均匀涂抹刮痧油，采用泻法进行刮痧。先用刮板角部刮拭穴位，以出痧为度。再由上向下重刮下肢内侧 30 次，以出痧为度。

艾灸法

取穴：肩髃穴、肩髎穴、肩贞穴。

操作：悬起灸法，每穴每次 10~20 分钟，每天 1~2 次。5~7 天为 1 个疗程，间隔 2 日可行下一个疗程。

拔罐、艾灸法

取穴：大椎穴、天宗穴、肩贞穴、肩髃穴。

操作：用针刺拔罐法。在以上穴位处消毒，用毫针刺入，得气后留针 10 分钟。出针后进行常规拔罐，留罐 10 分钟，起罐后加温和灸 10 分钟，隔日 1 次，5 次为 1 个疗程。

注意：以上选穴适用于风寒阻络导致的肩周炎。如果是气血瘀滞导致的肩周炎，取天宗、膈俞、肝俞、肩髃穴。用刺络拔罐法。先在以上穴位处消毒，用三棱针点刺各穴，以微出血为度。起针后常规拔罐，留罐 10 分钟，每天 1 次，10 次为 1 个疗程。

食疗法

附桂猪蹄汤 附片、桂枝各 10 克，桑枝 30 克，羌活 15 克，猪蹄 1 对，葱段、姜片、盐、味精、胡椒粉各适量。药材洗净，用纱布包好后封口。猪蹄处理干净，切块，放入锅中，加药包、葱段、姜片和适量水，武火煮沸，撇去浮沫，转文火，加盐继续炖至熟，加味精、胡椒粉调味。日常佐餐常食，可以散寒除湿、温补体虚，缓解肩周炎及其相关症状。

当参羊肉汤 当归、党参、川芎、白芍各10克，桑枝、羌活各15克，甘草5克，羊肉300克，葱段、姜片、盐、味精各适量。药材洗净，用纱布包好后封口。羊肉洗净，切块，放入锅中，加药包、葱段、姜片和适量水，武火煮沸，撇去浮沫，转文火，加盐继续炖至熟，加味精调味。每日1剂，分2次食用。可以补气养血、通络止痛，在一定程度上防治肩周炎。

痤疮　清热利湿，排毒养颜

痤疮又称"青春痘""粉刺"，是由于毛囊及皮脂腺阻塞、发炎所引发的一种慢性炎症性皮肤病。通常好发于面部、颈部、胸背部、肩膀和上臂。青春期多见，但也不完全受年龄的限制，从儿童到成年人，几乎所有年龄段的人都可以发病。

中医学认为，经常出现痤疮与五脏不和、阴虚湿热、气滞血瘀等有关，可以运用以下方法，从补养五脏、清热利湿、排毒养颜、化瘀散结等方面进行调理。除此之外，平时清洁不力、油脂分泌过盛、缺水等也是导致痤疮的主要因素。因此，在日常生活中每天用温水清洁皮肤2次，少吃油脂类、刺激性食物，适当增加饮水量，不要用手挤压或抓挠痤疮部位，少用分类化妆品等，都能帮助自己尽快摆脱痤疮困扰。

按摩法

取穴：太阳穴、下关穴、颊车穴、四白穴。

操作：用拇指或食指在穴位处点、按、揉均可，以穴位微微发热为度。

注意：以上为基础选穴，如果痤疮颜色鲜红，有痒痛感加曲池穴；伴有情志不舒加太冲穴；肠胃湿热加足三里穴；女性经期前容易生痤疮加三阴交穴。

刮痧法

取穴：大椎穴、身柱穴、大杼穴、风门穴、肺俞穴、筋缩穴、命门穴、肝俞穴、脾俞穴、胆俞穴、胃俞穴、三焦俞穴、肾俞穴、八髎穴、大肠俞穴、关元俞穴、小肠俞穴、膀胱俞穴。

操作：①在需要刮痧部位均匀涂抹刮痧油。②从大椎穴开始，沿督脉从上向下，从里向外刮起，分三段。先从大椎穴刮至身柱穴，经过大杼、风门、肺俞穴。再从筋缩穴刮至命门穴，经过肝俞、脾俞、胆俞、胃俞、三焦俞、肾俞穴。最后从腰阳关穴刮至腰俞穴，经过八髎、大肠俞、关元俞、小肠俞、膀胱俞穴。

注意：整段刮拭时要一气呵成。每段刮拭完成后，所经过的穴位均用刮板角部各点揉1分钟，以酸胀、发热为度。

艾灸法

取穴：尺泽穴、梁门穴。

操作：悬起灸法，每穴每次10~20分钟，每天1次，5~7天为1个疗程，间隔2日可行下一个疗程。

食疗法

牛蒡冬瓜排骨汤　牛蒡1根，冬瓜100克，排骨300克，盐适量。牛蒡去皮，洗净，切块；冬瓜洗净，去皮，切块；排骨切块，放入锅中武火煮沸，待浮沫出现后捞出排骨，冲洗干净。另起锅，放入排骨，加适量水武火煮沸，加牛蒡、冬瓜再次煮沸，转文火，加盐，继续炖至熟烂，汤汁浓稠即可。每天 1 次，坚持 1 周，情况若有好转，则逐渐减少次数，日常佐餐常食即可。可以清热解毒、消肿止痛，促进胃肠蠕动，减少废物在体内积存，在一定程度上防治痤疮。

玫瑰藕粉汤 玫瑰花（药店买）30 克，藕粉 60 克，白糖适量。玫瑰花稍微冲洗一下，取花瓣。藕粉用凉开水调散。锅中倒入适量水，加入玫瑰花瓣，武火煮沸，加藕粉、白糖，转文火煮至黏稠即可。日常佐餐常食，可以补养五脏、活血养颜，

色斑 行气活血，减少色素沉淀

色斑是指和周围皮肤颜色不同的斑点。常见于面部和前额，一般边缘明显，形状不规则，呈淡褐色或褐色，是一种常见的损容性色素沉着性皮肤病。日晒后加重，多见于女性，与妊娠、长期口服避孕药、月经紊乱有关，呈慢性过程，患者常无自觉症状。中医学认为，通过行气活血，可以减少色素沉淀，达到淡化色斑的目的。

按摩法

取穴：血海穴、三阴交穴、太冲穴。

操作：用拇指指腹按揉，每穴每次 3~5 分钟，以有酸胀感为度。

艾灸法

取穴：太冲穴、合谷穴、血海穴、肾俞穴、脾俞穴、足三里穴、三阴

交穴、阴陵泉穴、地机穴、气海穴、膻中穴、关元穴。

操作：用悬起灸法，每次取 3~5 个穴位，每穴每次 10~15 分钟，长期坚持，可以调理身体、行气活血，有效抑制人体黑色素的沉淀，防治色斑。

食疗法

黄瓜粥 大米 100 克，黄瓜 300 克，姜丝、盐各适量。黄瓜洗净，切丁。大米淘洗干净，放入锅中，加姜丝和适量水，武火煮沸，转文火炖至九成熟，加黄瓜、盐，继续煮至粥成。日常佐餐常食，可以润泽皮肤、祛斑排毒。

养颜祛斑汤 百合 30 克，白芷、香附子、白芍各 10 克，糯米 100 克，蜂蜜适量。白芷、香附子、白芍冲洗干净，放入锅中加水煎汤，去渣留汁备用。糯米、百合分别洗净，放入药汁锅中，加适量水煮至粥成，晾至温热时调入蜂蜜即可。日常佐餐常食，可以疏肝理气、养肺滋阴、养颜祛斑。

黑眼圈　补气养血，促进眼部血液循环

黑眼圈是由于经常熬夜，情绪不稳定，眼部疲劳，而导致静脉血流速度过于缓慢，眼部皮肤红细胞供氧不足，静脉血管中二氧化碳及代谢废物累积过多，形成慢性缺氧，血液较暗并形成滞流以及造成眼部色素沉着等原因造成的。出现黑眼圈之后，可以采用以下方法补气养血，以此来促进眼部血液循环，达到淡化黑眼圈的目的。

按摩法

取穴：球后穴、丝竹空穴、膈俞穴。

操作：①用食指指腹轻轻按住球后穴，慢慢施力，以略有痛感为度。②用食指或中指指腹向内侧推揉丝竹空穴 1~3 分钟。③用拇指指腹按揉膈俞穴 3~5 分钟，以有酸胀感为度。

刮痧法

取穴：瞳子髎穴、球后穴、四白穴、睛明穴、鱼腰穴、迎香穴。

操作：①清洁眼部，在需要刮痧部位均匀涂抹刮痧油。②先每穴按摩 1 分钟，再用刮板以半圆旋转的方法刮拭以上各穴，每穴每次 3~5 分钟。

艾灸法

取穴：水分穴、脾俞穴、三阴交穴、肾俞穴。

操作：悬起灸法，每穴每次 15~30 分钟，每天或隔天 1 次，10 次为 1 个疗程。

食疗法

番茄猪肝汤　番茄 100 克，猪肝 250 克，葱花、盐、味精、胡椒粉、酱油各适量。番茄洗净，切块。猪肝洗净，切薄片，加酱油搅拌均匀。锅中倒入适量油烧热，放入葱花爆香，加番茄武火快炒 3 分钟，加开水、猪肝，武火煮沸，撇去浮沫，转文火，加盐，炖至汤汁浓稠，加胡椒粉、味精调味。日常佐餐常食，可以养肝明目、补气养血，从整体上调理体质，缓解黑眼圈。

西洋参猪血黄豆芽汤　西洋参 15 克，猪血 250 克，黄豆芽、瘦猪肉各 100 克，姜片、盐各适量。西洋参、瘦猪肉、猪血、黄豆芽分别洗净，瘦猪肉、猪血切片。以上食材放入砂锅中，加水、姜片，武火煮沸，转文火炖至九成熟，加盐，炖至汤汁浓稠。日常佐餐常食，可以畅通气血、补气养颜，在一定程度上防治黑眼圈。

肥胖　疏通经络，消除水肿

肥胖不仅影响形体美，还容易并发糖尿病、心脏病、肾病、高血压、气喘、关节退化、下肢静脉曲张等疾病，所以肥胖一向被视为疾病的先兆，衰老的信号。一般来说，肥胖大多是由于摄入热量过多、运动量不足引起的。除此之外，遗传因素、新陈代谢下降等也占有一定比重。

中医学认为，肥胖大多由于经络不通、脾肾阳虚、水湿壅盛等导致，因此通过以下方法疏通经络、生发阳气、消除水肿，可以在很大程度上帮助大家减肥瘦身，告别肥胖。不过在调理的同时，少吃多动也是非常重要的。

按摩、艾灸、刮痧三合一法

取穴：臂臑穴、中脘穴、带脉穴、风市穴、梁丘穴、殷门穴、委中穴、足三里穴。

操作：①用拇指指腹压住臂臑穴，剩余4指抓住臂部赘肉向外捏拎200下，坚持1周可初见成效。②用食指指端点按中脘穴50~100次，力度以自己耐受为度。③拇指指腹按揉带脉穴50次，之后抓捏整条带脉100次。④用拳头敲击风市穴100次，力度由轻到重。如果用按摩锤，效果更好。⑤用拇指、食指捏揉梁丘穴3分钟，以酸胀、疼痛为度。⑥用掌根揉按殷门穴2分钟，力度在自己承受范围内尽量大一些。⑦在委中穴上涂抹刮痧油，用刮痧板角部刮至出痧。⑧用悬起灸法灸足三里穴10~15分钟，每天1次。

食疗法

荷叶山楂粥　干荷叶10克，乌龙茶、干山楂片各10克，粳米100克。干荷叶、乌龙茶稍微冲洗，放入锅中加水煎取浓汁。粳米淘洗干净，放入锅中，加干山楂片、煎好的汤汁和适量水煮粥即可。每日饭前食用，代替部分主食，1个月为1个疗程。可以减肥降脂、排水消肿。

燕麦粥 燕麦、大米各50克。两者分别淘洗干净，放入锅中加水煮粥。每天1次，佐餐常食，可以降糖降脂、润肠通便，达到减肥瘦身的目的。

荸荠海蜇皮萝卜汤 荸荠、海蜇皮各50克，白萝卜100克，葱段、姜片、盐各适量。荸荠去皮，洗净，切块；海蜇皮切丝，搓洗干净；白萝卜洗净，切块。锅中倒入适量水，放入白萝卜、葱段、姜片武火煮沸，加海蜇丝继续煮沸，转文火，加荸荠煲至汤成，加盐调味。日常佐餐常食或者代替部分食物，可以清热化痰、利湿通便，减肥效果良好。

凉拌圆白菜 圆白菜1个，葱白半根，青椒半个，虾皮、生抽、白糖、醋、盐、鸡精各适量。圆白菜整片撕下，洗净，放入沸水中焯熟，捞出过凉水，切块；葱白、青椒切丝。三味放入碗中，加虾皮、生抽、白糖、醋、盐、鸡精搅拌均匀。日常佐餐常食，可以促进胃肠蠕动，清热排毒，帮助减肥。

小儿身体一般比较脆弱，生病后吃药、打针、住院虽然是正确的选择，但是有些小病痛在去医院检查治疗，排除重大疾病的可能之后，不一定非得吃药、打针。毕竟用多了会有抗药性，对孩子健康产生一定的负面影响。而本章所选的穴位疗法、食疗法，可以在不打针、不吃药的情况下帮助小儿缓解一些简单的小病痛，给孩子一个好身体。

找对健康"开关"

开启人体自愈力

第四章
给孩子一个好身体，让孩子赢在起点

小儿咳嗽　润燥生津，止咳平喘

咳嗽是呼吸道系统疾病中儿童易患的疾病之一，冬春季节较为常见。当呼吸道黏膜有炎症，受到异物、分泌物或过敏性等因素刺激时，会反射性地引起咳嗽。其中外寒入侵引起的急性咳嗽如果不及时治疗，很有可能会转为长期咳嗽。所以发现小儿出现咳嗽症状，可以从润燥生津、止咳平喘方面进行调理。

按摩法

取穴：丰隆穴、大杼穴、廉泉穴、膻中穴、肺经穴。

操作：①用拇指指腹按揉丰隆、大杼、廉泉穴各1~3分钟。②反复挤捏膻中穴处的肌肉，以局部发红为止。③由上向下推肺经穴200次。

刮痧法

取穴：大杼穴、风门穴、肺俞穴、脾俞穴、尺泽穴、列缺穴。

操作：①小儿呈俯卧位，在需要刮拭部位均匀涂抹刮痧油。②家长用刮板边缘，采用轻刮法，沿着背部斜方肌，由内上向外下刮拭小儿脊柱两侧，即避开脊柱，从颈部刮拭到第4腰椎的距离，刮拭10~20次，之后着重刮拭大杼、风门、肺俞、脾俞穴，每穴1~3分钟，总体以出痧或小儿耐受为度。③刮拭尺泽、列缺穴，每穴1分钟，以发红为度。

注意：刮痧完毕后，用温热的毛巾擦干净刮痧部位；给孩子喝一杯温水；让孩子休息；痧退净后方可再次刮拭。

艾灸法

取穴：尺泽穴、肺俞穴。

操作：悬起灸，以小儿感觉温热为度，每穴每次 10~20 分钟。每天 1~2 次。可以清宣肺气、泻火降逆，有效缓解小儿咳嗽。

食疗法

冰糖银耳粥　干银耳 15 克，大米 60 克，冰糖适量。干银耳泡发，撕成小朵；大米淘洗干净。两味放入锅中，加适量水武火煮沸，转文火煮至粥将成时，加冰糖，继续煮至粥成。日常佐餐常食，可以滋阴润肺、止咳化痰，防治小儿肺虚久咳、咳喘伤阴。

糖豆腐　豆腐 500 克，红糖、白糖各 100 克。在豆腐中央部位挖一个坑，放入白糖、红糖，放入碗中隔水炖 30 分钟。孩子咳嗽期间可以经常吃，有清热、生津、润燥的功效，有效缓解小儿咳嗽痰喘。

蜂蜜蒸雪梨　雪梨 1 个，蜂蜜适量。把雪梨的核挖掉，蜂蜜填入其中，放入碗中隔水蒸熟。每天早晚各吃 1 个，咳嗽期间经常让小儿食用，可以生津润燥、止咳化痰，缓解小儿久咳咽干、手足心热等症状。

小儿湿疹　清热解毒，养血祛风

小儿湿疹是一种慢性、复发性、严重性皮肤病，多数在婴幼儿时期发病，并迁延至儿童和成人期。

小儿湿疹严重影响患儿的生活，湿疹起初表现为皮肤发红出现皮疹、继之皮肤发糙、脱屑，抚摩孩子的皮肤如同触摸在砂纸上一样。小儿湿疹的发病原因很多，主要是由食物、吸入物或者接触物过敏所导致的。中医学认为，防治小儿湿疹可以从清热解毒、养血祛风方面进行。

按摩法

取穴：手阴阳穴、脾土穴、八卦穴、四横纹穴、外劳宫穴、六腑穴、风市穴。

操作：①分推阴阳。家长两手食指固定在患儿掌根两侧，中指托患儿手背，用两拇指自掌后横纹中间向两旁分推3分钟。②清补脾土。先清后补。家长以左手握住患儿的手，将患儿拇指伸直，自患儿鱼际向拇指端直推为清，再以拇指端按压患儿拇指端，使其弯曲，以右手拇指偏峰自鱼际、拇指根、指尖返回鱼际处为补。时间共5分钟，清3分钟，补2分钟。③逆运八卦。家长以左手持患儿左手，使其掌心向上，然后用右手拇指端外侧逆时针方向揉运八卦。时间为2分钟。④推掐四横纹。先推后掐。家长以左手握住患儿左手，掌心向上，4指并拢，以右手拇指桡侧从患儿食指横纹处开始依次推到小指横纹处。然后家长以右手拇指指甲自患儿食指横纹掐至小指横纹处。推3分钟，掐3次。⑤揉外劳宫。患儿掌心向下，家长以右手中指端按揉外劳宫穴5分钟。⑥推六腑。家长将右手食指、中指并拢，用指面自患儿肘尖推至大横纹，时间3分钟。⑦揉风市穴。家长以右手或左手拇指按揉患儿风市穴2分钟。

注意：按摩时，年龄在1岁以内的小儿，手法宜轻，年龄越大，手法则宜重；体质瘦弱者手法较轻，体质强壮者、肥胖者手法稍重；病情较轻者，手法较轻柔，病情较重者，手法较重。不过操作时需灵活掌握，总体以患儿耐受为度。

艾灸法

取穴：阿是穴（患处）、大椎穴、肺俞穴、血海穴、曲池穴、合谷穴、神阙穴。

操作：①家长手持艾条温和灸患儿阿是穴，注意控制温度，不要烫伤宝宝。②其他穴位悬起灸，时间以患儿适应为度，循序渐进增加施灸的时间。

注意：艾灸后可能出现排病反应，如渗出黄水，不渗黄水之后皮肤会变得很干，随后结痂痊愈。在此过程中注意保持清洁，皮肤发干时给宝宝涂抹艾叶油滋润即可。

食疗法

绿豆百合汤　绿豆、百合各30克。淘洗干净，放入锅中加水煮至熟烂。湿疹期间可以让宝宝经常食用，对于减轻痛痒感有效。

蔬菜泥　白菜、胡萝卜、圆白菜各20克，盐适量。蔬菜洗净，切小碎块，放入锅中加水煮熟，捞出捣成泥状，加盐调味，喂给宝宝食用。剩下的菜汤加入蜂蜜代替水喂给宝宝喝。具有祛湿止痒的功效。

小儿厌食　养胃清热，调理肠胃功能

小儿厌食主要是由于饮食不当、家长喂养不当等原因，让孩子养成了偏食的坏习惯，损伤了脾胃，或者是由于食物过于油腻，使得小儿不易消化，积滞内停、郁久化热导致湿热内蕴，或大病之后脾胃气虚、脾虚失运、胃不思饮食导致的。其中，大多数小儿厌食不是由于疾病引起的，而是由于不良饮食习惯、不合理的饮食、不佳的进食环境等造成的。一般来说，小儿患上厌食会出现呕吐、食欲不振、腹泻、便秘、腹胀、腹痛和便血等症状。所以当儿童出现相关症状时，最好带孩子去医院进行检查治疗，并通过以下方法来养胃清热，调理孩子肠胃功能，帮助小儿早日恢复健康。

按摩法

取穴：俞府穴、神封穴、步廊穴、足三里穴。

操作：①俞府穴用拇指指腹按压 3~5 分钟，按摩力度稍重。②神封、步廊穴用拇指指腹按揉 1~3 分钟，按摩力度宜轻。③用拇指指端按掐足三里穴，一掐一松，以穴位处有发热感为度。

艾灸法

取穴：命门穴、肾俞穴、中脘穴、神阙穴。

操作：①双手搓热，顺时针按揉宝宝腹部 1 分钟，手法宜轻。②按照命门、肾俞、中脘、神阙穴的顺序悬起灸，每穴 1~2 分钟。前 10 次，每周调理 2 次，以后每周调理 1 次。坚持 10~20 次的悬起灸调理，能从根本上帮助孩子改善厌食症状，使其消化吸收功能得到提升。

食疗法

莱菔子粥　莱菔子适量，大米 50 克。莱菔子去掉杂质，稍微冲洗，晾干，放入锅中炒至香熟，盛出研成细末，装瓶备用。大米淘洗干净，放入锅中加水煮粥，粥将成时调入莱菔子 5 克，继续煮至熟即可。趁热服用，每日 2 次，每次 1 小碗，连用 2~3 天，可以起到行气消积的功效，帮助缓解小儿厌食。不过在服用此粥期间，不宜给宝宝进食生冷、油腻等不易消化的食物。

豆枣糕　白扁豆、薏苡仁、山药、芡实、莲子各 100 克，大枣肉 200 克，糯米粉 500 克，白糖 150 克。前 6 味食材焙干研为细末，加糯米粉、白糖和适量水搅拌均匀，按照和面的方法揉按好以后，做蒸糕或做饼均可。每天 3 次，每次 30~50 克，让宝宝空腹当点心食用。坚持一段时间可以改善小儿厌食，并从根本上补脾养胃，增强小儿体质。

瘦肉甜椒沙拉　甜椒 1 个，瘦肉 150 克，盐、料酒、沙拉酱各适量。甜椒洗净，去蒂、籽，切丁，放入沸水锅中快速焯一下，捞出过凉水；瘦肉洗净，加盐、料酒腌制 15 分钟，放入锅中煮熟，捞出切丁。甜椒丁、瘦肉丁一块放入碗中，挤少许沙拉酱搅拌均匀即可。有养胃清热、增加食欲的功效。

小儿呃逆　和胃降逆，积极治疗原发病

小儿呃逆又称"膈肌痉挛"，是以气逆上冲，喉间呃声连连，声短而频，不受意识控制为主要表现的一种疾病。小儿呃逆一般由三方面原因引起，一是由于护理不当，外感风寒，寒热之气逆而不顺诱发呃逆；二是由于乳食不当，若乳食不节制，停积不化，或过食生冷奶水则气滞不行，脾胃功能减弱诱发呃逆；三是由于进食过急或惊哭之后进食，一时哽噎诱发呃逆。通过以下方法和胃降逆，并去医院进行检查，有原发病的积极治疗原发病，都能有效防治小儿呃逆。

按摩法

取穴：上脘穴、俞府穴、内关穴、天突穴、膻中穴。

操作：①上脘、俞府、内关穴用拇指指腹按压 3 分钟。②天突穴、膻中穴用大拇指指端点揉 1 分钟。

艾灸法

取穴：膈俞穴、脾俞穴、胃俞穴、中脘穴、足三里穴。

操作：用温和灸，每个穴位灸 5~10 分钟，灸至局部皮肤微现红润为度。每天施灸 1 次。

食疗法

百合麦冬瘦肉汤　百合 30 克，麦冬 15 克，瘦猪肉 50 克，盐适量。百合、麦冬洗净；瘦猪肉切片。3 种材料共同放入锅中，倒入适量水煲汤，肉熟后加盐调味即可。日常佐餐常食，可以调胃养阴，帮助患儿缓解胃气上逆导致的呃逆。不过脾胃湿盛、大便溏泄的小儿不宜食用。

豆腐苦瓜汤 豆腐 100 克，苦瓜 50 克，盐适量。豆腐切块；苦瓜切片，放入沸水中焯去苦味。两味同时放入锅中，加水煲汤，汤成时加盐调味即可。可以养胃清火，缓解胃火上逆、大便秘结导致的呃逆。不过胃寒的小儿不宜食用。

小儿发热 引邪外泄，快速退热

相较于成人而言，小儿发热更为常见。小儿发热多由 3 个原因引起，一是感冒；二是肺有热邪侵犯，同时胃有积食伤害或长期便秘；三是体弱多病、久病伤阴导致阴虚内热。因为儿童抗病能力不足，容易受风寒外邪侵袭，导致感冒，引起发热。中医学认为，通过按摩、刮痧、食疗等方法，引邪外泄，可以帮助小儿快速退热。

按摩法

取穴：攒竹穴、天河水。

操作：①在额头正中线自下而上交替直线推动 200 次。并着重按揉两侧攒竹穴 1 分钟。②食指、中指并拢，沿着天河水从腕推向肘部 200 次。

艾灸法

取穴：大椎穴、身柱穴、肺俞穴、神阙穴。

操作：悬起灸，每穴每次艾灸 5~10 分钟。每天视情况艾灸 1~2 次。

食疗法

生姜红糖粥 生姜 15 克，大米 100 克，红糖适量。生姜洗净，切丝；大米淘洗干净。大米、生姜放入锅中，加水煮粥，粥将成时调入红糖，继续煮至粥熟烂即可。分 2 次服用，连服 5~7 天，可以缓解寒邪受凉导致的发热。如果伴有咳嗽，则去掉红糖，只用生姜煮粥喝。

蔗浆粥　甘蔗 1000 克，粳米 50 克。甘蔗榨汁，去渣取汁备用。粳米淘洗干净，放入锅中加水煮粥，粥成后倒入甘蔗汁，再次煮沸，趁热喂给患儿即可。每日 2~3 次。

小儿盗汗　健脾益气，有效缓解小儿盗汗

小儿盗汗是指儿童在睡觉时全身汗出，醒来则汗止的一种症状。一般来说，小儿盗汗可分为生理性和病理性两种。生理性盗汗多由于小儿入睡前活动量大、睡前吃过较烫的食物、室内温度过高、被子盖得太厚等原因引起；病理性盗汗多由佝偻病、结核病等疾病引起。小儿盗汗除了到医院进行检查治疗之外，还可以通过健脾益气等方法进行辅助调理。

除此之外，经常盗汗的小儿，家长还需要为其补充水分。应多选择弱碱性的水，如菜果汁、柠檬水或有质量保证的白开水；补充维生素、矿物质与微量元素，如新鲜的蔬菜、水果和含钾比较丰富的黄豆、绿豆、赤小豆等；补充优质蛋白质，多食用蛋白质丰富的鱼、肉、蛋、奶、豆类食品。同时，还要保持饮食清淡、易消化、多样化，保证营养。

按摩法

取穴：少商穴、大椎穴、复溜穴、肺经穴、心经穴。

操作：①少商、大椎穴用拇指指腹按压 1~3 分钟，力度要轻。②复溜穴用拇指指腹按压 3~5 分钟，力度稍重。③肺经穴顺时针旋转推动 200 次。④心经穴由中指指端向手掌方向直线推动 200 次。

艾灸法

取穴：大椎穴、肺俞穴。

操作：温和灸，每穴每次 15 分钟，每天 1 次，10 天为 1 个疗程。

食疗法

核桃莲子糊　核桃、莲子肉各 30 克，黑豆、怀山药各 15 克。四味焙干研为细末，每次按小儿食量，取粉煮成糊，根据宝宝口味，加盐或加糖调味均可。可以补虚养脾，对于防治脾虚导致的小儿盗汗效果良好。

黑豆小麦粥　黑豆、小麦各 50 克。黑豆、小麦各淘洗干净，黑豆放入清水中浸泡 1 夜。锅中倒入适量水，放入黑豆、小麦煮至熟烂。日常佐餐食用，可以滋阴补虚，在一定程度上缓解小儿盗汗。

黑豆大枣汤　黑豆、大枣各 30 克，桂圆肉 10 克。黑豆、大枣分别洗净，放入锅中，加水适量，武火煮沸，转文火，加桂圆肉煨至熟烂。每天分 2 次食用，连吃 15 日为 1 个疗程。可以帮助小儿固表补虚、调和营卫，缓解小儿盗汗。

小儿惊风　解表镇惊，通腑退热止抽搐

小儿惊风的主要症状表现为发病时四肢抽搐，伴高热、神昏。发病急骤的称"急惊风"，可见于脑炎及其他传染性或感染性疾病。发病缓慢，不伴高热、神昏的称"慢惊风"，见于缺钙、脱水、营养不良等情况诱发。急惊风要立刻送医院进行检查治疗，慢惊风在检查治疗的同时可以通过以下方法解表镇惊、通腑退热，达到止抽搐的目的。

除此之外，发生小儿惊风或小儿惊风期间要注意。当患儿抽搐时，切勿强制牵拉，否则容易扭伤筋骨，导致瘫痪或强直等后遗症；惊风伴高热的患儿应采取多种方法及时降温；昏迷、抽搐、痰多的患儿，应使其向侧偏卧，并用纱布包裹压舌板，放在患儿上下牙齿之间，保证其呼吸通畅、痰涎流出，以免其咬伤舌头或发生窒息；抽搐停止后，患儿一般会非常疲乏，嗜睡懒言，应给予足够休息，避免一切噪音，不要呼叫，使正气得到恢复为止；抽搐缓解之后脾胃也会受到一定损伤，在饮食上要注意调理脾胃，如先予以流食或半流食以及富于营养又易消化的食品，然后过渡到正常饮食。保证营养全面的同时，避免肥甘厚味、刺激性食物。

✿ 按摩法

取穴：五处穴、前顶穴、水沟穴、小天心穴、一窝风穴。

操作：①用食指指腹按压五处穴 1~3 分钟，力度适中。②用食指指腹按压前顶穴 1~3 分钟，力度应轻柔。③用食指指端按压水沟穴 1~3 分钟，力度重。④用拇指指腹揉按小天心、一窝风穴，力度稍重。

✿ 艾灸法

取穴：曲池穴、大椎穴、丰隆穴、颊车穴、下关穴、风池穴、身柱穴、合谷穴。

操作：悬起灸，每穴每次 1 分钟。以穴位处红热为度。在发作期间每天艾灸 2 次，过后每天艾灸 1 次，坚持 1 周。

注意：适用于小儿急惊风，症状表现为起病急骤，高热神昏，两目上视，牙关紧闭，痰涎壅盛，颈项强直，四肢抽搐，面色青紫，甚至二便失禁，指纹青紫。

如果是小儿慢惊风，症状表现为发病缓慢，抽搐无力，时作时止，精神萎靡，形神疲惫，嗜睡露睛，面色萎黄，纳呆便溏，甚至完谷不化，四肢不温，厥冷，手足震颤，口鼻息冷，唇青舌淡，指纹隐而淡红。取百会、关元、水沟、神阙、脾俞、肾俞、天枢、足三里、命门穴。悬起灸，每穴每次 1 分钟，以穴位处红热为度，隔天 1 次，平日亦可以经常进行操作。

蔬菜牛肉粥 牛肉、大米各 50 克，土豆、胡萝卜、洋葱、菠菜各 20 克。土豆、胡萝卜、洋葱、菠菜分别洗净，切碎，放入锅中煮熟，捞出捣碎，混合后搅拌均匀。牛肉放入搅拌机中搅碎，大米淘洗干净。锅中倒入适量水，放入牛肉、大米煮粥，粥将成时放入蔬菜泥，继续煮至熟，加盐调味即可。日常佐餐常食，可以补血补虚，全面提升小儿营养，防治小儿惊风。

桑椹粥 鲜桑椹 30 克，糯米 50 克，冰糖适量。鲜桑椹、糯米分别洗净，放入锅中加水煮粥，粥成时调入冰糖，煮至溶化即可。日常佐餐常食，可以补血滋阴、生津止渴、补肝益肾，全面促进小儿健康，在小儿惊风恢复期食用可以帮助小儿尽快恢复健康。

小儿夜啼 温脾行气，清心导赤，镇静安神

婴儿白天能安静入睡，入夜则啼哭不安，时哭时止，或每夜定时啼哭，甚至通宵达旦，称为夜啼。小儿夜啼多发于 6~7 个月的婴幼儿，最常见的是由于日间受惊吓，或腹痛、消化不良、饥饿，或蛲虫感染所致。小儿夜啼一般在婴幼儿入睡后 15~30 分钟发作，表现为突然惊恐，眼睛直视或紧闭，呼吸急促，心跳加快，出汗，辗转反侧，烦躁不安，啼哭不止等。

小儿夜啼发生时，家长要仔细检查、观察，找出婴幼儿啼哭的原因。如果是生理性的，可以通过以下方法来温脾行气，清心导赤，镇静安神，达到缓解夜啼的目的。如果是病理性的，则需要带孩子去医院进行检查，尽快查找出导致小儿夜啼的原因，及时治疗。

按摩法

取穴：三阴交穴、神阙穴、厉兑穴、脾经穴、心经穴。

操作：①用拇指指腹按压三阴交、神阙、厉兑穴，每穴每次1~3分钟，按摩力度适中。②推脾经，由拇指末节向手掌推动200次。③推心经，由指端向指根推动100次。

艾灸法

取穴：通里穴、中冲穴、劳宫穴。

操作：采用艾条雀啄灸法，以细枝艾条，每穴每次灸5分钟。每天临睡前灸1次。

注意：以上灸法适用症状表现为啼哭时哭声较响，见灯尤甚，面赤唇红，烦躁不宁，身腹俱暖，大便秘结，小便短赤，舌尖红，苔薄黄，指纹多紫色的小儿夜啼。

如果症状表现为啼哭时哭声低弱，时哭时止，睡喜蜷曲，腹喜摩按，四肢欠温，吮乳无力，胃纳欠佳，大便溏薄，小便较清，面色青白，唇色淡红，舌苔薄白，指纹多淡红。则取中脘穴、神阙穴、公孙穴。采用悬起灸法，中脘、神阙穴灸10分钟，公孙穴灸双侧两穴各5分钟，每天1~2次。

如果症状表现为夜间突然啼哭，似见异物状，神情不安，时作惊惕，紧偎母怀，面色乍青乍白，哭声时高时低，时急时缓，舌苔正常，指纹色紫。则取百会穴、劳宫穴、涌泉穴。用麦粒大小的艾炷隔姜灸百会穴，每次1~3壮；用艾条悬起灸劳宫、涌泉穴，每穴每次3~5分钟，每天1~2次，临睡前加灸一次效果更佳。

食疗法

莲子桂圆红枣粥　莲子、桂圆、红枣各10克，糯米100克，红糖适量。以上4味洗净，放入锅中，加水煮粥，调入红糖搅拌均匀即可。每天1~2次。

适用于因脾虚、胃寒等原因导致的小儿夜啼。

百合莲子粥 百合 50 克，莲子 30 克，糯米 100 克，红糖适量。百合、莲子洗净，糯米淘洗干净。共同放入锅中，加适量水煮粥，调入红糖搅拌均匀即可。分早、中、晚食用。适用于心阴不足、心热内扰引起的小儿夜啼。

小儿便秘 分清实证与虚证，促进肠道蠕动

小儿便秘一般表现为大便干结，干燥难解，且伴有腹痛、腹胀等现象。小儿便秘可分为 3 种，一是功能性便秘，多由进食过少、食物中膳食纤维过少等饮食因素引起；二是习惯性便秘，多由于经常控制排便而产生；三是器质性病变所致的便秘，多由于直肠或其他全身疾病所导致。除了入院检查治疗之外，前两种便秘情况可以通过改变小儿排便习惯，并运用按摩、刮痧、食疗等方法清内热，促进肠道蠕动，从而达到防治便秘的目的。

按摩法

取穴：天枢穴、商曲穴、支沟穴。

操作：以上每穴用拇指指腹按压 1~3 分钟，力度适中。在便秘期间可以不拘时候，经常给孩子按摩。

刮痧法

取穴：大椎穴、肾俞穴、大肠俞穴、小肠俞穴、天枢穴、内庭穴。

操作：①在需要刮痧部位均匀涂抹刮痧油，采用泻法刮拭。②用刮板棱角刮颈部大椎穴，用力要轻柔，以出痧为度。③刮用刮板角部由上至下刮背部肾俞至大肠俞、小肠俞穴 30 次，用力要重，以耐受为度。④用刮板角部刮腹部天枢穴 30 次，力度适中，以出痧为度。⑤用刮板角部重刮内庭穴 30 次，

可以不出痧。

注意：此法适用于实证便秘，症状表现为大便秘结，嗳气频频，腹中胀痛，纳食减少。如果是虚证便秘，症状表现为虽有便意，临厕努挣乏力，挣则汗出短气，便后疲乏，大便并不干结，面色苍白。取大肠俞、小肠俞、天枢、肾俞、足三里、气海、三阴交穴。用补法。在需要刮痧部位均匀涂抹刮痧油。先用刮板角部刮背部肾俞至大肠俞、小肠俞穴，力度要重，以出痧为度。然后刮腹部天枢至气海穴 30 次，力度适中。再刮下肢三阴交穴 30 次，力度要重，以出痧为度。最后刮下肢外侧足三里穴 30 次，力度要重，可以不出痧。

食疗法

香蕉冰糖粥　香蕉 1 根，糯米 50 克，冰糖适量。香蕉去皮，切段；糯米淘洗干净。锅中倒入适量水，放入糯米武火煮沸，转文火煮至粥将成时加香蕉、冰糖，继续煮至粥成即可。日常佐餐温热常食，可以润肠、通便、补虚，有效缓解小儿便秘。

红薯粥　红薯 150 克，大米 50 克，白糖适量。红薯洗净，切块；大米淘洗干净。两者一同放入锅中，加适量水煮粥，调入白糖即可。日常佐餐温热常食，可以健脾益胃、润肠通便，缓解小儿便秘。

芝麻粥　黑芝麻 20 克，大米 50 克，白糖适量。黑芝麻炒熟研末。大米淘洗干净，放入锅中加水煮粥，加入黑芝麻末、白糖再稍煮片刻。空腹常食，可以补虚、润肠、通便，防治小儿便秘效果好。

香蕉苹果泥　苹果、香蕉各 1 个。香蕉、苹果分别去皮，刮成泥，根据宝宝的食量，取果泥上锅隔水蒸 3 分钟左右。可以增加食物对肠道蠕动的刺激，保持大便中的水分不被肠道过分吸收，防治便秘效果非常好。

银耳橙汁　银耳 10~15 克，鲜橙汁 20 毫升。银耳洗净、泡软、切碎，放入锅中，加水，小火炖至黏稠，出锅晾至温热，调入新鲜橙汁即可。每日 1 剂，有清肺热、养肺阴、润肠通便等功效，可以防治小儿便秘。

小儿腹泻 清热祛湿，温肾固涩

腹泻是指大便增多，粪便稀薄，甚至泻出如水的一种疾病。小儿腹泻主要是由饮食不当、脾胃不和等原因引起，主要症状为腹泻和呕吐，常伴有腹部胀痛、发热、食欲不振、消瘦等症状，严重的患儿可能会导致脱水。根据病因分为感染性和非感染性两种。小儿腹泻夏秋季发病率最高，是我国儿童重点防治的四病之一。小儿发生腹泻，尤其是短期之内不见好转，一定要带孩子去医院进行检查治疗。在检查治疗的基础上，可以通过以下方法清热祛湿、温肾固涩，达到辅助治疗、尽快恢复健康的目的。

按摩法

取穴：天枢穴、血海穴、长强穴、脾经穴、神阙穴、小肠经穴。

操作：①用拇指指腹按压天枢、血海、长强穴，每穴每次1~3分钟，力度适中。②推脾经，在大拇指指面顺时针方向旋转推动200次。③推小肠经，从指尖方向向指根方向直线推动200次。④搓热双手，两手交叠盖住肚脐，轻轻揉按神阙穴及小儿腹部，以宝宝感觉舒适为佳。

艾灸法

取穴：神阙穴、身柱穴、天枢穴。

操作：悬起灸，以感觉温和为度，每穴每次10~20分钟。每天1次，5~7天为1个疗程，每月不超过1个疗程。

注意：由于婴幼儿皮肤娇嫩，所以艾灸不宜过度，而且穴位附近皮肤破损，或有炎症、感染症状的小儿均不得使用艾灸法。

🌸 食疗法

苹果汤　苹果1个，水250毫升，盐适量。苹果洗净，去核，切块，放入锅中加水煮至熟烂，苹果捞出捣成苹果泥，汤盛出，喝汤吃苹果泥。日常佐餐常食，可以温补脾胃、消食导滞、补充津液，有效缓解小儿腹泻。

胡萝卜泥　胡萝卜250克。洗净，连皮切成小块，放入锅中加水煎汤，胡萝卜捞出捣成泥状，加胡萝卜汤搅拌均匀，日常佐餐常食，可以温脾补虚，缓解小儿腹泻。

小儿遗尿　温肾纳气，暖脾摄津，固涩小便

5岁以下的儿童正常的排尿习惯还没有养成，有时会因精神紧张、睡前喝水过多等原因偶尔尿床，对于这样的尿床家长不必过于担心。但是因为肾气不足、膀胱寒冷、下元虚寒或病后体质虚弱等导致的遗尿，表现为面色萎黄、精神不振、智力减退、饮食无味等，需要就医进行检查治疗。除此之外，通过以下方法来温肾纳气，暖脾摄津，固涩小便，也能有效缓解相关症状。

同时，日常生活中进行适当护理，可以帮助小儿尽快治好遗尿。比如孩子睡前，一般从晚饭后开始，不要给孩子喝水、喝饮料和吃水果，以减少入睡以后膀胱内贮存的尿量。在孩子入睡前，一定要求孩子去洗手间小便，以帮助孩子建立相应的排尿反射。

🌸 按摩法

取穴：三阴交穴、肾俞穴、气海穴、太溪穴。

操作：①用拇指指腹按压三阴交、肾俞、气海穴，每穴每次3分钟，力度适中。②用拇指指腹按揉太溪穴1分钟，力度稍重。

刮痧法

取穴：中极穴、关元穴、肾俞穴、膀胱俞穴、三阴交穴、神门穴。

操作：①在刮痧部位均匀涂抹刮痧油，采用补法进行刮痧。②用刮板角部重刮背部肾俞穴至膀胱俞穴30次，以出痧为度。③用刮板边缘自上而下轻刮腹部关元穴至中极穴，以皮肤发红、皮下紫色痧斑形成为止。④用刮板角部轻刮前臂内侧神门穴30次，以出痧为度。⑤用刮板角部重刮下肢三阴交穴30次，以出痧为度。

艾灸法

取穴：关元穴、中极穴、气海穴、足三里穴、肾俞穴、命门穴、腰阳关穴、百会穴。

操作：每次取3~5个穴位，用麦粒大艾炷隔姜灸，每穴每次灸5壮，每日1次，1周为1个疗程。

注意：如果小儿好动，可以采用艾条悬起灸，每次选5~7个穴位，每穴每次10分钟，每天2次，1周为1个疗程。

食疗法

赤小豆薏苡仁粥 赤小豆、薏苡仁各30克。赤小豆、薏苡仁淘洗干净，放入锅中加水煮至熟烂。早晚分2次温热食用，可以清热利湿，防治小儿遗尿。

莲子粉粥 莲子粉20克，粳米100克。粳米淘洗干净，放入锅中，加适量水武火煮沸，加莲子粉，转文火继续熬煮成粥即可。趁热温服，隔日1次，日常佐餐常食，可以益气健脾，从根本上调理小儿体质，防治小儿遗尿。

女人如花一般美丽，也如花一般娇嫩，容易受到疾病侵袭。本章以女性常见病为主要内容，帮助广大女性通过人体自然疗法，将"小毛病"掐灭在萌芽期，最大限度保持身体健康。

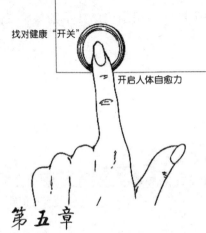

找对健康"开关"

开启人体自愈力

第五章
健康的女人才美，掐灭萌芽的"小毛病"

月经不调 活血通络，止痛调经

月经不调也称月经失调，多表现为月经周期改变，月经量或多或少，严重时还会导致闭经。引起月经不调的原因有很多，如精神压抑、受寒着凉、吸烟、酗酒、电磁波等，都可能导致月经不调。当月经不调出现时，首先要去医院检查明确原发疾病，确定没有器质性疾病后再通过以下方法进行调理，发挥活血通络、止痛调经的作用，效果会更好。

按摩法

取穴：血海穴、志室穴、关元穴、气海穴、子宫穴、足三里穴、三阴交穴。

操作：①用拇指指腹揉捻两侧血海穴各 5 分钟，以有酸胀感为宜。②取站位，两手叉腰，用拇指端按压或揉压两侧志室穴各 2~3 分钟。③用拇指指腹按揉关元、气海、子宫穴各 2 分钟，以有酸胀感为度。④用拇指指腹按压足三里、三阴交穴各 5 分钟，用力要重，以感觉热、胀、痛为度。

注意：以上穴位按摩完成后，先搓热手掌，摩揉小腹 3 分钟，以腹内有温热感为佳；再站直，以双手手掌反复竖擦腰骶部 1~2 分钟，以肌肤发热为度。与按摩穴位相搭配，坚持一段时间，可以活血通络、祛寒止痛，加强调经效果。

刮痧法

部位：腰背部、腹部、下肢外侧、下肢内侧、足背。

操作：①在需要刮痧部位均匀涂抹刮痧油。②用刮板角部重刮腰背部膀胱经，并着重刮拭膈俞穴到肝俞穴、脾俞穴、胃俞穴到肾俞穴部位，以出痧为度。③用刮板边缘轻刮腹部，并着重刮拭气海、关元穴，刮至皮肤潮红。④用刮板角部刮拭下肢外侧足三里穴，下肢内侧血海、三阴交穴，力度适中，以潮红为度。⑤刮足背部太冲穴，力度适中，刮至出痧为度。

拔罐法

取穴：关元穴、气海穴、肝俞穴、脾俞穴、肾俞穴。

操作：①腹部关元穴、气海穴常规拔罐，留罐5分钟。②腰背部先涂抹少量刮痧油，由肝俞穴经脾俞穴到肾俞穴走罐3~5分钟，再各自拔罐，留罐5分钟。

注意：此法由于涉及走罐，最好找专业人士进行。

艾灸法

取穴：关元穴、气海穴、子宫穴、足三里穴、三阴交穴、肝俞穴、脾俞穴、肾俞穴。

操作：艾条温和灸，每穴每次3~5分钟。艾灸盒灸，每穴每次30分钟左右。隔天1次，一般坚持15次左右可见效。

食疗法

鸡蛋龙眼羹　龙眼肉50克，鸡蛋1个。龙眼肉放入锅中，加水炖30分钟，打入鸡蛋继续炖至熟即可。早晚各1次，连服10天。之后日常佐餐常食，可以补心安神、滋阴润燥、益气补血，对气血亏虚导致的月经不调尤其有效。

银耳大枣粥　干银耳15克，大枣12枚，大米100克，白糖适量。银耳泡发，去杂洗净，撕成小朵；大枣洗净；大米淘洗干净。锅中加水适量，放入大枣、大米煮粥，八成熟时加入银耳，煮至粥熟，调入白糖即可。经期第1天开始服用，每日1剂，分1~2次服用，连服20~30天。可以调理月经先后无定期，帮助月经恢复正常。

益母草鸡蛋汤　鸡蛋2个，益母草30克。鸡蛋、益母草分别洗净，放入锅中，加水共炖，鸡蛋熟后去蛋壳，放入锅中再煮20分钟，吃蛋饮汤。每日1次，7天为1个疗程。之后可以日常佐餐常食，适用于瘀血阻滞所致的月经过少，月经推迟。

人参乌鸡汤　乌鸡 1 只，人参 15 克，麦门冬 25 克，五味子 10 克，盐适量。乌鸡处理干净；人参、麦门冬、五味子洗净。共同放入锅中，加水武火煮沸，转文火慢炖至熟，加盐调味，继续煮 10 分钟即可。日常佐餐常食，可以健脾养心、益气养血，适用于气血亏虚导致的闭经。

痛经　气血通畅，经气畅行则不痛

痛经是指女性在经行期间、经行前后，小腹或者腰部疼痛，甚至剧痛难忍，并伴有面色苍白、头面冷汗淋漓、手足肢冷、恶心呕吐等症状的一种病症，可随着月经周期而发作。

一般情况下，中医学将痛经分为寒湿凝滞、肝郁气滞、肝肾亏虚 3 种类型。寒湿凝滞型表现为经前或者经行期间小腹冷痛，重则连及腰背，得热痛减，伴有经行量少、色暗、有血块，畏寒便溏，舌苔薄腻；肝郁气滞型表现为经前或者经期小腹胀痛、胀甚于痛，经中有瘀血块，块下后疼痛减轻，月经量少、淋漓不尽、色暗，胸胁不舒胀痛，舌质紫暗、有瘀斑；肝肾亏虚型表现为月经后小腹隐隐作痛，按之痛减，月经量少、色暗、质清稀，腰膝酸软，头晕耳鸣，舌质淡，苔薄白。通过以下方法来畅通气血，则可以有效缓解痛经症状。

按摩法

取穴：中极穴、地机穴、水道穴。

操作：每穴每次按揉 20~30 分钟，中等强度刺激，经期每天 1 次。

注意：以上选穴适用于寒湿凝滞导致的痛经，平时不拘时常按，可以温肾助阳、活血化瘀，防治痛经。如果痛经症状较重，腹痛连腰，可以加命门、肾俞、次髎、归来穴，按照以上方法按摩。如果是肝郁气滞导致的痛经，取气海、太冲、三阴交穴。按摩方法同上，坚持一段时间可以疏肝理气、调经固精、扶正助阳。伴随腹部胀满者加天枢穴、气穴、地机穴；胸胁胀痛者加阳陵泉穴、光明穴，按摩方法同上。

如果是肝肾亏虚导致的痛经，取关元、肝俞、肾俞、照海穴。按摩方法同上，坚持一段时间可以补肝益肾、益气补血、调经止带。伴随头晕耳鸣者加太溪穴；腰膝酸软者加肾俞、腰眼穴。按摩方法同上。

刮痧法

部位：督脉、任脉、足太阳膀胱经、足太阴脾经。

操作：①在刮痧部位均匀涂抹刮痧油。②用刮板角部，中等力度刮拭。③刮督脉，由至阳穴处沿脊柱向下经命门、腰阳关等穴，刮至十七椎穴。④刮任脉，由中脘穴处沿前正中线向下经气海、关元等穴刮至曲骨穴。⑤刮足太阳膀胱经，由膈俞穴处沿脊柱两侧经肝俞、脾俞、肾俞等穴，刮至次髎穴。⑥刮足太阴脾经，由血海穴处沿下肢内侧向下经阴陵泉、地机穴刮至三阴交穴。

注意：皮肤有破损，身体有炎症、血液病者均不得刮痧。出痧完全退去后再进行下次刮痧，连续 5 次，一般可见效。

拔罐法

取穴：脾俞穴、肾俞穴、足三里穴、血海穴、三阴交穴、太冲穴。

操作：常规拔罐，每穴留罐 10~15 分钟，每 3~5 天 1 次。坚持一段时间可以通经活络、调经统血、清利下焦、补气活血，有效缓解痛经症状。

艾灸法

取穴：子宫穴、次髎穴。

操作：悬起灸，每穴每天 1 次，每次 10~20 分钟。每次月经前 3~5 天开始灸，月经来后停止。这两个穴位均为调子宫、通气血、止疼痛的要穴，坚持使用即可发现痛经有所缓解。

食疗法

田七炖鸡 鸡肉 150 克，田七 8 克，桂圆肉、红枣、葱、姜、盐各适量。田七、红枣分别洗净，田七捣碎。葱切段，姜切片。鸡肉切块，放入碗中，加葱段、姜片、盐、花生油腌制 10 分钟，放入砂锅中，加田七、红枣、桂圆肉和适量水，武火煮沸，转文火炖至熟烂，加盐调味。日常佐餐常食，可以缓解气滞血瘀导致的痛经。

红枣桂圆姜茶粥 红枣 50 克，桂圆肉 60 克，粳米 100 克，姜、红糖各适量。红枣洗净；生姜切丝；粳米淘洗干净。锅中倒入适量水，放入除红糖外的全部食材，武火煮沸，转文火煮至粥熟烂，加红糖调味。日常佐餐常食，可以缓解身体虚寒导致的痛经。

猪蹄浓汤 猪蹄、甜玉米各 1 个，黄豆、花生、红枣、枸杞、姜、料酒、八角、花椒、茴香、盐各适量。猪蹄、甜玉米分别洗净，切块；黄豆、花生、红枣、枸杞洗净；姜切片；八角、花椒、茴香装入小布袋中，封口。以上材料放入砂锅中，加入适量水武火煮沸，加料酒，转文火煮至八成熟，加盐调味，继续炖至猪蹄熟烂，汤汁浓稠即可。日常佐餐常食，可以缓解寒湿凝滞导致的痛经。

干姜艾叶薏苡仁粥 干姜、艾叶各 10 克，薏苡仁 50 克。干姜、艾叶洗净，放入锅中加水煎汤，去渣取汁；薏苡仁淘洗干净。锅中倒入煎好的汤汁，加薏苡仁，酌情加清水，熬煮至薏苡仁熟即可。经期来临前 1 周，每日 1 次，可以温经化瘀、散寒除湿，适合寒湿凝滞、经络瘀阻导致的痛经。

山楂桂枝红糖汁 山楂肉 15 克，桂枝 5 克，红糖适量。山楂肉、桂枝分别洗净，放入锅中，加清水 2 碗，用小火煎至 1 碗时，加入红糖煮至红糖溶化即可。于经期前后 1 周饮用，可以温经通脉、化瘀止痛。

白带异常　清湿热，益肾调经

白带是指女性阴道分泌的一种液体，在正常情况下起到润滑、保护阴道的作用，白带异常通常表现为白带发黄、有腥臭味，或呈蛋清状、泡沫状、豆腐渣状，且伴有阴部瘙痒。

本病可见于阴道炎、子宫颈炎、盆腔炎、卵巢早衰、闭经、不孕、妇科肿瘤等疾病。白带过多者表现为带下量较平时明显增多，色、质、味异常，或伴有外阴及阴道瘙痒、灼热、疼痛等局部症状。白带过少者表现为带下量较平时明显减少，阴道干涩、痒痛或萎缩，部分可伴有性欲低下、性交疼痛，月经量少或月经延后，甚至闭经、不孕等。

中医学认为，白带异常一般有脾虚湿困、肾阳虚、湿毒蕴结3种类型。脾虚湿困型多表现为带下量多，色白或淡黄，质稀薄，无臭气，绵绵不断，神疲倦怠，四肢不温或浮肿，纳少便溏，面色白，舌质淡，苔白腻，脉缓弱。肾阳虚型多表现为带下量多，色白清冷，稀薄如水，淋漓不断，头晕耳鸣，腰痛如折，畏寒肢冷，小腹冷感，小便频数，大便溏薄，面色晦暗，舌淡润，苔薄白，脉沉细而迟。湿毒蕴结型多表现为带下量多，黄绿如脓，或赤白相兼，或五色杂下，状如米泔，臭秽难闻，小腹疼痛，腰骶酸痛，口苦咽干，小便短赤，舌红，苔黄腻。

按摩法

取穴：命门穴、阴陵泉穴、带脉穴、白环俞穴、气海穴、三阴交穴。

操作：用拇指指腹按揉，每穴每次按揉3~5分钟，以有酸胀感为度。

注意：以上穴位均为调经止带的要穴，坚持按摩可见到效果。如果是脾虚导致的白带异常，可以加足三里穴，健脾、除湿、止带，按摩方法同上。

如果是肾虚导致的白带异常，可以加关元、肾俞、次髎穴，补益肾气、温暖下焦、固摄带脉，按摩方法同上。

如果是湿毒蕴结导致的白带异常，可以加中极、下髎穴，清热解毒、调理任、带二脉，按摩方法同上。

如果带下连绵不绝，可以加冲门穴、气冲穴、气穴，固涩止带，按摩方法同上。

如果带下色红者，可以加间使穴，宽胸解郁、理气止痛，按摩方法同上。

艾灸法

取穴：带脉穴、三阴交穴、关元穴、肾俞穴、八髎穴。

操作：悬起灸法，每穴每次15分钟，以局部皮肤感到温热、泛红为度。连续10天为1个疗程。休息2天，继续下一个疗程。

注意：坚持一段时间可以补虚养肾，缓解肾气虚弱导致的白带异常。如果是脾虚导致的白带异常，选带脉穴、三阴交穴、足三里穴、脾俞穴、隐白穴。艾灸方法同上。

食疗法

芡实莲子荷叶粥 芡实、莲子各60克，糯米100克，鲜荷叶1张，冰糖适量。鲜荷叶洗净，放入锅中加水煎汤，去荷叶留汤。糯米、芡实、莲子分别洗净，放入荷叶汤中，加适量水煮粥，粥成时放入冰糖煮至溶化即可。分2次食用，一般坚持5~7天可见效。适合脾虚型白带异常，以白带增多为主要症状者食用。肠胃实热、大便干燥者忌用。

鲜车前草猪肚汤 鲜车前草60克，猪肚2个，盐适量。车前草洗净；猪肚处理干净，切小块。两味同放入锅中，加入适量水武火煮沸，转文火，加盐调味，继续煮至熟。吃猪肚喝汤，每日1次，连服1周，之后日常佐餐常食，可以凉血解毒、健脾补虚，有效缓解白带色黄、有异味等症状。

陈皮茯苓粥 陈皮、茯苓各 10 克，粳米 100 克。陈皮、茯苓、粳米分别洗净。陈皮、茯苓放入锅中，加水煎汤，去渣取汁。粳米放入锅中，加水煮粥，粥将成时倒入药汁，继续煮至粥成即可。日常佐餐常食，可以健脾燥湿、化痰祛脂，有效缓解白带黏稠、色绿等症状。

龙胆草粥 龙胆草 10 克，竹叶 20 克，粳米 100 克。龙胆草、竹叶洗净，放入锅中加水煎汤，去渣取汁。粳米淘洗干净，放入锅中加水煮粥，粥将成时倒入药汁，继续煮至粥成即可。每天代早餐食用，坚持一段时间可以泻肝降火、滋补气血，缓解白带带血症状。

乳腺增生 软坚散结，活血化瘀

乳腺增生是女性常见的乳房疾病，多是因为内分泌激素失调引起的。一般当出现乳房疼痛时，可以先在家中进行自我检查。

自我检查最好在月经之后 1 周进行，此时月经期间经常出现的组织充血、乳房肿胀等症状已经消失，检查比较准确。检查时脱掉上衣，站在镜子前观察乳头是否有凹陷、上抬、溢液以及乳头、乳晕颜色是否有变化等。然后用指腹顺时针按压乳房，看是否有肿块、按压痛等。

中医学认为，乳腺增生多是因为肝气郁结、痰凝血瘀导致的，所以通过以下方法进行疏肝理气、清热散结，一般可以得到缓解。

除此之外，日常还要注意：生活要有规律，保证充足睡眠，不要经常熬夜，养成良好的生物钟，帮助调理内分泌；保持心情愉悦，及时排解不良情绪，以免影响激素分泌；少食多餐、营养均衡，同时采用低糖、低脂饮食，避免过多摄入甜食、动物脂肪等。

按摩法

取穴：膻中穴、肩井穴、天宗穴。

操作：用拇指指腹按揉，每穴每次 1~3 分钟，以有酸胀感为度。

刮痧法

取穴：肝俞穴、胆俞穴、胃俞穴、肩井穴、膻中穴、屋翳穴、膺窗穴、乳根穴、阳陵泉穴、足三里穴、丰隆穴、太溪穴。

操作：①在刮痧部位均匀涂抹刮痧油。②用刮板角部，力度适中进行刮痧。③刮背部膀胱经，从双侧膈俞穴处经肝俞、胆俞刮至胃俞穴处，以出痧为度。④刮肩井穴，胸部两乳房间膻中穴以及胃经屋翳、膺窗、乳根穴，以潮红为度。⑤刮下肢外侧胆经阳陵泉穴，胃经从足三里穴刮至丰隆穴，以潮红为度。⑥刮太溪穴，以潮红为度。

注意：凡有刮痧禁忌项者均不得刮痧。以上诸穴配伍可以疏肝解郁、宽胸理气、化瘀散结，有效缓解乳腺增生。每 1~2 周进行 1 次，连续进行 7 次，观察效果，判断是否可继续使用。

艾灸法

取穴：阿是穴（增生肿块上取两个穴位）、乳根穴、阳陵泉穴、膺窗穴、膻中穴、丰隆穴、足三里穴、太冲穴、膈俞穴。

操作：①阿是穴艾炷隔姜灸，每穴每次 3 壮，以局部有痛感为宜。②其他穴位悬起灸法，每穴每次 10~15 分钟，以有红热感为度。

注意：以上选穴为乳腺增生的基础用穴，1 每天 1 次，10 次为 1 个疗程，连续治疗 2 个疗程后休息 5~7 日再继续进行。如果痰气凝结，则在以上基础上着重艾灸丰隆、足三里穴；如果肝郁气滞，则在以上基础上着重艾灸太冲、膈俞穴。

拔罐法

取穴：膻中穴、屋翳穴、乳根穴、天宗穴、肩井穴。

操作：先取膻中、屋翳、乳根穴，常规拔罐，留罐15~20分钟。再取天宗、肩井穴，常规拔罐，留罐10~15分钟。

注意：凡有拔罐禁忌项者均不得拔罐。以上诸穴位合用可以软坚散结、活血通络、疏肝解郁，有效防治乳腺增生。进行时间以罐印为准，每次罐印完全消失后再继续进行下一次拔罐。

食疗法

海带排骨汤　干海带结50克，排骨200克，白萝卜1个，姜、盐、料酒各适量。干海带结泡发，洗净；白萝卜洗净，切块；姜切片；排骨切块，放入沸水中焯去血沫捞出。锅中倒入适量水，放入以上原料，武火煮沸，加料酒、盐，转文火继续煮至排骨熟烂。日常佐餐常食，可以软坚散结、补血益气，防治乳腺增生。

萝卜拌海蜇皮　白萝卜200克，海蜇皮100克，葱花、盐、白糖、麻油各适量。白萝卜洗净，切丝，加盐搅拌均匀，腌制；海蜇皮切丝，冲洗干净，挤干水分，放入萝卜丝中，搅拌均匀。锅中倒入适量油烧热，放入葱花爆香，趁热淋在萝卜海蜇上，加白糖、麻油调味，搅拌均匀即可。日常佐餐常食，可以清热解毒、下气宽中，辅助治疗乳腺增生。

冬瓜薏苡仁汤　冬瓜100克，薏苡仁150克，葱、姜、盐、鸡精、胡椒粉、料酒各适量。薏苡仁淘洗干净，放入清水中浸泡1小时；冬瓜去皮，洗净，切块；葱切末，姜切丝。锅中倒入适量水，放入薏苡仁、姜丝、料酒，大火煮沸，转小火煮10分钟，加冬瓜煮8分钟，加盐、鸡精、胡椒粉、葱末调味，继续煮至冬瓜熟烂即可。日常佐餐常食，有利水消肿、解毒排脓、清热祛湿、舒筋除痹等功效，辅助治疗乳腺增生。

乳腺炎 清热解毒，促进乳汁排空

乳腺炎常见于哺乳期女性，是一种急性化脓性感染。患病之后，轻者不能给婴儿哺乳，重者需要手术治疗。如果放任不治的话，乳腺炎的症状会进一步加重，乳房局部变硬，结块逐渐增大，伴发全身症状，出现高烧、寒战、全身无力、大便干燥等症状。一般4~5个月便会发展为脓肿，出现乳房搏动性疼痛，局部皮肤变得红肿、透亮等。成脓后的症状比较特别，此时按压结块可以感觉到中央明显变软，按下去有波动感。如果脓肿比较深，则会出现全乳房肿胀、疼痛、高热等，如果按压的波动感并不明显，需要穿刺才能进行诊断。乳腺炎持续发展还有可能发展为乳腺癌。因此，一旦乳房出现不适，一定要及时就医检查，以免延误最佳治疗时机。以下方法日常生活中经常使用，可以起到清热解毒，促进乳汁排空的作用，对于缓解乳腺炎也有一定作用。

按摩法

取穴：膻中穴、乳根穴、风池穴、肩井穴、神封穴、丰隆穴、解溪穴、阿是穴（肿块局部）。

操作：①按揉肿块。在肿块部位均匀涂抹精油，用健侧手指顺时针方向轻轻按揉阿是穴5分钟，每天2~3次。②排乳。用两手的4指托住乳房，两手的拇指在肿块上方向乳头方向交替抹、推、揉，使乳汁从乳腺口流出，每天2~3次。③疏通乳腺口。取坐位，患侧手托住乳房，健侧手拇指、食指、中指挤捏肿块，从下而上直到乳头处，并逐渐增强挤捏力量，使阻塞的乳腺口疏通，挤出黄色液体或乳汁，每天2~3次。④揉按膻中、乳根穴。以健侧拇指按于患侧穴位，微用力揉按5分钟，以穴位有酸胀感为宜，每天2~3次。⑤拨动肩井穴。用健侧食指、中指按于患侧穴位，微用力，前后分筋拨动

5 分钟，以穴位有酸胀感为宜，每天 2~3 次。⑥点按风池 2 分钟，从风池穴向下沿颈椎两侧推揉，往返约 20 次。⑦点按乳根、神封穴各 2 分钟，并于乳房周围作轻柔的摩揉手法 5~10 分钟。⑧点按丰隆、解溪穴各 2 分钟，力度稍重，以有胀痛感为宜。

注意：按摩前后要注意保持乳房卫生，用温水擦洗乳房，尤其注意乳头的清洁。按摩手法用力不能太重，以免损伤乳房皮肤。

刮痧法

取穴：肝俞穴、脾俞穴、胃俞穴、乳根穴、膻中穴、期门穴、中脘穴、天枢穴、曲池穴、足三里穴、行间穴。

操作：①在刮痧部位均匀涂抹刮痧油。②用刮板角部刮痧，力度适中。③先刮肝俞、脾俞、胃俞穴，再刮乳根、膻中、期门、中脘、天枢穴，然后刮曲池穴，最后刮足三里、行间穴。

艾灸法

取穴：肩井穴、天池穴、期门穴、内关穴、行间穴、阿是穴（患处疼痛点）。

操作：①艾炷隔姜灸。每次选取阿是穴和 2~4 个穴位，灸 5~7 壮，每天 1~2 次。②艾条温和灸。每次选 3~5 穴，各灸 5~15 分钟，每天 1~2 次。

注意：以上选穴、灸法适用于肝郁气滞造成的乳腺炎，症状表现为患乳排乳不畅，乳汁壅滞，结块胀痛，局部红肿不明显，胸闷，烦躁易怒，食欲不振，或恶寒发热，头痛身重等。坚持灸治一段时间可以疏肝解郁、散气导滞，辅助缓解乳腺炎。如果是胃热壅滞导致的乳腺炎，症状表现为乳房肿块增大疼痛，患侧淋巴结肿大压痛，伴有壮热恶寒，头痛，全身酸痛，口苦咽干，口渴欲饮，口臭，便秘尿赤等症状。取膺窗、膻中、乳根、肩井、天宗、少泽、丰隆、下巨虚、温溜和局部阿是穴，灸法同前。乳痈初期化脓时，在天宗、膻中穴用艾炷隔蒜灸，每穴各灸 5~7 壮，至局部潮红后再用拇指指腹按揉天宗穴 2 分钟，每天 2 次；用艾条温和灸在剩余其他穴位各灸 5~15 分钟，每天 1~2 次。

🌿 食疗法

蒲公英金银花粥　蒲公英 60 克，金银花 30 克，粳米 100 克。蒲公英、金银花、粳米分别洗净。蒲公英、金银花放入锅中，加水煎汤，去渣取汁。粳米放入锅中，加水煮粥，粥将成时倒入药汁，继续煮至粥成即可。发作期间佐餐常食，可以清热解毒，有效缓解乳腺炎导致的疼痛等症状。

黄花菜猪蹄汤　干黄花菜 24 克，猪蹄 1 个，盐适量。黄花菜洗净；猪蹄处理干净，切块。两者同放入锅中，加水武火煮沸，加盐调味，转文火煮至猪蹄熟烂。每天 1 次，连吃 3~4 次，可以清热消肿、通经下乳。之后病愈之前佐餐常食，可以帮助恢复。

🖐 慢性盆腔炎　滋阴补肾，调节内分泌 🖐

慢性盆腔炎是指女性内生殖器及其周围结缔组织、盆腔腹膜的慢性炎症。慢性盆腔炎是一种常见的女性疾病，病情顽固，反复发作，严重危害女性健康。引起慢性盆腔炎的原因有很多，大多是因为急性盆腔炎未彻底治疗，在患者体质较差的情况下，急性盆腔炎病程迁延及反复发作造成的；也可能无急性盆腔炎症病史过程，如沙眼衣原体感染导致输卵管炎。

中医学认为，慢性盆腔炎是由于湿热瘀结、气滞血瘀、寒湿凝滞、气虚血瘀等原因导致的，属于"妇人腹痛""癥瘕""带下病"等范畴，下腹疼痛和带下量多为其主要症状。通过以下方法滋阴补肾、清热除湿，全面调节内分泌，可以在很大程度上防治慢性盆腔炎。

按摩法

取穴：肾俞穴、关元穴。

操作：①两手搓热后用手掌上下来回按摩肾俞穴 50~60 次，两侧同时或交替进行。②以关元穴为圆心，左或右手掌做逆时针摩动 3~5 分钟，顺时针摩动 3~5 分钟，然后随呼吸用食指或中指指腹按压 3 分钟。

艾灸法

取穴：关元穴、子宫穴、关元俞穴、三阴交穴。

操作：距离皮肤 2~3 厘米处悬起灸，每穴每次 10~15 分钟，以感觉温热舒适为度。每天施灸 1 次，10 次为 1 个疗程，每个疗程间休息 2 日。

拔罐法

取穴：肾俞穴、关元穴、归来穴、阴陵泉穴、三阴交穴。

操作：灸罐法。先用艾条点燃，温灸各穴位 15 分钟，以皮肤有温热感及人体感觉舒适为宜，之后常规拔火罐，留罐 10 分钟，每天 1 次，10 次为 1 个疗程，一般 3~5 个疗程可见效。之后再进行 3~5 个疗程巩固治疗。

注意：以上选穴适用于寒湿内蕴型盆腔炎。症状表现为下腹有胀冷痛感、下坠感，受凉加重，遇暖缓解，带下增多，色白质稀，或见月经后期，量少色暗有块，头晕神疲乏力，腰骶酸痛，畏寒肢冷，或婚久不孕。如果是湿热瘀阻型盆腔炎，症状表现为时有低热，下腹一侧或双侧胀痛、刺痛、热痛，或有胀痛感、下坠感，劳累后或经期症状加重，经期延长，或经量增多，有血块，血块流出则疼痛减少，带下增多，色黄黏稠，有气味，小便色黄，腰部酸痛，婚后不孕。取肝俞、肾俞、血海、地机、三阴交穴。肝俞穴采用刺络拔罐法，穴位处消毒，用梅花针轻叩刺，拔罐，以有较多血点冒出皮肤为度。余穴用常规拔罐法，留罐 10 分钟，每天 1 次，10 次为 1 个疗程。

除此之外需要注意的是，经期、产褥期以及凡是有拔罐禁忌项者，均不宜拔罐。

土茯苓猪肉汤 土茯苓 50 克，芡实 30 克，金樱子 15 克，石菖蒲 12 克，瘦猪肉 100 克，盐适量。土茯苓、金樱子、石菖蒲、芡实分别洗净，前 3 味放入锅中，加水煎汤，去渣取汁。瘦猪肉切片，放入锅中，加水、芡实武火煮沸，转文火，加药汁、盐，继续煮至汤成即可。每日 1 次，7 次为 1 个疗程。有健脾补肾、解毒祛湿的功效，适合慢性盆腔炎者食用。

苦菜萝卜汤 苦菜 100 克，金银花 20 克，蒲公英 25 克，青萝卜 200 克，盐适量。4 味分别洗净，金银花、蒲公英放入锅中加水煎汤，去渣取汁；苦菜放入沸水中焯熟，捞出；青萝卜洗净切片。锅中倒入适量水，放入青萝卜、苦菜，武火煮沸，加药汁，转文火煮至熟，加盐调味即可。每日 1 剂，连用 3~5 天，有清热解毒的功效，对慢性盆腔炎有效。

子宫肌瘤 温宫散寒，清除体内的湿寒瘀阻

子宫肌瘤又称子宫平滑肌瘤，是女性生殖器最常见的一种良性肿瘤。子宫肌瘤主要由子宫平滑肌细胞增生而形成。常见于 30~50 岁的育龄女性，尤其在高雌激素环境中生长明显。

中医学认为，子宫肌瘤是脏腑功能失调引起的，多是由于气滞血瘀、寒凝痰阻等原因导致的，属于中医学"石瘕"的范畴。通过以下方法温宫散寒，清除体内的湿寒瘀阻，能在很大程度上防治子宫肌瘤。

按摩法

取穴：神阙穴、气海穴、关元穴、天枢穴、归来穴、子宫穴、气冲穴、血海穴、三阴交穴。

操作：①按摩患者仰卧位，施术者站在旁边，用拇指指腹按揉每个穴位1分钟，力度适中，以有酸胀感为宜。②搓热手掌，放置在小腹部，沿顺时针方向摩腹36圈，改逆时针方向摩腹36圈。③用手掌自上而下平推腰背部10~15次，以有酸胀感为度。

注意：以上按摩方法每天进行1次，10次为1个疗程，可以温宫散寒，在一定程度上缓解子宫肌瘤相关症状。但经期要停止按摩。

艾灸法

取穴：气海穴、关元穴、子宫穴、交信穴。

操作：艾炷隔姜灸，每穴每次灸3~8壮，灸至皮肤红润，中央略黄，灸后无任何痛感，皮肤不起疱、不化脓为宜。隔日施灸1次，10次为1个疗程。

食疗法

桃红黄鳝汤　桃仁12克，红花6克，黄鳝丝250克，葱段、姜片、高汤、盐、味精、料酒各适量。桃仁、红花加水煎汁去渣。黄鳝丝放入热油锅中爆炒至变色，加高汤、葱段、姜片武火煮沸，加料酒、盐，转文火煮至熟，加味精调味即可。日常佐餐常食，可以活血消瘤、补肾养血，对子宫肌瘤有缓解作用。

薏苡仁丹参粥　薏苡仁30克，丹参15克，糯米150克。丹参放入锅中，加水煎30分钟，去渣取汁。薏苡仁、糯米淘洗干净，放入锅中加水武火煮沸，加药汁，转文火煮至粥成。日常佐餐食用，可以活血化瘀、排毒消积，适用于子宫肌瘤者食用。

银耳藕粉汤　银耳25克，藕粉、冰糖各适量。银耳泡发，去蒂，撕成小片，放入锅中，加适量水和冰糖炖烂，冲入藕粉即可。每日1次，有清热、润燥、止血的功效，适合子宫肌瘤，月经量多，久不止血，血色鲜红，烦躁不寐的女性食用。

子宫下垂 补气升提，调理脾肾

　　子宫下垂也叫子宫脱垂，是指子宫从正常位置沿阴道下降，宫颈外口达坐骨棘水平以下，甚至子宫全部脱出于阴道口以外。子宫下垂会有下坠感，还会感到腰酸背痛，严重时还会拖累膀胱及直肠，而会有频尿、小便解不干净或大便不顺之感。中医学认为，以下方法可以帮助人体补气升提，调理脾肾，达到缓解子宫下垂的目的。

按摩法

　　取穴：百会穴、三阴交穴。

　　操作：①用中指指腹按揉百会穴3分钟，力度适中，不宜过重。之后在百会穴及附近部位顺时针转36圈。②一手拇指固定，中指按在三阴交穴上，两指对合，用力按压1分钟。

艾灸法

　　取穴：百会穴、中脘穴、阳池穴、子宫穴、三阴交穴。

　　操作：艾条悬起灸法，每穴艾灸10~15分钟。每日1次。也可以用艾灸盒，每穴每次灸15分钟。

拔罐法

　　取穴：百会穴、脾俞穴、胃俞穴、子宫穴、三阴交穴。

　　操作：灸罐法。先用艾条温灸法，每穴每次15分钟，以皮肤有温热感及人体感觉舒适为宜。之后除百会穴外，剩余穴位常规拔罐，留罐10分钟，每天1次，10次为1个疗程。

　　注意：以上选穴适用于气虚型子宫下垂，症状表现为子宫下移或脱出阴道口外，劳累则加剧，小腹有下坠感，精神差，乏力，不想说话，面色差，小便次数多，带下量多，色白质稀。如果是肾虚型子宫下垂，症状表现为子宫下移或脱出阴道口外，有腰酸下坠感，小便次数多，夜间睡眠汗出，头晕耳鸣，腰膝酸软。取百会、肾俞、命门、关元、子宫穴。方法同上。

食疗法

黄芪粥　黄芪 30 克，大米 100 克。黄芪、大米分别洗净，放入锅中加水煮粥。每日分 2 次服，隔日 1 次，连用 7 天，之后日常佐餐常服，可以补虚养气，适用于气虚型子宫下垂。

芡实核桃红枣粥　芡实、核桃仁各 20 克，红枣肉 15 克，大米 100 克。芡实、大米淘洗干净，放入锅中，加核桃仁、红枣肉和适量水煮粥即可。日常佐餐常食，可以补虚养肾，适用于肾虚型子宫下垂。

不孕　补气血、排瘀滞，增强体质

不孕症是指育龄夫妇双方同居一年以上，有正常性生活，在没有采用任何避孕措施的情况下，女性未能成功怀孕的一种病症。造成女性不孕的原因有阴道炎、子宫内膜炎、子宫内膜异位、输卵管炎、内分泌异常、生殖器肿瘤等多种原因，所以想要怀孕却迟迟无法孕育时一定要去医院积极治疗原发病。除此之外，可以通过以下方法补气血、排瘀滞，整体增强体质，起到辅助怀孕的作用。

按摩法

取穴：气海穴、关元穴、三阴交穴。

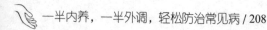

操作：①用拇指或食指指腹按压气海穴 3~5 分钟，力度适中。②以关元穴为圆心，左或右手掌做逆时针及顺时针摩动各 3~5 分钟，然后，随呼吸用食指或中指指腹按压 3 分钟。③一手拇指固定，中指按在三阴交穴上，两指对合，用力按压 1 分钟。

艾灸法

取穴：子宫穴、关元穴、命门穴、肾俞穴、三阴交穴。

操作：用黄豆大艾炷隔姜灸，每穴 10 壮，灸至局部灼热泛红，每天 1 次，10 次为 1 个疗程。施灸最好在经期后开始至排卵期末结束。

注意：以上选穴适用于肾精亏虚导致的不孕，症状表现为多年不孕，经期尚可，量少色淡，面色灰白，形体消瘦，舌质淡红。如果是气滞血瘀影响怀孕，症状表现为多年不孕，经行腹痛，为胀痛或刺痛，量少色暗，严重时有血块排出。取丰隆、中极、合谷、太冲、三阴交穴。用黄豆大艾炷隔姜灸，以中极、太冲穴为主，两穴每穴灸 5~7 壮，灸至局部灼热潮红为度；其他穴位为辅，艾灸方法一样，不过每穴灸 3~5 壮即可。每天 1 次，10 次为 1 个疗程，连续施灸 3 个疗程以上。

如果是由于痰浊瘀阻影响怀孕，症状表现为形体偏胖，带下量多，面色白，伴有心悸、胸闷、呕吐。取曲泉、中极、血海、肾俞、丰隆穴。用半个橄榄大的艾炷隔姜灸，每穴 10 壮，灸至局部灼热潮红为度，每日或隔日 1 次，10 次为 1 个疗程，连续施灸 3 个疗程以上。

食疗法

温补鹌鹑汤 菟丝子 15 克，艾叶 30 克，川芎 10 克，鹌鹑 2 只，盐适量。鹌鹑处理干净，切块，放入冷水锅中武火煮沸去血水，捞出。菟丝子、艾叶、川芎洗净放入砂锅中，加入 3 碗清水煎至 1 碗，滤取药汁。药汁和鹌鹑用碗装好，隔水炖 2 小时，加盐调味即可。日常佐餐常食，适用于体质虚损、子宫寒冷久不受孕者的辅助治疗。

虫草炖鸡　老母鸡1只，冬虫夏草10克，葱段、生姜片、料酒、味精、高汤、胡椒粉、盐各适量。老母鸡处理干净，切块，放入锅中，加冬虫夏草、葱段、姜片、高汤，武火煮沸，加料酒，转文火炖至鸡肉熟烂，加盐、胡椒粉，继续炖至汤汁浓稠，加味精调味即可。日常佐餐常食，可以辅助调理因为肾虚引起的不孕。

归参山药炖猪腰　猪腰500克，当归、党参、山药各10克，酱油、醋、姜丝、蒜末、盐各适量。猪腰剖开，去除里面白色的筋膜臊腺，洗净。当归、党参、山药用纱布包好成药包。锅中加入适量水，放入猪腰、药包，武火煮沸后转文火炖煮。酱油、醋、姜丝、蒜末、盐兑成调味汁备用。待猪腰熟透捞出，冷却片刻，切薄片，淋上调好的酱料，拌匀即可。日常佐餐常食，可以辅助调理气血亏虚导致的不孕。

产后缺乳　补气营血，保持心情愉悦

产后乳汁少或完全无乳，称为缺乳。乳汁的分泌与产后妈妈的精神、情绪、营养状况、休息和劳动都有关系。缺乳可能是由乳腺发育较差，产后出血过多或情绪欠佳等因素引起。除此之外，感染、腹泻、便溏以及乳汁不能畅流也可导致缺乳。因此，产后缺乳可以用以下方法进行调理，达到补气营血的功效。另外，日常生活中，产后妈妈要保持心情愉悦，否则肝郁气滞，容易导致乳汁少或缺乳。

按摩法

取穴：膻中穴、少泽穴、乳根穴。

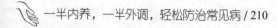

操作：①除拇指外四指并拢，用指腹轻轻按揉膻中穴1~3分钟。②用食指指甲点按少泽穴1分钟。③用食指或中指指腹按揉乳根穴1~3分钟，以不感疼痛为度。

刮痧法

取穴：少泽穴、足三里穴、膻中穴、乳根穴、脾俞穴。

操作：①在需刮痧部位均匀涂抹刮痧油，采用补法。②用刮板角部从上向下刮拭背部脾俞穴，以出痧为度。③用刮板边缘轻刮胸部膻中、乳根穴30次，以出痧为度。④重刮手部少泽穴。⑤右上至下重刮下肢外侧足三里穴，至皮肤发红、皮下紫色痧斑痧痕形成为止。

注意：以上选穴适用于气血亏虚导致的产后缺乳，症状表现为产后乳少，甚或全无，乳汁清稀，乳房柔软而无胀感，面色少华，神疲食少。如果是肝气郁滞导致的产后缺乳，症状表现为产后乳汁甚少或全无，乳汁稠黏，乳房胀硬而痛，精神抑郁，胸胁胀痛。取少泽、内关、太冲、乳根、膻中、期门穴。在需刮痧部位均匀涂抹刮痧油，用泻法。先分别轻刮胸部膻中、乳根穴30次，以出痧为度。再刮期门穴，刮拭胸部两侧，由第六肋间，从正中线由内向外刮，先左后右，用刮板边缘由内向外沿肋骨走向刮拭。然后重刮前臂内侧内关穴、手部少泽穴。最后刮足部太冲穴30次，可不出痧。

艾灸法

取穴：乳根穴、膻中穴、足三里穴、少泽穴。

操作：可以用艾炷隔姜灸，每穴3~5壮，每天1次，3天为1个疗程。也可以用艾条温和灸，每穴每次10~15分钟，每天1次，10天为1个疗程。

注意：以上穴位为基础用穴。如果气血虚弱加脾俞穴；肝郁气滞加期门、阳陵泉、太冲穴；痰气壅盛加丰隆、中脘穴；神疲食少加中脘、气海穴。艾灸方法同上。

拔罐法

取穴：肩井穴、心俞穴、脾俞穴、膻中穴、足三里穴。

操作：灸罐法。先用艾条点燃温灸各穴 15 分钟，以皮肤有温热感及人体感觉舒适为宜，之后常规火罐，留罐 10 分钟，每天 1 次，3 次为 1 个疗程。

注意：以上选穴适用于气血虚弱导致的产后缺乳。如果是肝郁气滞导致的产后缺乳，则取肩井、肝俞、膻中、少泽、太冲穴。采用刺络拔罐法。太冲穴消毒后，用梅花针轻叩刺，以皮肤发红或微微出血为度。其余穴位常规拔罐，留罐 10 分钟，每天 1 次，3 次为 1 个疗程。

食疗法

丝瓜鲫鱼汤　丝瓜 250 克，鲫鱼 500 克，葱段、姜片、盐、味精、料酒、胡椒粉、高汤各适量。鲫鱼处理干净，控水后用刀在鱼身上划几个十字；丝瓜去皮，洗净，切段。锅中倒入适量油烧至七成热，放入鲫鱼煎至两面变色，加料酒略焖。加入葱段、姜片、高汤武火煮沸，转文火煮至鱼熟，盛出。锅中放入丝瓜，转武火煮至汤汁变成乳白色，加盐、味精调味后，将汤汁浇在鲫鱼上，撒胡椒粉即可。日常佐餐常食，可以起到气血双补的作用，是产后补虚养身的上佳食疗，对产后营养缺乏、气血亏虚导致的缺乳有改善作用。

猪蹄茭白汤　猪蹄 250 克，茭白 100 克，葱段、生姜、料酒、盐各适量。猪蹄处理干净，放入沸水锅中焯去血沫，捞出洗净。茭白洗净，切片。锅中倒入适量水，放入猪蹄、茭白、葱段、姜片、料酒武火煮沸，撇去浮沫，转文火炖至猪蹄熟透，加茭白、盐继续煮至入味。日常佐餐常食，可以益髓健骨、生精养血、催乳，适用于产后缺乳的女性食用。

更年期综合征 促进血液循环与新陈代谢

更年期综合征是由于卵巢功能减退，垂体功能亢进，分泌过多的促性腺激素，引起自主神经功能紊乱，从而出现月经变化、面色潮红、心悸、失眠、乏力、抑郁、多虑、情绪不稳定、易激动、注意力难集中等一系列程度不同的症状。

出现更年期综合征之后，调理是一个长期过程，所以通过以下方法进行调理时，贵在坚持。这样才能促进血液循环与新陈代谢，全面提升身体素质，延缓衰老。

按摩法

取穴：涌泉穴、足三里穴、三阴交穴、肝俞穴、肾俞穴、中脘穴、关元穴。

操作：①将手掌搓热，用一手拇指或食指指腹适当用力按揉对侧涌泉穴各1分钟。②食指与中指重叠，中指指尖放在同侧足三里穴上，适当用力按揉1分钟。③一手拇指固定，中指按在三阴交穴上，两指对合，用力按压1分钟。④患者俯卧，施术者用双手揉搓脊柱两旁的膀胱经及督脉，重点以拇指端点按肝俞、肾俞穴各2分钟。⑤患者仰卧，施术者以双手掌从脐部开始顺时针按摩腹部，向周围扩大；再以拇指指腹直推中脘、关元穴各2分钟。

艾灸法

取穴：涌泉穴、归来穴、肾俞穴。

操作：悬起灸，每穴每次10分钟，每天1次。5~7天为1个疗程，月经前结束，每个月1个疗程。

拔罐法

取穴：关元穴、神门穴、心俞穴、内关穴、肾俞穴。

操作：常规拔罐，每穴每次留罐 10~20 分钟，隔日 1 次，10 次为 1 个疗程。

注意：以上选穴是调理更年期综合征的常用穴。如果肾虚加肾俞、三阴交穴；肾阳虚加中脘、气海、命门穴。拔罐方法同上。

食疗法

枸杞子肉丝炒冬笋　枸杞子 30 克，冬笋 200 克，瘦猪肉 100 克，葱花、姜丝、盐、味精、酱油、水淀粉各适量。冬笋去皮，洗净，切丝；瘦猪肉切丝。锅中倒入适量油烧热，放入葱花、姜丝爆香，加肉丝翻炒至变色，加冬笋丝、枸杞子、酱油、盐翻炒至熟，加味精、水淀粉继续翻炒均匀即可。每日 1 次，日常佐餐常食，适用于头晕目眩、心烦易怒、经血量多、面色晦暗、手足心热等更年期症状。

合欢花粥　干合欢花 30 克，粳米 100 克，红糖适量。合欢花、粳米分别洗净，放入锅中，加水、红糖文火煮至熟。每晚临睡前 1 小时空腹温热食用。日常常食，可以安神解郁、活血悦颜、利水消肿。适用于更年期易怒忧郁、虚烦不安、健忘失眠等。

甘麦大枣粥　大麦 50 克，粳米 100 克，大枣 10 枚，甘草 15 克。甘草稍微冲洗一下，放入锅中加水煎汤，去渣取汁。粳米、大麦、大枣分别洗净，放入锅中，加水、甘草汁熬煮成粥。每日 2 次，空腹食用。可以益气安神、宁心美肤。适用于女性更年期精神恍惚、时常悲伤欲哭、不能自持、失眠盗汗等。

有些"男"言之瘾，不好意思对别人讲，好不容易鼓足勇气去看医生，治疗进程还非常缓慢。本章所选的男性常见病，均为用中医特色疗法可以帮助恢复和缓解的，因此在配合医院进行系统治疗的同时，日常生活中也可以靠自己的一双妙手，帮助自己尽快恢复健康。

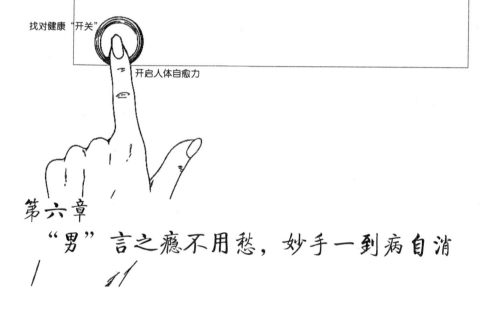

找对健康"开关"

开启人体自愈力

第六章
"男"言之瘾不用愁，妙手一到病自消

前列腺炎　　促进血液循环，吸收炎症

　　前列腺炎是指前列腺特异性和非特异感染所致的急慢性炎症，从而引起的全身或局部症状。急性前列腺炎症状明显，建议立即去医院进行检查治疗。慢性前列腺炎临床上多表现为头昏、乏力、易疲劳，腰酸，小便白浊、尿末滴白、尿线分叉无力，小便滴沥不尽，会阴、腹股沟、小腹等处可能会有程度不一的酸胀疼痛等不适感觉。在检查治疗的同时，尝试以下方法，可以改善局部血液循环，促使炎症吸收和消退，在很大程度上缓解慢性前列腺炎造成的一系列症状。

按摩法

　　取穴：关元穴、曲骨穴、中极穴。

　　操作：①以关元穴为中心，左或右手掌做逆时针及顺时针方向摩动各3~5分钟，然后随呼吸按压关元穴3分钟。②双手搓热，一只手掌盖住肚脐，另一只手在曲骨穴上按摩1~2分钟，之后仍然一手盖住，另一只手在中极穴上按摩1~2分钟。

　　注意：以上穴位为养护前列腺的常用穴位，平时常按摩可以补肾壮阳，缓解前列腺压力，改善前列腺炎引起的尿频、尿急、尿痛、尿不尽等症状。

艾灸法

　　取穴：曲骨穴、关元穴、肾俞穴。

　　操作：悬起灸，每穴每次灸10~15分钟。5~7天为1个疗程，间隔2日可行下一个疗程。

　　注意：以上穴位艾灸时按照所列穴位的顺序进行，坚持一段时间可以益肾助阳、强腰利水，有效缓解前列腺炎的相关症状。

拔罐法

取穴：肾俞穴、中极穴、阴陵泉穴、三阴交穴。

操作：针罐法。上述各穴先消毒，之后用毫针针刺得气后留针 10 分钟，然后常规拔罐，留罐 10 分钟，每天 1 次，10 次为 1 个疗程。

注意：以上方法需找专业人士进行。适用于湿热内蕴导致的前列腺炎，症状表现为小便次数增多，余沥不尽，小便浑浊，排尿延迟，尿道有涩热感，口渴，伴随遗精、早泄、阳痿等症状。如果是脾肾亏虚导致的前列腺炎，症状表现为小便次数增多，余沥不尽，小便浑浊，小腹坠胀，尿意不畅，面色无华，神疲乏力，劳倦或进食油腻则发作或加重，或伴有遗精、早泄、阳痿等。取脾俞、肾俞、命门、关元、中极穴。用灸罐法。先用艾条点燃温灸各穴 15 分钟，以皮肤有温热感及人体感觉舒适为宜，之后常规拔罐，留罐 10 分钟，每天 1 次，10 次为 1 个疗程。

食疗法

冬瓜海带薏苡仁汤　冬瓜 250 克，海带 100 克，薏苡仁 50 克，葱段、姜片、盐各适量。冬瓜洗净，切块；薏苡仁淘洗干净；海带洗净盐分及杂质，切成细片状。除盐以外的所有材料放入砂锅中，加适量水武火煮沸，加盐调味，继续煮至汤成即可。日常佐餐常食，可以清热解暑、健脾利湿，对于防治前列腺炎有一定效果。

栗子炖乌鸡　栗子仁 200 克，乌鸡 1 只，海马 5 只，姜片、盐各适量。乌鸡处理干净，切块，放入锅中，加栗子仁、海马、姜片、盐和适量水炖熟。分 2~3 次吃完。可以滋阴益气、补脾益肾，有效防治前列腺炎。

猪瘦肉银耳汤　猪瘦肉、银耳各 50 克，黄酒、葱、姜、盐、味精各适量。银耳放入碗中，加入清水泡发；猪瘦肉洗净，切片，和发后的银耳、黄酒、葱、姜、盐、味精一起放入碗中，再放入锅中隔水蒸 30 分钟后食用。日常佐餐常食，有滋阴补肾、化气利尿的功效，对于防治前列腺炎有效。

前列腺增生　调节饮食，合理生活作息

前列腺增生是由于前列腺的逐渐增大对尿道及膀胱出口产生压迫作用，多表现为尿频、尿急、夜间尿次增加和排尿困难等症状，并能导致泌尿系统感染、膀胱结石和血尿等并发症。除了通过以下方法进行辅助治疗之外，还可以通过合理膳食，规律生活作息，更好地促进病症的恢复。

按摩法

取穴：中极穴、阴陵泉穴、足三里穴、三阴交穴。

操作：①用三指捏法捏揉以上穴位各 2 分钟。②双手搓热，两脚心各搓 50 次。③在脐下、小腹部、耻骨联合上方自左向右轻轻按压 20 次，每 1~2 秒按压 1 次。

艾灸法

取穴：关元穴、曲骨穴、腰眼穴、肾俞穴。

操作：悬起灸，距离皮肤 2~3 厘米，每穴每次灸 20~30 分钟，使局部皮肤发红、有热感而不至于灼痛为宜。每天施灸 1 次，5 次为 1 个疗程。

食疗法

参芪冬瓜汤　党参 15 克，黄芪 20 克，冬瓜 200 克，味精、香油、盐各适量。党参、黄芪稍微冲洗，放入砂锅中加水煎汤，去渣取汁。冬瓜洗净，切块。锅中倒入药汁，加冬瓜，酌情加适量水、盐煮至熟，加味精、香油调味即可。日常佐餐常食，可以健脾益气、升阳利尿，缓解前列腺增生相关症状。

桂浆粥　肉桂 5 克，车前草 30 克，粳米 100 克，红糖适量。肉桂、车前草冲洗干净，放入锅中加水煎汤，去渣取汁。粳米淘洗干净，放入锅中，加水适量，武火煮沸，加药汁，转文火煮至粥成，加红糖调味即可。日常空腹服用，可以温阳利水，防治前列腺增生。

阳痿　促进血液循环，调节局部性神经反射功能

阳痿是最常见的男子性功能障碍性疾病，是指男性在性生活时，阴茎不能勃起或勃起不坚或坚而不久，不能完成正常性生活，或阴茎根本无法插入阴道进行性交的一种疾病。想要治疗阳痿，除了去医院进行系统的检查治疗之外，还可以通过以下方法促进血液循环，调节局部性神经反射功能，以此来帮助自己恢复健康。

按摩法

取穴与部位：肾俞穴、命门穴、背部督脉、背部膀胱经。

操作：①点按肾俞、命门穴，每穴1分钟。②用鱼际部位直擦背部督脉及膀胱经，以感觉皮肤发热为佳。

注意：以上操作可以请家人帮忙，坚持一段时间，对于缓解命门火衰导致的阳痿，症状表现为阳痿不举，眩晕耳鸣，精神萎靡，腰膝酸软，畏寒肢冷等有效。如果是惊恐伤肾导致的阳痿，症状表现为阳痿不举或举而不坚，胆怯多疑，心悸易惊。取百会、四神聪、神门、心俞、胆俞、大陵穴。按摩时，先搓热双手，分抹前额10~20次。再点按每个穴位各1分钟。

如果是心脾两虚导致的阳痿，症状表现为不举，精神不振，失眠健忘，胆怯多疑，心悸自汗，面色无华。取心俞穴、脾俞穴、肾俞穴、内关穴、血海穴、足三里穴、三阴交穴和背部督脉、膀胱经。按摩时，先点按每个穴位1分钟，之后搓热双手，用小鱼际横擦背部10~20次，或以感到皮肤发热为度。

如果是湿热下注导致的阳痿，症状表现为阴茎痿软，勃而不坚，阴囊潮湿臊臭，下肢酸重，小便黄赤，解时不畅，余沥不尽。取天枢穴、足三里穴、阴陵泉穴、丰隆穴、行间穴、侠溪穴、大肠俞穴、膀胱俞穴和整个腹部。按摩时，先点按每个穴位各1分钟。再搓热双手，揉摩腹部3~5分钟，以感到腹部及下腹部发热为佳。

刮痧法

取穴：肾俞穴、命门穴、志室穴、关元穴、太溪穴、三阴交穴、膀胱俞穴。

操作：①在需要刮痧的部位均匀涂抹刮痧油。采用泻法进行刮痧。②用刮板角部由上至下刮背部肾俞至膀胱俞30次，以出痧为度。③自上而下来回重刮背部命门、志室穴，至皮肤发红、皮下紫色痧斑痧痕形成为止。④轻刮腹部关元至中极穴，自上而下来回刮动，至皮肤发红、皮下紫色痧斑痧痕形成为止。⑤重刮下肢内侧三阴交穴30次，以出痧为度。⑥用刮板角部重刮足部太溪穴30次，以出痧为度。

艾灸法

取穴：关元穴、气海穴、足三里穴、三阴交穴。

操作：艾炷隔姜灸，每穴每次灸10壮，若灸时感觉疼痛难忍，可适当移动姜片或将姜片稍抬离皮肤，以灸处皮肤潮红但又不能烫伤为度。1天1次，1个月为1个疗程。

拔罐法

取穴：肾俞穴、气海穴、关元穴、阴陵泉穴。

操作：灸罐法，先在上述各穴常规拔罐，留罐10分钟，起罐后用艾条温灸各穴15分钟，以皮肤有温热感为宜，每天1次，10次为1个疗程。

注意：以上选穴适用于虚证导致的阳痿，症状表现为阴茎勃起困难，时时滑精，精薄清冷，头晕耳鸣，心跳不自主加快，自觉吸气不够，面色苍白，精神不振，腰膝酸软，畏寒肢冷。如果是实证导致的阳痿，症状表现为阴茎虽勃起，但时间短暂，多有早泄，阴囊潮湿、有异味，下肢酸重，小便赤黄，情绪抑郁或烦躁。取曲池、中极、血海、三阴交穴。采用常规拔罐，每穴每次留罐 10 分钟，每天 1 次，10 次为 1 个疗程。

食疗法

韭菜炒虾仁　虾仁 250 克，韭菜 100 克，姜丝、黄酒、酱油、盐各适量。韭菜择洗干净，切段；虾仁处理干净，洗净，控水。锅中倒入适量油烧热，放入姜丝爆香，加虾仁划炒至变色，加韭菜翻炒均匀，烹入黄酒、酱油，加盐调味，继续翻炒至熟即可。日常佐餐常食可以补气暖身，对肾虚导致的阳痿有效。

三子泥鳅汤　韭菜子、枸杞子、菟丝子各 20 克，泥鳅 300 克，盐、味精各适量。泥鳅处理干净，洗净；韭菜子、枸杞子、菟丝子洗净，韭菜子、菟丝子装入纱布袋中封口。泥鳅、枸杞子、纱布袋放入锅中，加水武火煮沸，转文火煲至汤汁浓稠，去药袋，加盐、味精调味即可。每日 1 次，连服 10 日为 1 个疗程。可以暖中益气、补肾壮阳。适用于阳痿、早泄等病症。

早泄　补中益气，填精益髓

早泄是男性最为常见的性功能障碍疾病，早泄是指男性在阴茎勃起之后，未进入阴道之前，或正当纳入，以及刚刚进入而尚未抽动时便已射精，阴茎也自然随之疲软并进入不应期的现象。一般来说，早泄主要分为两种类型，一种是心理性的，一种是器质性的。心理性的早泄可以请心理医生介入，帮助调节心理问题；器质性的早泄需要去医院进行检查治疗，同时在日常生活中通过以下特色中医方法，补中益气，填精益髓，帮助自己尽快恢复。

按摩法

取穴：关元穴、肾俞穴、足三里穴、气海穴。

操作：①以关元穴为圆心，左或右手掌做逆时针及顺时针方向摩动3~5分钟，然后随呼吸按压关元穴3分钟。②两手搓热，用手掌上下来回搓按肾俞穴50~60次，两侧同时或交替进行。③用拇指或食指指腹按压足三里、气海穴各3~5分钟，以有酸胀感为度。

刮痧法

取穴：肾俞穴、命门穴、志室穴、关元穴、太溪穴、三阴交穴、中极穴、膀胱俞穴。

操作：①在需要刮痧部位均匀涂抹刮痧油，采用泻法进行刮痧。②用刮板角部由上至下刮背部肾俞至膀胱俞穴30次，以出痧为度。③自上而下来回重刮背部命门、志室穴，至皮肤发红、皮下紫色痧斑痧痕形成为止。④自上而下来回轻刮腹部关元至中极穴，至皮肤发红为止。⑤用刮板角部重刮三阴交、太溪穴各30次，以出痧为度。

艾灸法

取穴：三阴交穴、神门穴、关元穴、巨阙穴、章门穴、京门穴。

操作：艾条悬起灸法，在距离穴位2厘米处施灸，每穴每次灸10~15分钟，以局部感到温热为度，局部皮肤可有发红的现象。每天1次，10次为1个疗程，疗程间休息2~3日。

拔罐法

取穴：命门穴、肾俞穴、关元穴、中极穴、足三里穴、三阴交穴、太溪穴。

操作：以上穴位常规拔罐，每穴每次留罐10~15分钟，每日或隔日1次。

椰子糯米蒸鸡饭 椰子肉、糯米各 100 克，鸡肉 150 克。椰子肉切块；糯米淘洗干净；鸡肉切片。三者一同放入瓦盅内，上锅隔水蒸熟。代替主食食用，每日 1 次。可以温中益气、祛风补脑，是缓解早泄的常用饮食调理方。

怀山桂圆炖甲鱼 怀山药 20 克，桂圆肉 15 克，甲鱼 1 只，葱段、姜片、盐各适量。甲鱼处理干净，将甲鱼肉、甲鱼壳、怀山药、桂圆肉、葱段、姜片放入炖盅内，加水适量，隔水炖熟服用。可以补脾胃、滋肝肾，对调理早泄有辅助作用。不过不可常吃，每月 1~2 次即可。

遗精过频　强肾壮阳，固精止遗

遗精过频指在没有性生活和手淫的情况下发生的射精。一般来说，青春期后的男性每个月的遗精次数大约为 1~2 次，如果遗精次数频繁超过正常次数，几天发生一次或一个月内发生 4~5 次以上，或婚后男子有了有规律的性生活仍然频繁的遗精，另外还伴有腰困腿乏、精神萎靡、头晕眼花、失眠多梦，即为遗精过频。

据调查研究显示，长期足疗、被子太厚太重、内裤过紧、经常泡热水澡等都容易导致遗精，因此在日常生活中，有遗精相关症状的男性一定要注意避免这些因素。除此之外，通过以下方法强肾壮阳，固精止遗，可以更好地促进疾病康复。

按摩法

取穴：神阙穴、气海穴、关元穴、中极穴、曲骨穴、阴陵泉穴、血海穴、三阴交穴、太冲穴、涌泉穴、脾俞穴、胃俞穴、肝俞穴、胆俞穴、肾俞穴、命门穴、八髎穴。

操作：①手指并拢，用掌根揉法在下腹部反复推揉，将小腹揉热。②用拇指指端点按神阙、气海、关元、中极、曲骨、阴陵泉、血海、三阴交、太冲、涌泉穴各1分钟，以有酸胀感为宜。③下推膀胱经，上推督脉，以感觉皮肤发热为宜。④用拇指指端点按脾俞、胃俞、肝俞、胆俞、肾俞、命门、八髎穴各1分钟，以有酸胀感为宜。

刮痧法

取穴：关元穴、太溪穴、神门穴、三阴交穴。

操作：①在需要刮痧部位均匀涂抹刮痧油，采用补泻兼施法进行刮痧。②自上而下来回轻刮腹部关元穴，至皮肤发红为止。③用同样方法刮拭神门穴。④用刮板角部重刮三阴交、太溪穴各30次，以出痧为度。

注意：以上选穴适用于梦遗，症状表现为心烦不寐，梦中遗精，阳兴不举，头晕目眩，心悸健忘。如果是滑精，症状表现为遗精遇思虑或劳累而发作，头晕失眠，心悸健忘，面黄神倦。则取心俞、脾俞、肾俞、关元、足三里、三阴交穴。刮痧时宜用补法。在需要刮痧部位均匀涂抹刮痧油。先自上而下重刮背部心俞经脾俞至肾俞穴，至皮肤发红、皮下紫色痧斑痧痕形成为止。再自上而下来回轻刮腹部关元穴，至皮肤发红为止。最后重刮三阴交、足三里穴各30次，以出痧为度。

艾灸法

取穴：三阴交穴、神门穴、关元穴、巨阙穴、章门穴。

操作：艾条距离穴位2厘米处悬起灸，每穴每次10~15分钟，每天灸1次，以局部感到温热、皮肤发红为度。10次为1个疗程，每个疗程间休息2~3天。

注意：以上穴位适用于自己灸治，灸完之后配合每晚睡前按揉双侧涌泉穴各 10 分钟，效果会更好。如果有人帮忙，可以采用同样的灸法，不过穴位替换为三阴交、神门、心俞、脾俞、肾俞穴即可，两组穴位可以交替使用。

拔罐法

取穴：心俞穴、肾俞穴、气海穴、三阴交穴。

操作：常规拔罐法，每穴每次留罐 10 分钟，每天 1 次，10 次为 1 个疗程。

注意：以上选穴适用于梦遗。如果是滑精，则取肾俞、命门、气海、关元穴。用灸罐法，先在上述各穴位常规拔罐，留罐 10 分钟，起罐后用艾条温灸各穴 10 分钟，以皮肤有温热感为宜，每天 1 次，10 次为 1 个疗程。

食疗法

莲子煲猪肚　莲子 100 克，猪肚 250 克，盐、味精各适量。莲子洗净。猪肚处理干净，切块。锅中倒入适量水，放入猪肚、莲子武火煮沸，转文火煲汤，加盐、味精调味，继续煲至猪肚、莲子熟烂即可。日常佐餐常食，可以益胃健脾、清热除湿，用来调理遗精。

三子养精粥　金樱子、覆盆子各 30 克，五味子 15 克，粳米 100 克，冰糖适量。三味药材稍微冲洗，放入砂锅加水煎汤，去渣取汁。粳米淘洗干净，放入锅中，加药汁、适量水武火煮沸，转文火煲粥，加冰糖调味。每晚临睡前 1 小时服用，连服 1 个月。可以收涩固精，适用于肾虚精关不固导致的遗精。

芡实核桃莲子粥　芡实 50 克，核桃仁、莲子肉各 30 克，大枣 10 枚，冰糖适量。芡实、核桃仁放入锅中，文火炒焦，研粉，加凉开水打成糊。莲子肉、红枣洗净，放入锅中加水煮熟，加入芡实核桃粉、冰糖稍煮片刻。趁温热服用即可。日常佐餐常食，可以补脾益肾、固精止遗，适用于脾肾两虚所致的遗精。

步入中老年之后，随着不可逆的身体衰弱，很多疾病也会跟着来报道。而老年病很多都是慢性病，需要长期吃药、治疗等。因此，本章盘点中老年常见病，每种疾病都搭配自然疗法，帮助大家在积极配合医生治疗的同时，还可以从整体上调理身体，做自己的家庭医生，让自己保持年轻态的时间长一些，再长一些。

找对健康"开关"

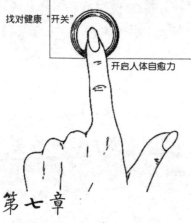

开启人体自愈力

第七章
调理老年病，从此年老体不衰

白内障 益肝明目，调节晶状体代谢

白内障是由于新陈代谢紊乱或其他原因导致晶状体蛋白质变性，发生全部或部分浑浊而引起视力障碍的眼部疾病。白内障多见于 40 岁以上人群，并且随着年龄的增长发病率也逐渐增高。患有白内障之后，最好及时去医院检查治疗，以免引起更严重的后果。除此之外，运用以下方法益肝明目，调节晶状体代谢，对于治疗白内障也有很好的帮助。

按摩法

取穴：太阳穴、四白穴、攒竹穴、养老穴。

操作：①以拇指指腹按揉太阳、四白穴各 3 分钟。②以拇指指端点按攒竹、养老穴各 2 分钟。③两手掌心紧掩双耳（手指放在后脑部），骤然放开，再闭上，连续开闭 15 次。④用食指压在中指上，按在枕骨稍上方，食指滑下弹击后脑部枕骨 30 次。

艾灸法

取穴：光明穴、三阴交穴、太阳穴。

操作：艾条悬起灸，以感觉温暖为度，每穴每次灸 10~20 分钟。每天1 次。5 天为 1 个疗程，间隔 3 日再进行下一个疗程。

注意：灸太阳穴时要注意安全，艾条可以离得稍微远一些。灸完后闭目养神效果更好。

刮痧法

取穴：瞳子髎穴、风池穴、光明穴、翳风穴、肝俞穴。

操作：①在需要刮痧部位均匀涂抹刮痧油。②用刮痧板的圆角部点按瞳子髎穴，力度要轻，以有酸胀感为宜。③用刮痧板的圆角分别点按或刮拭翳风、风池穴，以出痧为度。④自上而下刮拭足太阳膀胱经，着重刮拭肝俞穴，以出痧为度。⑤重刮光明穴，以发红、出痧为度。

食疗法

枸杞叶猪肝汤　猪肝 150 克，鲜枸杞叶 100 克，盐适量。鲜枸杞也洗净，放入锅中加水煎汤，去渣取汁。猪肝切片，放入锅中，加枸杞叶汁，酌情加水，煮至猪肝熟透，加盐调味即可。日常佐餐常食，可以益肝明目，改善视力，用来调理白内障效果良好。

炒胡萝卜　胡萝卜 250 克，香菇 100 克，豌豆 25 克，蒜末、盐、香油、料酒、酱油、糖各适量。胡萝卜洗净，切丝；香菇处理干净，切片。锅中倒入适量油烧热，放入蒜末爆香，加胡萝卜、香菇翻炒均匀，加料酒、酱油翻炒均匀，加盐、糖调味，炒至熟，淋香油即可。可以补肝明目，作为调理白内障的日常饮食常吃。

老花眼　穴位按摩加饮食，延缓眼睛老化

老花眼是一种生理现象，不是病理状态也不属于屈光不正，是人们步入中老年后必然出现的视觉问题，是身体开始衰老的信号之一。老花眼一般以近视困难、阅读需要更强的照明度、近视不能持久为主要症状。如果出现相关症状，可以通过以下穴位按摩进行调理，同时搭配饮食营养，可以在一定程度上延缓眼睛老化，帮助防治老花眼。

按摩法

取穴：睛明穴、迎香穴、太阳穴、阳白穴、四白穴。

操作：用拇指或食指指端点按以上穴位，力量由弱到强，逐渐加大，至感觉酸胀明显后，慢慢放松，然后每个穴位各按摩 1 分钟即可。每天可以早晚各按 1 次。

艾灸法

取穴：养老穴。

操作：每天悬起灸 1~2 次，每次 10~15 分钟，以局部发红、发热为度。每周艾灸 3~5 次，坚持 1~3 个月可见效。

食疗法

芝麻花生豆粉粥　黑芝麻 15 克，花生仁 25 克，豆粉、粳米各 50 克。黑芝麻、花生仁放入锅中文火炒熟，研为粉末。粳米淘洗干净；豆粉加凉开水搅打成糊。粳米、豆粉放入锅中，加适量水武火煮沸，加黑芝麻、花生仁末，转文火煮至粥成即可。早、晚各饮 1 次，可以补气养血、健脾益气，适用于气血两虚导致的老花眼。

枸杞子鸡蛋羹　枸杞子 20 克，鸡蛋 2 个。鸡蛋磕入碗中打散，枸杞子洗净放入其中，加盐、适量水搅打均匀，隔水蒸熟。每日 1 次，日常佐餐常食可以滋补肝肾、益精明目，缓解老花眼效果良好。

胡萝卜粥　胡萝卜半根，大米 150 克。胡萝卜洗净，去皮，切小块，放入热油锅中炒至半熟，加盐调味，盛出备用；大米淘洗干净，放入清水中浸泡 1 小时。锅中倒入适量水，放入大米，大火煮沸，转小火，煮至大米八成熟，加胡萝卜煮至大米熟烂即可。有补虚明目、健脾开胃的功效，可以在一定程度上缓解老花眼症状。

冠心病　保持良好的生活与饮食习惯，降低血脂

冠心病是一种常见的心脏病，是因为冠状动脉狭窄、供血不足而引起的心肌功能障碍或器质性病变。其症状表现为胸腔出现压榨性疼痛，并可迁延至颈、颔、手臂、后背及胃部。同时可伴有眩晕、气促、出汗、寒战、恶心及昏厥等，严重者可因心力衰竭而死亡。因此，出现冠心病相关症状一定要及时去医院进行检查治疗，不可拖延。而日常生活中，则要保持良好的生活习惯和饮食习惯，以此来养护心脏，降低血脂。除此之外，搭配按摩、艾灸、刮痧、拔罐、食疗等方法效果更好。

按摩法

取穴：内关穴、神门穴、极泉穴。

操作：①用拇指指端稍用力向下点压对侧手臂的内关穴，保持压力不变，继而旋转揉动，以产生酸胀感为度。②神门穴按摩方法同上。③用拇指指腹按压极泉穴 1 分钟。

艾灸法

取穴：心俞穴、肾俞穴、关元穴。

操作：悬起灸，以感觉温热为度，每穴每次 10~20 分钟。每日 1 次或隔日 1 次，10 次为 1 个疗程，每月 1 个疗程即可。

拔罐法

取穴：膻中穴、巨阙穴、曲泽穴、内关穴、灵台穴、至阳穴、心俞穴、厥阴俞。

操作：①患者取仰卧位，在膻中、巨阙、曲泽、内关穴采用常规拔罐法，

留罐 10~15 分钟。②取俯卧位，在灵台、至阳、心俞、厥阴俞穴同样用常规拔罐法，留罐 10~15 分钟。2~3 日 1 次，10 次为 1 个疗程。

食疗法

薤白炖猪心　猪心 1 个，薤白 150 克，盐、胡椒粉各适量。猪心、薤白分别洗净。猪心放入锅中，加水适量，武火煮沸，倒入薤白，转文火炖至猪心熟透，加盐、胡椒粉调味。日常佐餐食用，有通阳散结、健脾益心、理气消食的功效。适用于冠心病导致的胸闷疼痛、气短、心悸等症状。

山楂赤小豆粳米粥　赤小豆、粳米各 60 克，山楂 30 克。三味同时洗净，放入锅中加水煮粥。日常佐餐常食，可以清热利水、活血化瘀，适用于冠心病。

心绞痛　改善局部血液循环，增加心肌供血

心绞痛是冠心病的主要临床表现，是由冠状动脉供血不足，心肌暂时缺血、缺氧而引起的发作性胸骨后疼痛，为突然发作的胸骨上段或中段的压榨性、窒息性疼痛，多会伴有闷胀感。疼痛持续时间多为 1~5 分钟。休息或用硝酸甘油片后症状可得到缓解。特效穴位治疗可起到改善局部血液循环，增加心肌供血的作用。

按摩法

取穴：心俞穴、内关穴、膻中穴。

操作：①四指并拢，揉压心俞穴 2~3 分钟。②用拇指稍用力向下点压对侧手臂的内关穴，保持压力不变，继而旋转揉动，以产生酸胀感为度。③用拇指或食指稍向下用力按压膻中穴 1 分钟，然后顺时针、逆时针各按

揉 60 次，至有酸、麻、胀感为宜。

刮痧法

取穴：厥阴俞、心俞穴、神堂穴、至阳穴、天突穴、膻中穴、巨阙穴、内关穴、足三里穴、三阴交穴、太溪穴。

操作：①在需要刮痧部位均匀涂抹刮痧油。②轻刮厥阴俞、心俞、神堂、至阳穴，以发红为宜。③用刮痧板角部点揉天突、膻中、巨阙穴，刮曲泽、内关穴及上肢前侧、足三里穴、三阴交穴。④用刮痧板角部点揉太溪穴。

艾灸法

取穴：心俞穴、至阳穴、厥阴俞穴、膻中穴。

操作：悬起灸，每穴每次 10~20 分钟。每天 1 次，一般 7 天为 1 个疗程，之后隔 2 天进行下一个疗程即可。

拔罐法

取穴：内关穴、心俞穴、厥阴俞穴、膻中穴、三阴交穴。

操作：常规拔罐，除膻中穴外每穴每次留罐 5~15 分钟。膻中穴闪罐 10~20 次，再留罐 5~15 分钟。

食疗法

鸡蛋米醋 鸡蛋 1 个，米醋 60 克，红糖适量。鸡蛋打入碗中，加米醋、红糖调匀，上锅蒸熟服用。每天 1~2 次，连服数天。适用于气滞血瘀型心绞痛，舌紫暗，有瘀点或瘀斑者。

薤白粥 干薤白 10~15 克，粳米 100 克，盐适量。干薤白洗净，放入锅中加水煎汤，去渣取汁。粳米淘洗干净，放入锅中，加药汁和适量水煮至成粥，加盐调味即可。日常佐餐常食，可以帮助缓解心绞痛的相关症状。

动脉硬化 扩张血管、调节血脂，防止血栓的形成

动脉硬化是任何原因引起动脉壁增厚、变硬而缺乏弹性的病理变化的总称，是动脉的一种非炎症性病变。据研究表明，动脉硬化是随着年龄增长而出现的血管疾病，其规律通常是在青少年时期发生，至中老年时期加重、发病。一般表现为脑力与体力衰退，轻者头晕、头痛、耳鸣、记忆力下降，重者发展为认知功能障碍。日常生活中，可以通过以下方法来扩张血管、调节血脂，防止动脉硬化出现。当动脉硬化出现后，及时去医院检查治疗的同时，也可以采用以下方法进行辅助治疗，防止血栓的形成。

按摩法

取穴：丰隆穴、人迎穴、风池穴。

操作：用拇指或食指指腹按揉，每穴每次 1~3 分钟，以有酸胀感为宜。

艾灸法

取穴：曲池穴、外关穴、风池穴、足三里穴、三阴交穴、百会穴。

操作：①百会穴用温和灸灸 30 分钟。②其余穴位用无瘢痕直接灸，每穴每次 15 分钟，以局部皮肤充血红晕为度。每天 1 次，疗程为 2 周。

食疗法

海带玉米排骨汤 海带 50 克，玉米 1 个，排骨 300 克，胡萝卜 1 根，盐、味精各适量。海带泡发，洗净，切段；玉米洗净，切段；胡萝卜切块。锅中倒入适量水，放入排骨武火煮沸，撇去浮沫，加海带、玉米、胡萝卜，转文火炖至 9 成熟，加盐调味，继续煲至汤汁浓稠，加味精调味。日常佐餐常食，可以降血脂、降血糖，在一定程度上预防动脉硬化。

洋葱拌木耳 泡发木耳 150 克，洋葱 1 个，青红椒、花椒、干辣椒、盐、生抽、醋、香油各适量。木耳洗净，去蒂，放入沸水中焯熟；洋葱去皮，洗净，切丝；青红椒切丝；盐、生抽、醋调匀。以上材料放入碗中。锅中倒入适量油，放入花椒烧热，加干红辣椒继续煸出香味，趁热倒在准备好的食材上，淋香油，搅拌均匀。日常佐餐常食，可以扩张血管，降低血黏度，对防治动脉硬化有辅助作用。

中风后遗症　扩张血管，促进气血运行

中风后遗症是指中风后经过一段时间的治疗，除神志清醒外，其余症状依然会不同程度存在的一种症状。比如偏瘫、半侧肢体障碍、肢体麻木、语言障碍、记忆力下降、口眼歪斜、吞咽困难、呛食呛水、头晕头痛等都属于中风后遗症。通过以下方法进行辅助治疗，可以扩张血管，促进气血运行，在一定程度上缓解中风后遗症的相关症状。

按摩法

取穴：丰隆穴、三阴交穴、阳陵泉穴。

操作：用拇指或食指指腹稍用力按揉，每穴每次 1~3 分钟，以有酸胀感为度。

刮痧法

取穴：风府穴、哑门穴、廉泉穴、天突穴、内关穴、通里穴、合谷穴。

操作：在需要刮痧部位均匀涂抹刮痧油，用刮板角部刮拭，每穴每次 1 分钟，以有发红、出痧为度。

注意：以上选穴对缓解中风后失语有效。如果是中风后半身不遂，则选百会、大椎、腰阳关、夹脊、肩髃、曲池、合谷、肩贞、支沟、外关、环跳、风市、阳陵泉、悬钟、殷门、委中、承山、足三里、丰隆穴。刮痧方法同上。

艾灸法

取穴：百会穴、天窗穴、肩髃穴、曲池穴、足三里穴，或百会穴、承灵穴、曲鬓穴、悬钟穴、阳陵泉穴。

操作：温和灸，两组穴位可以交替使用，每穴每次15~20分钟，每天1次，15天1个疗程。

注意：以上选穴为中风后遗症的基础选穴。如果软瘫加气海、肝俞、脾俞穴；痉挛性瘫痪（硬瘫）加中脘、巨阙、肝俞穴；口角歪斜加地仓、颊车穴；肢体麻木加隐白、神庭穴。

拔罐法

取穴：肩髃穴、曲池穴、合谷穴、居髎穴、环跳穴、风市穴、阳陵泉穴、承山穴、血海穴。

操作：常规拔罐法，每穴每次留罐15分钟，每天1次，10次为1个疗程。

注意：以上选穴适用于中风后遗症属于实证者。症状表现为半身不遂，肢体强痉，口舌歪斜，言语不利，伴有眩晕头胀痛，面红目赤，心烦易怒，口苦咽干，便秘尿黄；或伴有腹胀便秘，头晕目眩，口黏痰多，午后面红、烦热等。如果是中风后遗症属于虚证者，症状表现为半身不遂，肢体瘫软，言语不利，口舌歪斜，伴有面色苍白，气短乏力，偏身麻木，心悸自汗出；或伴有手足心热，肢体麻木，五心烦热，失眠，眩晕耳鸣等。可以取肩髃、臂臑、手三里、合谷、大椎、膈俞、肝俞、脾俞、肾俞、气海、关元、足三里、三阴交、悬钟穴。采用灸罐法。先在每穴用艾条温和灸5~10分钟，以局部皮肤红热为度。然后每穴拔罐，留罐15分钟，每天1次，10次为1个疗程。

栗子桂圆粥 栗子 10 个，桂圆肉 15 克，粳米 100 克，白糖适量。栗子去壳，切碎；粳米淘洗干净。锅中倒入适量水，放入栗子、粳米煮粥九成熟，加桂圆肉继续煮至粥成，加白糖调味。日常佐餐常食，可以补肾、强筋、通脉，可用于中风后遗症的辅助治疗。

天麻焖鸡块 母鸡 1 只，天麻 15 克，水发冬菇 50 克，葱段、姜片、鸡汤、盐、鸡油、水淀粉各适量。天麻洗净，切薄片，放入碗内，上锅蒸 10 分钟；母鸡去骨，切块，放入热油锅中炸一下，捞出备用。锅中倒入适量油，放入葱段、姜片煸出香味，加入鸡汤、盐，文火焖 40 分钟，加天麻片，继续焖 5 分钟，用水淀粉勾芡，淋上鸡油即可。日常佐餐常食，可以平肝息风、养血安神，适用于中风后遗症，伴随眩晕头痛、肢体麻木、酸痛及中风瘫痪等。

老年痴呆症 改善脑供血，活化细胞增强记忆力

老年痴呆症是一种进行性发展的致死性神经退行性疾病，分为 3 个阶段。第一阶段是健忘期，表现是记忆力明显减退；第二阶段是混乱期，这时除第一阶段的症状加重外，突出表现是容易迷路、忘记朋友或亲人；第三阶段是极度痴呆期，表现为生活不能自理。因此，人到中年，即可以坚持用以下方法来改善脑供血，活化细胞增强记忆力，防治老年痴呆症。

按摩法

取穴：印堂穴、四白穴、翳风穴。

操作：①用食指点按印堂穴 10 秒，放松，再点按，重复 5 次。②用食指

指腹轻轻按揉四白穴 1~3 分钟。③张口，用双手拇指或食指指腹缓缓用力按揉翳风穴 1~3 分钟。

艾灸法

取穴：百会穴、上星穴、通里穴、内关穴、大椎穴、关元穴、心俞穴、膈俞穴。

操作：①百会、上星、通里、内关穴用温和灸，每穴每次 5~10 分钟，以穴位皮肤红润、温热为宜。②大椎、关元、心俞、膈俞穴选较小艾炷，隔姜灸，每穴每次 5~7 壮，隔日 1 次，10 次为 1 个疗程，疗程间休息 5 天。

拔罐法

取穴：关元穴、肝俞穴、大椎穴。

操作：先用闪罐法，闪罐至皮肤潮红再留罐，每穴每次 15 分钟，每天 1 次，10 次为 1 个疗程。

注意：以上穴位拔罐之后，如果能在督脉、膀胱经上涂抹润滑剂，采用重吸缓推术，由上至下吸拔走罐，如此反复至背部皮肤微紫、起痧。隔日 1 次，10 次为 1 个疗程，效果会更好。

食疗法

松子仁粳米粥　松子仁 20 克，粳米 100 克。粳米淘洗干净，放入锅中武火煮沸，加松子仁，转文火熬煮成成粥。日常佐餐趁热食用，可以防治肾精亏虚型老年痴呆症，症状表现为健忘、足底发热、耳鸣耳聋、盗汗口苦。

山药羊肉羹　山药 100 克，羊肉 200 克，葱段、姜片、黄酒、盐各适量。山药洗净，切块；羊肉洗净，切丝，开水浸泡 1 小时，去浮沫，捞起。山药、羊肉同置锅中，加水武火煮沸，撇去浮沫，加黄酒、葱段、姜片，转文火炖至九成熟，加盐调味，继续煮至熟即可。每天分两次，温热食用。适用于老年痴呆症，伴随耳聋耳鸣、腰膝乏力、头晕盗汗者。

类风湿关节炎 疏通气血，缓解关节疼痛

类风湿关节炎是一种以慢性侵蚀性关节炎为特征的全身性自身免疫性疾病。该病好发于手、腕、足等小关节，呈对称分布。早期症状一般表现为关节红肿、热痛和功能障碍，晚期症状则表现为关节呈不同程度的僵硬、畸形，并伴有骨和骨骼肌的萎缩，严重者甚至会导致残疾。所以对于防治类风湿关节炎来说，通过以下方法疏通气血，缓解关节疼痛至关重要。

按摩法

取穴：大杼穴、涌泉穴、曲池穴。

操作：①用两手手指指腹按压或揉压大杼穴 2~3 分钟。②用手部小鱼际搓擦涌泉穴 2 分钟，以有热感为度。③用拇指尖点按压曲池穴 1 分钟。

刮痧法

取穴：曲池穴、阳池穴、合谷穴、外关穴、列缺穴、内关穴、环跳穴、血海穴、阳陵泉穴、梁丘穴、委中穴、足三里穴、阿是穴。

操作：以上穴位每次选 5~7 个，均匀涂抹刮痧油，用刮板角部每穴每次刮 1 分钟，以发红、出痧为度。

注意：在刮拭以上穴位之后，如果能再刮拭督脉、膀胱经，效果会更好。

艾灸法

取穴：阿是穴、肾俞穴、中脘穴、神阙穴。

操作：术者手持艾条，将火头慢慢移近患者，围着患处寻找敏感点。当火头灸到某一点时，患者感到很舒适，感到热气迅速向深处传导，或有其他异常感觉，此处就是最佳治疗点。每次治疗至少在 40 分钟以上，之后悬起灸剩余穴位，每次每穴 10~15 分钟。

拔罐法

取穴：膈俞穴、血海穴。

操作：常规拔罐法，每穴每次留罐 10 分钟，每天 1 次，5 次为 1 个疗程。

注意：以上选穴适用于类风湿关节炎属风证者，症状表现为肢体关节疼痛，游走不定，发病初期肢节红肿，屈伸不利，或恶风，或恶寒。如果属于寒证者，症状表现为肢体关节紧痛不移，遇寒痛增，得热痛减，关节屈伸不利，局部皮色不红，触之不热。取关元、肾俞穴。用针刺后拔罐。在需要拔罐的部位消毒，先用毫针刺入，得气后留针 10 分钟，出针后再进行常规拔罐，留罐 10 分钟，起罐后加温和灸 10 分钟，以皮肤潮红、人体感觉舒适为度，隔日 1 次，5 次为 1 个疗程。此方法一定要找专业人士进行。

如果属于湿证，症状表现为肢体关节重着、疼痛、肿胀，痛有定处，手足沉重，活动不便，肌肤麻木不仁。取足三里、三阴交穴。用常规拔罐法，拔罐后每穴每次留罐 10 分钟，每天 1 次，5 次为 1 个疗程。

如果属于热证，症状表现为肢体关节红肿灼热剧痛，痛不可触，得冷稍舒，多伴有发热、怕风、口渴、尿黄、烦闷不安等全身症状。取阿是穴、大椎穴、曲池穴。用刺络拔罐法，在需要拔罐部位消毒，三棱针点刺出血，出血量以 3~5 毫升为度，之后每穴常规拔罐，拔罐后留罐 10 分钟，每天 1 次，5 次为 1 个疗程。

食疗法

薏苡仁山药猪肚汤　猪肚 1 个，山药 100 克，薏苡仁 150 克，砂仁 10 克，盐适量。猪肚去筋膜，处理干净；山药去皮，洗净，切块；薏苡仁、砂仁分别洗净，砂仁装入纱布中包好。薏苡仁、砂仁包、山药装入猪肚中，扎紧猪肚切口，放入锅中加水武火煮沸，转文火，加盐继续煮至熟。去砂仁包，吃猪肚、山药、饮汤，日常常食，可以帮助类风湿关节炎患者恢复食欲，也具有良好的抑制风湿病情的作用。

防风粳米粥 防风 10 克，葱白 2 根，粳米 100 克，盐适量。防风冲洗干净，放入锅中加水煎汤，去渣取汁。葱白切末。粳米淘洗干净，放入锅中，加药汁、适量水武火煮沸，转文火，加葱末继续煮至熟，加盐调味。一日 2 次，趁热服食。适用于类风湿关节炎，症状表现为肢体关节疼痛、痛处避走不定、关节屈伸不利等。

骨质疏松　补益肝肾，调节内分泌

骨质疏松的发病原因多是因为骨密度和骨质量下降，骨微结构破坏，造成骨脆性增加，从而发生的全身性骨病。女性骨质疏松的高发期多为绝经期后 5~10 年，老年骨质疏松多在 70 岁以后发病。除此之外，有些特发性骨质疏松多发生在青少年，病因尚不明确。中医学认为，防治骨质疏松要从补益肝肾，调节内分泌的原则出发。因此面对骨质疏松，我们既可以从饮食上加强骨骼营养，又可以从按摩上加强骨骼健康，做到防治骨质疏松双管齐下。

按摩法

取穴：关元穴、肾俞穴、涌泉穴。

操作：①被按摩者仰卧，按摩者双手交叉重叠置于患者关元穴上，稍加压力，快速地、小幅度地上下推动，以局部有酸胀感为佳。②被按摩者俯卧，按摩者双手拇指压在患者两侧肾俞穴上，反复点按 100~300 次，以局部有酸胀感为佳。③被按摩者坐位或仰卧，按摩者用手掌反复摩擦患者涌泉穴 100~200 次，以局部有酸胀感为佳。

刮痧法

取穴：复溜穴、太溪穴。

操作：在需要刮痧部位均匀涂抹刮痧油，从复溜穴刮至太溪穴，以发红、出痧为度。

艾灸法

取穴：关元穴、气海穴、脾俞穴、肾俞穴、三阴交穴、足三里穴。

操作：采用悬起灸法，每穴灸 5~7 分钟，每天 1 次，10 天为 1 个疗程。

食疗法

黄豆猪骨汤　鲜猪骨 250 克，黄豆 100 克，姜片、黄酒、盐各适量。黄豆提前用水泡 6~8 小时。鲜猪骨洗净，切断，置水中烧开，去除血污，捞出放入砂锅内，加姜片、黄酒、盐和适量水，武火煮沸，转文火煮至骨烂，加黄豆继续煮至黄豆熟烂。每周 1 次，可以预防骨骼老化、防治骨质疏松。

虾皮豆腐汤　虾皮 50 克，嫩豆腐 200 克，葱花、姜末、料酒、盐各适量。虾皮洗净后泡发；嫩豆腐切块。锅中倒入适量油烧热，放入葱花、姜末爆香，加豆腐煸至两面金黄色，加料酒、虾皮和适量水，煮至汤熟，加适量盐调味。佐餐常食，可以补充钙质，对缺钙导致的骨质疏松有效。

芝麻核桃仁　黑芝麻、核桃仁各 250 克，白糖 50 克。黑芝麻拣去杂质，晒干，炒熟，与核桃仁同研为细末，加入白糖，拌匀后装瓶备用。每天 2 次，每次 25 克，温开水调服。能滋补肾阴，抗骨质疏松。

桑椹牛骨汤　桑椹 25 克，牛骨 2500 克，葱段、姜片、白酒、白糖、盐各适量。桑椹洗净，加白酒、白糖搅拌均匀，放入锅中隔水蒸熟。牛骨冲洗一下，放入锅中，加水大火煮沸，撇去浮沫，加姜、葱，转小火炖至骨汤发白，捞出牛骨，加入桑椹，再小火慢炖 30 分钟，撇去浮沫，加盐调味即可。有滋阴补血、强筋健骨等功效。适合骨质疏松症患者常喝。

坐骨神经痛　　舒筋活络，强壮腰膝

坐骨神经痛是指坐骨神经分布的区域疼痛难忍，多为一侧腰腿部阵发性或持续性疼痛，在臀部、大腿后侧、小腿踝关节后外侧有烧灼样或针刺样疼痛的一种病症。严重者疼痛如刀割，活动时疼痛加剧。据研究表明，坐骨神经痛多由腰椎间盘突出症、受寒或外伤诱发，防治可以运用以下方法，达到舒筋活络、强壮腰膝的目的。

按摩法

取穴：环跳穴、委中穴、肾俞穴。

操作：①拇指弯曲，用拇指关节用力按压环跳穴 1~3 分钟，以有酸胀感为度。②用两手拇指端按压两侧委中穴，以稍感酸痛为度，一压一松为 1 次，连做 10~20 次。③用拇指指腹按压肾俞穴 1~3 分钟，以有酸胀感为度。

刮痧法

取穴：肾俞穴、气海俞穴、夹脊穴、次髎穴、秩边穴、环跳穴、阿是穴。

操作：①在需要刮痧部位均匀涂抹刮痧油，用泻法刮痧。②用刮板角部由上至下刮拭背部肾俞到气海俞穴 30 次，以出痧为度。③用同样方法刮拭夹脊、次髎穴。④用刮板角部由上至下重刮秩边、环跳、阿是穴，以出痧为度。

艾灸法

取穴：环跳穴、秩边穴、委中穴。

操作：①秩边穴悬起灸、重灸，每次 15~25 分钟。②环跳、委中穴悬起灸，每穴每次 10~20 分钟，以温和为度，火力不可过强。每天 1 次，5~7 天为 1 个疗程，间隔 2 日可行下一个疗程。

注意：由于穴位左右侧各一个，所以在艾灸时，患侧边的穴位灸的时间稍微长一些。

拔罐法

取穴：肾俞穴、大肠俞穴、腰阳关穴、次髎穴、环跳穴、委中穴。

操作：①委中穴消毒，用刺络拔罐法，先用梅花针以中度手法叩刺穴位，以出现较多出血点为度，拔罐后留罐，出血量以较多血点冒出皮肤为准，然后取掉罐具。②在腰部均匀涂抹润滑油，用大罐常规拔罐，吸于肾俞穴处，采用走罐法，来回横走腰骶部，以局部皮肤红晕或有瘀点为度。③剩余各穴常规拔罐，每穴每次留罐 10~15 分钟，每天 1 次，5 次为 1 个疗程。

注意：此法需找专业人士进行，不可自己随意操作。以上选穴适用于坐骨神经根性疼痛，症状表现为一侧或双侧臀部、大腿后侧疼痛，多伴有腰椎叩击痛，疼痛可因咳嗽、喷嚏、弯腰等而加重，或伴有小腿外侧、足背皮肤感觉明显减弱。多有腰椎间盘突出症等病史。如果是干性疼痛，症状表现为一侧或双侧臀部、大腿后侧疼痛，无腰椎叩击痛。单纯为坐骨神经发炎等引起的。取环跳、风市、委中、承山、飞扬、悬钟、阿是穴。先在环跳、委中、承山、阿是穴消毒，用梅花针以中度手法叩刺各穴位，以出现较多出血点为度，常规拔罐后留罐，出血量以较多血点冒出皮肤为准，然后取掉罐具。之后在患者大腿后部坐骨神经线路上涂抹润滑油，用大罐采用走罐的方法来回吸拔患处，以局部皮肤红晕或有瘀点为度。剩余的穴位常规拔罐，留罐 5~10 分钟。每天 1 次，5 次为 1 个疗程。

食疗法

木瓜薏苡仁粥　木瓜 1 个，薏苡仁 100 克，白糖适量。木瓜洗净，去皮，切块；薏苡仁淘洗干净。两味同时放入锅中，加水，用文火炖至薏苡仁熟烂，加白糖调味。日常佐餐常食，可以祛风利湿、舒筋止痛。适用于坐骨神经痛，以手足痉挛、活动不利、不得屈伸为主要症状者。不过血糖偏高者不宜服用。

桑枝绿豆鸡汤　鸡肉250克，桑枝60克，绿豆30克，盐适量。鸡肉、桑枝、绿豆分别洗净，桑枝切断，鸡肉切块，一同放入锅中，加水，文火炖至肉烂豆熟，加盐调味，继续炖至汤成。可以清热通痹、益气补血，适用于坐骨神经痛伴湿热痹证、身体虚弱者。

面神经炎　消除水肿，疏风散寒

面神经炎又称面瘫，是以面部表情肌群运动功能障碍为主要特征的疾病，一般表现为口眼歪斜、言语不清、口角流涎等。面神经炎分为周围性面瘫与中枢性面瘫，前者大多原因不明，与寒冷、受风、病毒感染有关，后者为脑血管意外引起的合并症。所以防治面神经炎，首先要去医院进行系统的检查治疗，其次在日常生活中可以运用以下方法消除水肿、疏风散寒，帮助疾病更快康复。

按摩法

取穴：风池穴、颊车穴。

操作：①将双手食指或拇指指腹放在同侧风池穴上，其余四指放在头部两侧，适当用力按揉1分钟。②用食指或中指指腹按揉颊车穴1~3分钟，以有酸胀感为度。

刮痧法

取穴：翳风穴、地仓穴、颊车穴、合谷穴、太冲穴、风池穴。

操作：①在需要刮拭部位均匀涂抹刮痧油，用泻法进行刮痧。②用刮板棱角轻刮颈部翳风穴至风池穴，以发红、发热为度。③同样方法刮拭颊车穴至地仓穴。④用刮板角部，重刮手部合谷穴、足部太冲穴，可以不出痧。

艾灸法

取穴：翳风穴、地仓穴、下关穴、牵正穴。

操作：取患侧穴位，每穴每次悬起灸15~20分钟，以局部皮肤潮红为度。每天2次，7次为1个疗程，一般连续2~3个疗程可见效。

食疗法

川芎白芷炖鱼头　川芎、白芷各3克，鳙鱼头500克。葱段、姜片、胡椒、盐各适量。鳙鱼头处理干净，放入锅中，加川芎、白芷、葱段、姜片，倒入适量水，武火煮沸，转文火炖至汤成，加胡椒、盐调味。每日1剂，分早、晚吃鱼喝汤。可以祛风散寒、活血通络，适用于外感风邪引起的面神经炎。

冬瓜海带汤　冬瓜200克，海带100克，蒜末、盐、味精、香油各适量。冬瓜洗净，去皮，切块；海带泡发，洗净，切片。锅中倒入适量水，放入海带武火煮沸，撇去浮沫，加冬瓜，转文火，加盐继续煮至熟，加味精、香油调味。日常佐餐常食，可以祛湿消肿、清热排毒，对于缓解面神经炎有一定的作用。

足跟痛　舒筋通络，活血止痛

足跟痛又叫跟骨痛，是由多种原因引起的跟骨面痛，多与劳损和退行性病变有密切关系，常见于女性、肥胖者以及老年人。面对足跟痛，运用按摩、刮痧、艾灸、拔罐等中医特色方法舒筋通络、活血止痛会收到良好的效果。

按摩法

取穴：昆仑穴、承山穴、肾俞穴、三阴交穴。

操作：①以拇指指腹从足跟部沿跖筋膜按揉 10 分钟。②以拇指指腹按揉每穴每次各 2 分钟。③推揉跟骨附着点 5 分钟，之后掌擦至透热即可。

注意：以上方法既可以防治足跟痛，又可以保健足部。在按摩前，如果可以用夏枯草 60 克煎取药汁加入泡脚水中，再加入适量白醋，趁热熏洗足跟患处 20 分钟，每天熏洗 1 次，坚持用 7 天，效果会更好。

刮痧法

取穴：昆仑穴、解溪穴、申脉穴、照海穴、太溪穴、阿是穴。

操作：①在需要刮拭部位均匀涂抹刮痧油，用补法刮痧。②用刮板角部，自上而下来回刮动照海穴，至皮肤发红、皮下紫色痧斑痧痕形成为止。③用同样方法，按昆仑、解溪、太溪、申脉穴的顺序刮拭，至皮肤发红、皮下紫色痧斑痧痕形成为止。④寻找患处阿是穴，以自己可以耐受的力度进行刮拭，刮至出痧。

艾灸法

取穴：阿是穴、昆仑穴、太溪穴。

操作：①点揉以上穴位，每穴每次 2 分钟。②悬起灸阿是穴 10~15 分钟，在自己耐受范围内，艾条距离皮肤可以近一些。③昆仑、太溪穴悬起灸，每穴每次 20 分钟。每天 1 次，7 天为 1 个疗程。

食疗法

麻黄萝卜汤 白萝卜 1 个，麻黄 5 克，姜 3 片，蜂蜜适量。白萝卜洗净，切片，放入锅中，加麻黄、姜片和适量水，文火炖至萝卜熟烂，待温热时调入蜂蜜。每日 1 次。可以祛风通络、散寒除湿，用来缓解足跟痛导致的局部疼痛、行走不利、行走则疼痛加剧或伴畏风等症状。

韭菜炒羊肝 韭菜 200 克，羊肝 100 克，葱花、盐、味精、淀粉各适量。韭菜择洗干净，切段，羊肝洗净，切片，加淀粉搅拌均匀。锅中倒入适量油烧热，放入葱花爆香，加羊肝翻炒，待熟时加韭菜翻炒均匀，加盐、味精翻炒至熟。日常佐餐常食，可以补益肝肾、强筋壮骨，适用于足跟痛，以局部疼痛、疼痛固定不移、行走不利、行走则疼痛加剧或伴头目眩晕、腰膝酸软、肢软乏力等为主要症状者。

中医学将人体体质分为九种类型，其中平和体质是人人喜爱的健康体质，只要注意劳逸结合、适度锻炼、保持心情愉悦、饮食多样化，将这一健康体质保持下去即可。其余八种体质，各有各的调理原则和方法，按照本章具体内容，对应自己体质进行调理即可。

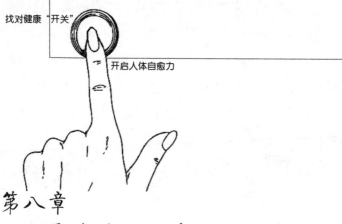

找对健康"开关"

开启人体自愈力

第八章
和平体质人人爱，不同体质的自然疗法

阴虚体质 清热降火，滋阴补虚

阴虚体质是指当脏腑功能失调时，容易出现体内阴液不足，阴虚生内热的一种体质类型。阴虚体质者常表现为形体消瘦、两颧潮红、手足心热、潮热盗汗、心烦易怒、口干及头发、皮肤干枯。一般容易虚劳，不寐，耐冬不耐夏，不耐受暑、热、燥邪的人，都要注意自己是否有往阴虚体质发展的倾向。

阴虚体质者调理时要注意：夏天避暑，不过应以水边、高山等环境清凉处为主，不要以风扇、空调等直吹代替；秋冬要养阴，保持居室环境安静、温暖，不熬夜。体育锻炼宜动静结合，比如太极拳、快走、慢跑等，并且控制出汗量，及时补水。精神方面要保持冷静、沉着，及时调适心情，避免动怒。饮食调理以清热降火、滋阴补虚的食材为主，如百合、银耳、桑椹、木瓜、无花果、梨、山药、菠菜、茼蒿等；少吃葱、姜、蒜、辣椒等辛辣燥烈之品。如果要用药物进行调理，以滋阴清热、滋养肝肾之品为宜，如女贞子、山茱萸、五味子、玉竹、枸杞子、天冬等。

按摩法

取穴：太溪穴、三阴交穴、照海穴。

操作：用拇指指腹按揉，每穴每次 3~5 分钟，以有酸胀感为度。

食疗法

银耳雪梨羹 干银耳 1 朵，雪梨 2 个。干银耳温水泡发，去蒂，撕成小朵；雪梨洗净，去核，切块。银耳放入锅中，加水武火煮沸，转文火炖至黏稠，加雪梨炖 5 分钟。日常佐餐常食，可以清热降火、滋阴补虚。

天冬粥 天冬 15 克，粳米 100 克，冰糖适量。天冬洗净，放入锅中加水煎汤，去渣取汁。粳米洗净，放入锅中，加天冬汁和适量水煮粥，加入冰糖煮至溶化。空腹服用，适用于阴虚发热、咽喉肿痛、便秘等。

阳虚体质　温阳补气，培元补虚

　　阳虚体质是当人体脏腑功能失调时容易出现体内阳气不足，阳虚生里寒的一种体质类型。阳虚体质者常表现为面色苍白、气息微弱、体倦嗜卧、畏寒肢冷、全身无力或肢体浮肿。一般容易患痰饮、肿胀、泄泻等病，或手脚冰凉的人，均有阳虚体质的倾向或者已经属于阳虚体质。

　　阳虚体质者调理时要注意：秋冬避寒就温，尤其注意腹部、背部、足部保暖；春夏培补阳气，多晒太阳，避免空调、风扇直吹、久吹，避免在潮湿处久待。要坚持锻炼，因为动能生阳，但锻炼以舒缓柔和为主，如散步、慢跑、太极拳等，以温暖通风的场所为宜，不宜在大风、大寒的室外进行运动。消除不良情绪，因为阳虚体质更容易导致情绪不佳，如肝阳虚者易恐、心阳虚者易悲。饮食调理以温阳补气、培元补虚的食物为主，如羊肉、鸡肉、猪肚、韭菜、淡菜、辣椒、糯米、核桃、荔枝、生姜、海参、虾、鲢鱼等；少吃性质寒凉、容易伤阳气或滋腻味厚难以消化的食物，如粳米、荞麦、豆腐、木耳、苦瓜、茭白、芹菜、冬瓜、茄子、空心菜、菠菜、猪肉、鸭肉、松子、花生、龙眼、香蕉、蜂蜜等。如果要用药物进行调养，宜选补阳驱寒、温养肝肾的药材，如鹿茸、蛤蚧、冬虫夏草、巴戟天、肉苁蓉、补骨脂、杜仲等。

按摩法

　　取穴：气海穴、涌泉穴、命门穴。

　　操作：用拇指或食指指腹按压，每穴每次 3~5 分钟，以有酸胀感为度。

艾灸法

　　取穴：肾俞穴、命门穴。

　　操作：悬起灸法，每穴每次 3~5 分钟。每天 1 次，平时坚持常灸。

羊肉羹 羊肉300克，姜片、料酒、盐、味精、高汤、水淀粉各适量。羊肉洗净，放入锅中加水煮熟，捞出切碎。另起锅，放入羊肉碎、姜片，加高汤武火煮沸，加料酒、盐，转文火煮至汤羹浓稠，加味精、水淀粉稍煮即可。日常佐餐常食，温补阳气效果好。

葱烧海参 海参5个，大葱2根，高汤、姜片、水淀粉、盐、酱油、料酒、白糖各适量。海参洗净，清水泡发；大葱竖着一切为二，再切段；盐、酱油、白糖放入碗中，加少许水调成酱汁。锅中倒入适量水煮沸，加料酒，放入海参焯水，捞出。另起锅，倒入适量油烧热，加葱段、姜丝，中火炒出香味，捞出葱备用，姜片去掉，油保留，倒入调好的酱汁武火烧开，加海参、大葱翻炒均匀，倒入高汤，转文火炖5分钟，淋入水淀粉，武火收汁。日常适量食用，可以补肾益精、温阳补虚。

气虚体质　温补元气，补摄下焦

气虚体质是指当人体脏腑功能失调，体内之气化生不足的一种体质类型。气虚体质的人常表现为语声低微、形体消瘦或偏胖、面色苍白、气短懒言、精神不振、体倦乏力。一般容易患感冒、内脏下垂、抵抗力弱、病后康复缓慢的人，都要注意进行适当的调理。

气虚体质者调理时要注意：秋冬避寒，以防感冒；夏季避暑，以免因热耗气。注意劳逸结合，以免过劳伤正气；保持心情愉悦，少思虑，以免加重因为气虚导致的神疲乏力等症状。起居宜柔缓，不宜剧烈运动，以防耗气，如果运动以散步、慢跑、打太极等较为和缓的方式进行。饮食以温补元气、补摄下焦的食物为主，如粳米、糯米、小米、大麦、山药、土豆、大枣、香菇、鸡肉、鹅肉、鹌鹑肉、牛肉、青鱼、鲢鱼；少吃耗气的食物，如生萝卜、空心菜等。如果想用药物进行调理，可以选用甘温补气的药材，如人参、黄芪等。

按摩法

取穴：膻中穴、神阙穴、关元穴。

操作：①用拇指指腹或手掌大鱼际部由上向下按擦膻中穴 5~10 分钟，以发热为度。②以神阙穴为中心，用手掌按顺时针方向摩动 3~5 分钟，以发热为度。③双手掌交叠放在关元穴上，快速、小幅度地推动 30 次。

艾灸法

取穴：大椎穴、足三里穴、气海穴、膻中穴、关元穴、脾俞穴、肾俞穴。

操作：悬起灸法，每穴每次 10~20 分钟，以温热为度，每周 3 次。

食疗法

西洋参香菇炖鸡 西洋参 15 克，香菇 20 克，火腿 50 克，母鸡 1 只，高汤 1 小碗，葱段、姜片、盐各适量。西洋参洗净；香菇泡发，洗净；火腿切丁；母鸡处理干净。以上食材放入锅中，加葱段、姜片、高汤和适量水，武火煮沸，转文火炖至鸡肉熟烂，加盐继续煮汤汁浓稠。平时适量食用，温补元气效果好。

党参黄芪粥 党参 10 克，黄芪 20 克，粳米 100 克。党参、黄芪洗净，放入锅中加水煎取药汁。粳米淘洗干净，放入锅中，加药汁、适量水煮粥，气虚体质者可以每天早晨空腹服用。

血瘀体质 健脾疏肝，理气活血

血瘀体质是指当人体脏腑功能失调时，容易出现体内血液运行不畅或内出血不能消散而成瘀血内阻的一种体质类型。常表现为面色晦暗、皮肤粗糙、色素沉着等。如果平时容易患癥瘕、疼痛及血液病，均要注意改善血瘀体质。

血瘀体质者调理时要注意居住环境宜温不宜凉，因为血得温则行；一年四季均应注意防寒保暖；保持规律的作息习惯，不可过于懒惰、安逸。体育锻炼宜多做有益心脏血脉的运动，如舞蹈、太极拳、健走、健身操等。精神调适方面要注意培养乐观情绪，避免苦闷、忧郁等情绪长时间持续，否则容易加重血瘀。饮食方面以健脾疏肝、理气活血的食材为主，如丝瓜、韭菜、洋葱、藕、竹笋、木耳、茄子、魔芋、菌类、大蒜、生姜、山楂、橘子、花生、螃蟹、海参等。如果想用药物进行调理，以活血养血的药材为主，如当归、川芎、怀牛膝、徐长卿、鸡血藤、益母草等。

按摩法

取穴：膈俞穴、委中穴、期门穴。

操作：用拇指指腹按揉，每穴每次 1~3 分钟，以有酸痛感为度。

刮痧法

取穴：神阙穴、膈俞穴、肝俞穴、委中穴、太冲穴、曲泉穴、期门穴、日月穴、五枢穴、维道穴、血海穴、三阴交穴、内关穴、合谷穴、曲池穴。

操作：在需要刮痧部位均匀涂抹刮痧油，每次取 5~7 个穴位，先用刮板角部点揉各穴，每穴每次 1 分钟，再用刮板角部由上向下刮拭穴位。

艾灸法

取穴：三阴交穴、血海穴、合谷穴、曲池穴、足三里穴。

操作：悬起灸法，每穴每次 15~20 分钟，每周 3 次。

注意：以上选穴为基础穴位。如果气滞血瘀，加肝俞、期门、太冲穴；如果气虚血瘀，加关元、气海、中脘、膻中穴；如果血寒血瘀，加心俞、肝俞、脾俞、肾俞、关元、阴陵泉穴；如果血热血瘀，加太冲、中都、膈俞穴。灸法同上。

食疗法

沙参山楂粥　沙参、山药、莲子各 20 克，鲜山楂 50 克，粳米 100 克。以上食材分别洗净，鲜山楂去蒂，切开去核。共同放入锅中，加水煮粥即可。血瘀体质者日常佐餐常食，可理气活血、健脾养胃、清心安神。

清炒丝瓜　丝瓜 1 根，葱末、蒜末、姜末、盐、味精、麻油、水淀粉各适量。丝瓜去皮，洗净，切块。锅中倒入适量油烧热，加葱、姜、蒜末炒出香味，加丝瓜翻炒至九成熟，加盐、水淀粉翻炒至熟，加味精、麻油调味即可。日常佐餐常食。

痰湿体质　祛痰化湿，和胃健脾

痰湿体质是指当人体脏腑功能失调时，容易引起气血津液运化失调，水湿停聚，聚湿成痰而成痰湿内蕴的一种体质类型。痰湿体质的人常表现为体型肥胖、腹部肥满、胸闷、痰多、容易困倦、身重不爽。平时如果容易患糖尿病、胸痹，以及对梅雨及湿重环境适应能力差的人，都要注意调理痰湿体质，以免越来越严重。

痰湿体质者调理要注意：保持居住干燥、整洁，远离潮湿；阴雨季节避免湿邪侵袭；穿透气散湿好的衣服，出汗、水湿后及时更换；常晒太阳。体育锻炼应长期坚持，由于痰湿体质者身重易倦，所以体育锻炼要循序渐进，以散步、慢跑、瑜伽等柔缓的运动开始，逐渐增加快走、跑步、打球、舞蹈等运动，并且尽量以户外运动为主。精神调适方面要避免一个人独处，多参加活动，多听音乐，以动养神。饮食方面要以祛痰化湿、和胃健脾的食材为主，如芥菜、韭菜、香椿芽、圆白菜、冬瓜、藕、绿豆芽、洋葱、白萝卜、扁豆、山药、薏苡仁、白果、大豆、赤小豆、木瓜、荸荠、荔枝、樱桃、杨梅、栗子、辣椒、大蒜、葱、姜、牛肉、羊肉、鸡肉、鲢鱼、鳟鱼、带鱼、泥鳅、黄鳝、虾、海参、鲍鱼等；不宜多吃肥甘油腻、酸涩的食物，如饴糖、石榴、柚子、枇杷等；并减少食盐摄入量。如果要用药物进行调养，以补养五脏、温燥化湿的药材为主，如半夏、茯苓、泽泻、栝楼、白术等。

🌺 按摩法

取穴：丰隆穴、中脘穴、阴陵泉穴。

操作：用拇指或食指指腹按揉，每穴每次 3~5 分钟，以略感疼痛为度。

🌺 艾灸法

取穴：中脘穴、脾俞穴、胃俞穴、胆俞穴、三焦俞穴、大肠俞穴、膀胱俞穴、阳陵泉穴、丰隆穴、梁门穴。

操作：用悬起灸法，每穴每次 15~20 分钟，以温和为度，每周 3 次。

🌺 拔罐法

取穴：脾俞穴、三焦俞穴。

操作：常规拔罐法，每穴每次留罐 15~20 分钟。之后在背部膀胱经脾俞至三焦俞段均匀涂抹刮痧油，行走罐疗法，以皮肤发红、透热为度。

绿豆芽炒藕 干荷叶 20 克，水发莲子 50 克，藕 100 克，绿豆芽 200 克，盐、味精、花椒、蒜末、干红辣椒各适量。干荷叶、水发莲子洗净，放入锅中加水煎汤。藕洗净，切薄片；绿豆芽择洗干净。锅中倒入适量油，加花椒烧热，加干红辣椒、蒜末爆香，加藕片、绿豆芽爆炒，倒入少许煎好的汤汁，加盐、味精继续翻炒至熟。吃菜喝汤，日常佐餐常食，对调理痰湿体质效果良好。

芥菜牛肉汤 芥菜 300 克，牛肉 200 克，姜片、盐、味精、料酒各适量。芥菜择洗干净，切段；牛肉洗净，切块。锅中倒入适量水，武火煮沸，加牛肉、姜片、料酒再次煮沸，撇去浮沫，转文火炖至牛肉九成熟，加芥菜、盐继续煮至熟，调入味精即可。痰湿体质者平时可以佐餐常食。

气郁体质　　调畅情志，疏通气机

气郁体质是由于长期情志不畅、气机郁滞而形成的一种体质类型。气郁体质的人常表现为性格内向不稳定、忧郁脆弱、敏感多疑。如果平时容易失眠、生闷气、惊恐，以及对事对物比较悲观，就要注意调理气郁体质。

气郁体质者调理时要注意：居室朝阳，经常通风，装修明快亮丽。体育锻炼宜动不宜静，多跑步、爬山、游泳等促进气血流通，同时着重锻炼呼吸吐纳，以开导郁滞。精神调适可以多听轻松愉悦的音乐，多参加令人轻松的社交活动，常看喜剧等。饮食调适以理气解郁的食材为主，如佛手、韭菜、白萝卜、橙子、荞麦、大蒜、刀豆、鱼类、豆制品等；忌食辛辣、咖啡、浓茶等刺激品，少食肥甘厚味及收敛酸涩的食物。如果要用药物进行调养，以疏肝、理气、解郁的药材为主，如香附、小茴香、郁金、陈皮等。

按摩法

取穴：太冲穴、阳陵泉穴、涌泉穴。

操作：①用拇指指腹点按太冲穴1~3分钟，以有酸胀痛感为度。②用拇指指端按压阳陵泉穴5分钟，以有酸麻感为度。③用拇指指腹推按涌泉穴1~3分钟，至脚底发热为止。

艾灸法

取穴：膻中穴、肩井穴、太冲穴、足三里穴、阳陵泉穴。

操作：悬起灸法，每穴每次10~20分钟，以温和为度，每周3次。

食疗法

陈皮粥　陈皮50克，大米200克。陈皮研为细末。大米淘洗干净，放入锅中加水煮粥，粥将成时调入陈皮末，继续煮至粥成。平时佐餐温热食用，理气降逆、调中开胃效果好。

白萝卜焖草鱼　白萝卜1根，草鱼1条，芹菜1根，大蒜、生抽、盐、味精、花椒面、料酒各适量。白萝卜洗净，切条；草鱼处理干净，去头，切块，放入碗中，加盐、花椒面、料酒腌制10分钟；芹菜择洗干净，切丁；大蒜拍松。锅中倒入适量油，放入鱼块煎至金黄色，加生抽翻炒均匀，加白萝卜条、适量水焖至九成熟，加芹菜、大蒜、盐、味精继续翻炒至熟。气郁体质者可佐餐常食。

茉莉花粥　茉莉花30克，葡萄干10克，粳米100克，冰糖适量。茉莉花、葡萄干分别洗净；粳米淘洗干净，放入清水中浸泡1小时。锅中倒入适量水，放入粳米，大火煮沸，转小火煮至粳米熟。加茉莉花、葡萄干、冰糖继续煮至米烂粥稠即可。日常佐餐常食，有行气止痛、解郁散结、平肝理气等功效。

湿热体质　清热除湿，消除水肿

湿热体质是以湿热内蕴为主要特征的一种体质类型。湿热体质的人常表现为面垢油光、心烦懈怠、性情急躁、容易发怒、肢体沉重、脘腹胀满、恶心厌食、大便稀溏、小便短赤。如果平时容易患痤疮、湿疹、黄疸、酒糟鼻的人，要注意调理湿热体质。

湿热体质者调理时要注意：居住环境宜干燥通风，夏天避暑湿、暑热侵袭。体育锻炼宜选择高强度、大运动量的运动，如中长跑、游泳、爬山、球类运动等，并且要注意循序渐进，夏季户外运动挑选凉爽时进行等。精神调适方面要多参加开心轻松的活动，放松身心，避免长期处于紧张、压力之下。饮食调理方面以清热除湿、消除水肿的食材为主，如番茄、黄瓜、芹菜、苦瓜、茼蒿、绿豆、草莓等；少吃辛温滋腻的食物，如各种海鲜；少饮酒。如果要用药物进行调理，以甘淡苦寒、清热利湿的药材为主，如黄芩、黄连、龙胆草、虎杖、栀子等。

按摩法

取穴：曲池穴、中脘穴、阴陵泉穴。

操作：①用拇指指尖掐按曲池穴 1~3 分钟，以有酸痛感为度。②用手掌按压中脘穴 1~3 分钟，以有酸胀感为度。③用拇指指腹用力按揉阴陵泉穴 3~5 分钟，以有酸胀痛感为度。

刮痧法

取穴：大椎穴、命门穴、夹脊穴、肺俞穴、心俞穴、膈俞穴、肝俞穴、胆俞穴、脾俞穴、胃俞穴、肾俞穴、曲池穴、合谷穴、足三里穴、丰隆穴、阴陵泉穴、三阴交穴。

操作：①在需要刮拭部位均匀涂抹刮痧油。②用刮板角部从大椎穴刮至命门穴10~20次，手法宜轻缓，以免伤及脊柱。③用同样方法刮拭夹脊穴10~20次。④用同样方法，从肺俞穴开始，经心俞、膈俞、肝俞、胆俞、脾俞、胃俞穴，刮至肾俞穴，一气呵成，以出痧为度。⑤用刮板角部重刮曲池、合谷穴20~30次，刮拭完后各按揉1分钟。⑥重刮足三里到丰隆穴20~30次，阴陵泉到三阴交穴10~20次。

艾灸法

取穴：上巨虚穴、下巨虚穴、曲池穴、阴陵泉穴、中脘穴、天枢穴、水道穴、合谷穴、三阴交穴。

操作：用雀啄灸法，每穴每次15~20分钟。每周3次。

食疗法

芦荟苦瓜排骨汤　可食用芦荟新鲜叶片2片，排骨250克，苦瓜1个，盐适量。芦荟洗净，去皮，切段；苦瓜洗净，切片，放入沸水中焯去苦味；排骨洗净，放入锅中，加水适量，武火煮沸，撇去油末，捞出冲洗干净。砂锅中倒入适量水，武火煮沸，放入以上食材，文火煲至熟烂，加盐调味，继续煲至汤汁浓稠。湿热体质者可常食。

荷叶绿豆乳鸽汤　干荷叶、陈皮各20克，绿豆200克，乳鸽1只。干荷叶、陈皮洗净；绿豆淘洗干净，放入清水中浸泡1小时；乳鸽处理干净。砂锅中倒入适量水，放入乳鸽武火煮沸，撇去浮沫，加绿豆、陈皮、干荷叶，再次煮沸后转文火煲至熟，加盐调味。适宜湿热体质者日常佐餐食用。

竹茹陈皮粥　竹茹、陈皮各10克，粳米50克。竹茹洗净，放入锅中，加水煎汤，去渣取汁；陈皮洗净，泡软，切丝；粳米淘洗干净。锅中放入粳米，加竹茹汁，酌情加水，大火煮沸，转小火熬煮成粥，加陈皮丝，继续煮至米烂粥稠。分早晚食用，有清热化痰、和胃除烦的功效，适合湿热体质者常吃。

特禀体质 注意防敏，改善过敏体质

　　特禀体质包括 3 种：第一种是过敏体质，有过敏性疾病的人大多属于这一类；第二种是遗传病体质，就是有家族遗传病史或者先天性疾病的；第三种是胎传体质，就是母亲在妊娠期间所受的不良影响传到胎儿所造成的一种体质。特禀体质的人对季节变换的适应能力很差，容易引起旧病发作。本节以过敏体质为主。如果平时容易出现哮喘、咽痒、鼻塞、喷嚏，要注意自己是否属于特禀体质，并注意防敏，积极改善过敏体质。

　　特禀质体质情况复杂，调理总原则以过敏体质注意事项为主：居室保持整洁，被褥、床单等要经常洗晒；室内通风良好；春夏季节花粉较多时减少室外活动；不宜养宠物；起居有规律，保持充足的睡眠。宜参加和缓的体育锻炼，如散步、打羽毛球等，以此增强体质，并且在天气寒冷时注意防寒保暖。饮食调理以清淡、均衡，粗细搭配适当，荤素配伍合理为原则，并多吃益气固表的食材，如糯米、燕麦、红枣、山药、泥鳅、羊肚等；少吃腥膻发物、辛辣刺激的食物，如牛肉、鹅肉、鲤鱼、虾、螃蟹、荞麦、蚕豆、白扁豆、辣椒；少饮浓茶、咖啡，忌酒。如果想用药物进行调理，以养血消风、扶正固表的药材为主，如乌梅、黄芪等。除此之外，要根据自己的过敏情况，尽量避开过敏源。

按摩法

　　取穴：脾俞穴、肺俞穴。

　　操作：用拇指或食指指腹按压，每穴每次 1~3 分钟，以有酸胀感为度。

艾灸法

　　取穴：肺俞穴、大椎穴、膏肓穴、肾俞穴、百会穴、中脘穴、神阙穴、足三里穴。

操作：悬起灸法，每穴每次 15~20 分钟，以温和为度，每周 3 次。

食疗法

红枣燕麦粥　红枣 30 克，燕麦、糯米各 100 克。红枣、糯米分别洗净。所有食材放入锅中，加水煮粥。日常佐餐常食，可以改善血液循环，促进新陈代谢，排毒通便，整体调理体质，适合特禀体质者食用。

翡翠山药　山药 150 克，芥蓝 100 克，木耳 10 克，枸杞子、姜末、醋、盐各适量。山药去皮，洗净，切片；芥蓝择洗干净，切段；木耳温水泡发，去蒂，洗净。锅中倒入适量油烧热，加姜丝煸炒出香味，加木耳、芥蓝翻炒 3 分钟，加山药、枸杞子、醋、盐翻炒至熟。适用于特禀体质者平时佐餐常食。